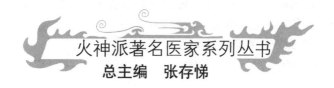

火神派著名医家系列丛书

总主编 张存悌

霹雳大医——李可

张存悌 卓同年 编著

U0273776

中国中医药出版社

·北 京·

图书在版编目（CIP）数据

霹雳大医——李可 / 张存悌，卓同年编著 . —北京：中国
中医药出版社，2016.9（2024.6 重印）
（火神派著名医家系列丛书）
ISBN 978 – 7 – 5132 – 3604 – 1

Ⅰ.①霹…　Ⅱ.①张…　②卓…　Ⅲ.①中医流派—学术思
想—中国—现代　Ⅳ.① R-092

中国版本图书馆 CIP 数据核字（2016）第 206347 号

中国中医药出版社出版

北京经济技术开发区科创十三街 31 号院二区 8 号楼
邮政编码　100176
传真　010-64405721
三河市同力彩印有限公司印刷
各地新华书店经销

开本 880×1230　1/32　印张 11　字数 244 千字
2016 年 9 月第 1 版　2024 年 6 月第 10 次印刷
书号　ISBN 978 – 7 – 5132 – 3604 – 1

定价　39.00 元
网址　www.cptcm.com

服 务 热 线　010-64405510
购 书 热 线　010-89535836
维 权 打 假　010-64405753

微信服务号　zgzyycbs
微商城网址　https://kdt.im/LIdUGr
官 方 微 博　http://e.weibo.com/cptcm
天猫旗舰店网址　https://zgzyycbs.tmall.com

如有印装质量问题请与本社出版部联系（010-64405510）

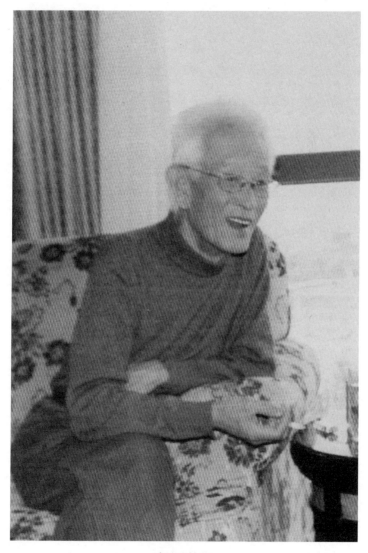

李可老中医

箴　言

从李可身上能见到真正的中医的脊梁。

振兴中医须要有万千个像李可院长那样能用中医药治疗急危重症、疑难病症的人才。

——国医大师　邓铁涛

我一直有一个梦想，就是有一天，真的能够去拍中医。我要拍的人第一个就是李可老先生……在这些老先生身上，我看到一种真正的无畏和担当。

——著名媒体人　梁冬

立大志，受大苦，成大业，中医复兴，舍我其谁；人民儿女，菩萨心肠，英雄肝胆，霹雳手段。

——李可

学中医先要有菩萨的心肠，还须要英雄肝胆，为救人命敢用霹雳手段！

——李可

仲景学说是中医学说的灵魂，也是破解世界性医学难题的一把金钥匙。难症痼疾，师法仲景，是我一生的座右铭，愿与青年中医共勉！

——李可

《伤寒论》理法方药的大环节之中，基础有效剂量是一大关键！

——李可

内容提要

　　本书是《火神派著名医家系列丛书》之一。作者广泛收集了李可老中医的著述，包括未发表的手稿，本着"理法方药，系统归纳，突出特色，注重实用"的原则，重点归纳了李可三大学术特色、九大学术观点、36首自制方、22个药对简方、10味要药心得、21种病症的临床经验、14种疑难病症诊治之思路与方法等。观点鲜明，纲目清晰，资料翔实，切合临床。

　　本书有两个特点：一是在整理学术的同时，对李可的人文精神也进行了探讨，揭示其大医的精神世界，总结其成才之路和临证经验，对民间中医的成长具有启发作用；二是在充分肯定成就的同时，对有些问题也进行了探讨。以上是目前有关李可研究和著述中很少见到的，对于名家学术经验的总结作了有益探索。

　　本书不仅可以推动李可学术思想的传承，而且有助于火神派的研究和发扬，具有较高的学术价值。适合中医界人士和中医爱好者阅读，尤其中医院校的学生会从中受到诸多启迪和教益。

总　序

《火神派著名医家系列丛书》的出版是有关火神派研究的一件大事，也是中医学术流派探讨的一件盛事，作为丛书主编，借此机会谈几点看法，并就教于广大同道。

一、火神派的主流应该肯定

近年来，火神派异军突起，以其独特风格和卓著疗效引起广泛注意，在医坛上产生了非同寻常的反响，虽然不无异议，但其主流的发展是卓有成效、有目共睹的。这主要表现在：

1. 有关火神派的几十部专著相继出版，其中如《郑钦安医书阐释》《扶阳讲记》《李可老中医急危重症疑难病经验专辑》《中医火神派探讨》等书一再加印，堪称畅销书；特别是郑钦安的著作《医理真传》《医法圆通》及其著作的合集竟有多种版本先后上市，虽然不无跟风之嫌，但毕竟也从一个侧面反映了人们的需求。

2. 从2008年起，全国连续召开了七届"扶阳论坛"会议，媒体报道场面热烈，颇有"爆棚"之势。2012年11月在成都召开的第五届"扶阳论坛"会议上，卫生部副部长、国家中医药管理局局长王国强专程到会，并致辞祝贺；广东、广西、云南等地区还多次召开了有关火神派及吴佩衡、李可等人的专题研讨会；《中国中医药报》和《中医杂志》时有相关文章和报道发表。

3. 发掘了一批近代火神派名家如吴佩衡、祝味菊、范中林、刘民叔、戴丽三等人的学术经验，他们早年的医案集相隔多年后又重新再版；郑钦安以前的扶阳医家亦有新的发掘，几种著作新近上市，如《扁鹊心书》《素圃医案》《吴天士医话医案集》等；涌现了一批当代火神派名家如卢崇汉、李可等人，病人门庭若市，甚至其弟子亦患者盈门；在民间则有相当数量的医家以"火神派"著称，在患者中有一定影响。

4. 全国扶阳论坛 2011 年建立了"中国扶阳网"，为火神派的学术交流提供了新的平台，民间的扶阳网站则场面兴旺。有意思的是，相当一批中医爱好者接受、推崇火神派，满世界宣扬扶阳观点，有些人甚至成为"火神派票友"，在一定程度上形成了一股"火神派热"，这种局面应该说是多年来少见的。

尽管有人对火神派持有异议，挑出一些毛病，但上面所举应该是火神派发展的主流，这一点应该首先肯定。即或有些不足，某些医家言论不当，亦属枝节问题，不影响大局。

二、火神派的主要学术思想

火神派是一个独立的医学流派，其学术思想是独特的、系统的。作者归纳了火神派的主要学术思想：

1. 阴阳为纲，判分万病

这是其最基本的学术观点。郑钦安"认证只分阴阳""功夫全在阴阳上打算"的阴阳辨诀，具有十分重要的临床意义。

2. 重视阳气，擅用附子

重视阳气，强调扶阳是火神派的理论核心；擅用附子，对辛热药物的应用独树一帜。所谓擅用附子，表现为广用、重用、早用、专用附子等方面，其中以广用附子为必要条件，其余三者为或然条件。

3.详辨阴证，尤精阴火

对阴证的认识十分全面，对阴火的辨识尤其深刻，独具只眼，此为其学术思想最精华的部分。唐步祺先生称："郑氏所特别指出而为一般医家所忽略的，是阴气盛而真阳上浮之病。"此即指阴火而言。

4.阴盛阳衰，阳常不足

阴盛阳衰是对群体发病趋势的认识，即阴证多发，阳证少见；阳常不足，阴常有余是对个体阴阳变化的概括。二者结合，可以说是火神派对人群发病的病势观。这是决定其强调扶阳、擅用附子的前提条件。

以上这些观点前后呼应，一以贯之，形成一个独立的思想体系，作者称之为"四大纲领"。其中，最核心的一点是重视阳气，擅用附子。由此可以为火神派正名：所谓火神派，是以郑钦安为开山宗师，理论上推崇阳气，临床上擅用姜附等辛热药物的一个独特的医学流派。其中，尤以擅用附子为突出特点，乃至诸多医家被冠以"某附子"之类的雅号。广义上说，一个医家如果重视阳气，擅用附子，就可以称之为"火神派"。

火神派根源于伤寒派，所以选方用药具有明显的经方法度，风格十分鲜明独特。除擅用附子外，选方以经方为主，加减不过三五味，精纯不杂，法度谨严，绝不随意堆砌药物。具有这种风格者，作者称之为"经典火神派"，即较为忠实地继承了郑钦安的用药风格者。按此标准，吴佩衡、戴丽三、黎庇留、范中林、唐步祺、曾辅民、周连三等人可谓经典火神派的代表。作者认为，经典火神派是一种较为纯正的境界，一般人需要修炼方能达到。

区分"经典火神派"和"广义火神派"，纯粹出于研究的需要。实际上，广义火神派的众多医家以丰富各异的独特风格拓展了火神派的学术内涵，比如祝味菊先生的温潜法中用附子配以龙齿、磁石、酸枣仁、茯神，李可先生"破格救心汤"中四逆汤与人参、山茱萸的合用，补晓岚先生的"补一大汤药"熔温辛于一炉，有病治病、无病强身的思路等，都有着广泛影响，丰富发展了火神派的学术内容。派内有派，在所有医派内部包括伤寒派、温病派等都是存在的。本丛书的宗旨就是要发掘包括"广义火神派"在内的各位名家的独特经验。

三、火神派是经世致用的

火神派不仅有独特的学术思想，更重要的是——它是经世致用的，即有利于当世中医，致力于提高疗效，说通俗些，火神派治病是管用的。这个学派之所以受到如此广泛的关注，疗效才是它的生命力。

1. 有大量的临床验案为证

无论是近代的《吴佩衡医案》《范中林六经辨证医案选》《祝味菊医案经验集》及《鲁楼医案》《卢氏临证实验录》等，还是当代的《李可老中医急危重症疑难病经验专辑》、唐步祺的《咳嗽之辨证论治》等个人医案专辑，以及近年出版的《中医火神派医案全解》《火神派当代医家验案集》等十几种名家选集，都收录了众多火神派医家的治验病例，既有常见病，更有疑难重症，其用药风格之鲜明、辨证思路之独到、病例之多、疗效之高，都足以令人称奇赞叹，这才是弘扬火神派的最根本的基础。

2. 有一批医家转变医风，欣然变法，成为火神派门人

认识并接受一个学派是需要亲身实践的。很多医家在学习和实践以后，认识到火神派的奥妙，接受其学术思想，一改多年医风，弃旧图新，转入火神派殿堂，一如当年沪上名医徐小圃、陈苏生投入祝味菊门下，成为火神派一员。这从侧面反映了火神派的效用和影响。下面引录几位医家的感言，可见其变法的心路历程：

陕西省扶风县中医纛（音嚢）新德："走上中医之路40年，虽遵'勤求古训，博采众方'之旨，但大多在云里雾里摸索，常感到胸中了了，指下难明，辨证论治漫无边际。后接触到中医火神派医著，看到火神派起死回生的医术，为他们大剂量应用附子而惊心动魄，为其神奇疗效而拍案叫绝，赞叹不已。后在临床中运用扶阳理论治疗疑难病取得了意想不到的效果，对火神派产生了浓厚的兴趣，从此医风为之一变，对时下西医无法治愈的一些疑难症的治疗后，神奇疗效不断出现。"（《著名中医学家吴佩衡学术思想研讨暨纪念吴佩衡诞辰120周年论文集》，下同）

内蒙古巴彦淖尔市中医郭文荣："余上世纪60年代步入中医之门，从师攻读经方……纯中医四十载，临床每遇疑难病症，自认为辨证无误，选方用药正确，经方、时方、名老中医经验等方法用尽，效果不佳，非常困惑。自近三年学习

了唐氏的《郑钦安医书阐释》、卢氏的《扶阳讲记》及《吴佩衡医案》、张氏的《中医火神派探讨》等火神派著作，犹如发现了新大陆，相见恨晚，临床疗效大大提高。由此认为，扶阳理论是中医今后发展的方向，是中医的捷径。"

福建省南平市中医余天泰："自从学习火神派以来，特别是接受祝（味菊）师观点（指'阳常不足，阴常有余'论）后，一改30余年遣方用药之风格，临证治病注重温阳扶阳，疗效大有提高，从而也更加增添了我对中医药的信心。"（《第二届扶阳论坛论文集》）

河南滑县老中医陈守义自谓："学了火神派以后，感觉以前60年白学了。"

河南驻马店市中医傅文录说："学了火神派后，的确有大彻大悟之感觉。深深感悟到，临床工作二十余年，苦苦地执著追求，却百思不得其解。一入火神派门槛儿，可谓别有一番洞天，不仅有拨云见日、茅塞顿开之感，同时还有一种在一瞬间抓住了中医之根蒂与精髓之感，也充分认识到中医博大精深后面那真正的内涵与神灵。"

看得出，他们都是从医几十年、有一定声望的老中医，晚年变法，转变医风，说明火神派确实经世致用，引人入胜，一如当年齐白石58岁时毅然"衰年变法"，成就一番功业。如果征集这方面的事例，相信会有更多的医家畅谈变法感悟。

作为火神派的传播者，作者还有幸接触过不少中医"粉丝""票友"，慕名找到作者，述称接受扶阳理念后，求医转用火神派方药，疗效明显提高，许多久治不愈的痼疾竟然迎刃而解；有些"票友"还能仿照火神派方略给人治病，疗效居然不俗。如果征集这方面的事例，同样能有许多故事。

四、阳虚法钦安，何偏之有

火神派的兴起乃至成为热点无疑是好事，由此引起有关学派及学术的争鸣，也是正常的。中医学历史证明，不同学派通过交流、争论，相互促进，共同提高，才是推动中医发展的动力。因此，鼓励、支持包括火神派在内的学派研究，是中医继承、提高与创新的应有之义。

有关火神派争议最集中的一点就是火神派是否有偏？许多人称其重阳有偏，用附子有偏……总而言之，一个"偏"字了得！火神派是否火走一经，剑走偏锋？这个问题应该辩证地看，所谓偏是偏其所长，偏得其所，有其长即有其偏，无所偏则无其长。

1.各家学说"无不有偏"

历史上各家流派都有自己的研究重心和方向，议论必然有所侧重，强调一说，突出一义。金元四大家分别以突出寒凉、攻下、补土、养阴而见长，旗帜鲜明地提出各自独立的学说，构成了中医丰富多彩的各家学说框架。由于强调一说，突出一义，议论与着眼点自然有所偏重，这是很正常的。刘完素主张"六气皆从火化"、张子和"汗吐下三法该尽治病"、李东垣把"大疫完全归咎于内伤"、朱丹溪的"滋阴降火论"可谓皆有其偏，不了解这一点，就是对各家学说缺乏起码的认识。

火神派强调阳主阴从，与阴阳并重的理论确有不同；强调肾元的作用，与东垣重视脾胃也不相同，唯其如此，才显出其观点的独特性和侧重点。从这个意义上说，各家皆有所偏，所谓有其长即有其偏，无所长则无其偏，这是各家学说的基本特点，不承认这一点，各家流派恐怕就无以存在了。清·李冠仙说得好："殊不知自昔医书，惟汉仲景《伤寒论》审证施治，无偏无倚，为医之圣。后世自晋叔和以下，无不有偏。迨至金元间，刘、张、朱、李，称为四大家，医道愈彰，而其偏愈甚。河间主用凉，丹溪主养阴，东垣主温补……前明王、薛、张、冯，亦称为四大家，大率师东垣之论，偏于温补，而张景岳则尤其偏焉者也。其实《新方八阵》何尝尽用温补，而其立说则必以温补为归。后人不辨，未免为其所误耳……不善学者，师仲景而过，则偏于峻重；师守真而过，则偏于苦寒；师东垣而过，则偏于升补；师丹溪而过，则偏于清降。"（《知医必辨·序》）

虽说"医道愈彰，而其偏愈甚"之语说得有点过头，但终归指明了各家学说"无不有偏"的事实。

2. 补前人未备而成一家言

从另一方面讲，这种所谓偏确实又持之有据，言之有理，并未超出经典理论的范畴，绝未离经叛道，否则它不可能流传下来，因为它经不起历史和实践的考验，从这一点上也可以说并不偏。明·李中梓说："（金元）四家在当时，于病苦莫不应手取效，考其方法若有不一者，所谓补前人之未备，以成一家言，不相撦拾，却相发明，岂有偏见之弊？""子和一生岂无补剂成功？立斋一生宁无攻剂获效？但著书立言则不及之耳。"孙一奎则说："仲景不徒以伤寒擅长，守真不独以治火要誉，戴人不当以攻击蒙讥，东垣不专以内伤树帜，阳有余、阴不足之谈不可以疵丹溪。"（《医旨绪余》）《四库全

8

书提要》对这几句话大加赞赏，称为"千古持平之论"，难道今人还不及古人公允？

火神派强调扶阳的主张不过是对《内经》"阳气者，若天与日，失其所则折寿而不彰"观点的发挥而已；强调肾阳的功用，与古人"肾为先天之本""补脾不若补肾"的理论也有相近之处，并未离经叛道，何偏之有？成都中医药大学的汪剑教授称："仔细研究火神派医家的著作，便能发现火神派作为中医学术体系范围内的一种学术流派，其理法方药始终遵循辨证论治的规范。"此论公允。

坦率地说，不排除有人"各承家技，始终顺旧"，见到稍有创新之见，轻则认为偏差，重则斥为离经叛道，其实是保守思想在作怪，或者对各家学说缺乏常识。历史上，各家学说均曾遭受非议和攻击，可以说无一例外，有的还很激烈，看一看温补派与寒凉派、滋阴派的争论就可以知道。然而，这些流派今天仍被接受并予发扬，历史证明了它们的价值和地位。这里，关键是对各家学说应持历史态度和客观分析，要"因古人之法而审其用法之时，斯得古人立法之心"，否则"窥其一斑而议其偏长"（明·孙一奎语），那才真正出了偏差。

3. 阳虚辨治，独擅其长

关键是要认识到各家流派各有所长，各具特色，"人讥其偏，我服其专"。不要求全责备，以偏概全，学者要善于取精用宏，博采众长，"因古人之法而审其用法之时"，何偏之有？我们常说，"外感法仲景，内伤法东垣，热病用河间，杂病用丹溪"（《明医杂著》），诸家各有其长，各司其属，为诸多医家所遵奉，没有人嫌其偏，"果医者细心参酌，遇热症则用河间，遇

阴亏则用丹溪，遇脾虚则用东垣，遇虚寒则用景岳，何书不可读？何至咎景岳之误人哉！"（《知医必辨》）

今作者聊为续一句"阳虚法钦安"——遇阳虚之证则参用郑钦安之法。其他中医学派都可以信奉，怎么轮到火神派就出偏差了？恐怕还是见识不够。须知郑钦安"于阳虚辨治所积累之独到经验，实发前人之所未发……千古一人而已！"（唐步祺语）大要在善用之而已，何至咎钦安之误人哉！

清·齐有堂说："六经原有法程，病在阳明，所怕是火，火邪实盛，足以竭阴，法当急驱其阳，以救其阴；病在少阴，所喜是热，热尚未去，阳即可回，法当急驱其阴，以救其阳。不明其理，肆谓某某喜用温补，某某喜用寒凉，安知仲景之法条分缕析，分经辨证，确有所据，温凉补泻，毫不容混，乌容尔之喜好也耶？徒形所议之疵谬耳"（《齐氏医案》）。意思是说病在阳明，当救其阴；病在少阴，当救其阳，"分经辨证，确有所据"。那些"不明其理"者，却反说人家是率性而为，肆意称其"喜用温补""喜用寒凉"等，实在没有道理，"徒形所议之疵谬耳"——徒然显示这种议论之谬误耳。

当然有所偏不等于走极端，火神派主张阳主阴从不等于有阳无阴；重视阳虚不等于否认阴虚；主张扶阳并不废止滋阴；广用附子不等于滥用附子，等等，其实这些属于常识范围，一个成熟的医家怎么能犯这种低级错误？

不管怎么说，火神派的兴起乃至成为"热点"都是好事，如果由此引起有关学派乃至整个中医学术的争鸣，都将促进中医的繁荣和发展。

五、火神派是第八个医学流派

火神派完全符合构建一个医学流派的主要条件，即：有一个颇具影响的"首领"郑钦安；有两部传世之作《医理真传》和《医法圆通》；有以吴佩衡、唐步祺、卢崇汉等为代表的众多传人延续至今，民间拥戴者尤多。它有完整的理论体系，创制了代表本派学术特点的几首名方如潜阳丹、补坎益离丹等，而其用药特色之鲜明更是超乎寻常，其临床大量成功的案例都表明这是一个特色突出而经世致用的医学流派，与其他医派相比可以说毫不逊色。我们认为它是继伤寒、金元四大家、温补、温病派之后的第八个医学流派。作为建议，它有理由补充到高校《中医各家学说》的教材中去。相信火神派的学术价值，必将越来越得以彰显，薪火相传。火神派热也好，"冷思考"也好，都不会以任何个人意志为转移，它将按照中医发展的规律展示自己的前程。

六、关于丛书编写的设想

本丛书旨在进一步发掘、整理火神派的学术思想和丰富的临证经验，形式上以医家为单元，从广度和深度来揭示入选名家的丰富各异的学术特点，进一步弘扬其学术精粹，促进当代中医临床水平的提高，同时也为各家学说和基础理论研究进行新的拓展。

我们拟分批推出这套丛书，第一批暂且选定郑钦安、吴佩衡、祝味菊、刘民叔、范中林、戴丽三、唐步祺、周连三、李统华、曾辅民、李可等医家作为选题目标，他们的火神派医家身份应该没有问题。

关于各书作者，像吴佩衡、戴丽三等都有后人或传人，由他们来编写，应该是理想人选。其他则遴选对某医家有兴趣、有研究者执笔，当然，他们应该是火神派传人，至少应该对火神派有着相当的理论基础。

每位医家基本内容包括：医家生平事略、师承、门人及人文掌故等，重点是其学术思想尤其有关火神派的内容，包括理论建树、临床经验、医案荟粹等，当然也包括非火神派方面的内容，以展示其学术全貌。中心是全面而深入地发掘各个医家的独特学术风貌。

总之，鼓励和支持包括火神派在内的学派研究，是中医继承、提高与创新的应有之义。我们应该乘势努力，通过火神派研究，推动整个中医学的发展。《火神派著名医家系列丛书》的编辑出版，在各家学说的研究中尚属首创，这是一次尝试，缺点在所难免，还望高明赐教。

张存悌

2016 年 5 月

出版者言

中医药历史悠久，博大精深，源远流长。学派纷呈，流派林立，名医辈出，是中医发展史上鲜明的文化现象。历代不同学术流派既相互争鸣，针锋相对，又互相渗透，取长补短，从而促进了对中医药理论认识的深化，丰富了中医药内涵，补充和完善了中医药理论体系，提高了中医药的学术水平。可以说，中医学术的发展一直就与不同学术流派、不同学术观点的争鸣紧密相连。

我们策划出版这套《火神派著名医家系列丛书》就是想从医家这个视角，来深入探讨火神派的学术观点和主张，挖掘整理火神派医家丰富各异的学术思想和特色鲜明的临证经验，展示他们别样的医学人生和独特价值，进而推动中医药学术的传承与发展，促进当代中医临床水平的提高。

不用讳言，对于"火神派"，业界尚存争议，作者的观点、主张也不一定完全正确，这都是很正常的，体现了学术的开放、自由。我们期望这套丛书的出版能够进一步引发对火神派乃至中医学术流派的探讨和研究，我们也将一如既往地积极为这样的学术探讨、争鸣提供广阔的平台。相信只要是出于发展中医药事业，出于推动中医药学术发展，出于促进中医临床诊疗水平提高，无论观点如何，主张怎样，都会得到尊重。

还需特别说明的是，丛书中的医案、处方，尤其是药物用量都是医家在当时特定条件下的个人临床经验，如有的医案处方中附子、乌头、细辛等有毒中药的用量很大，读者研读时应特别注意，慎重对待，切不可盲目生搬硬套；非专业读者，必须在相关临床医生指导下应用，以免发生意外。

中国中医药出版社

2016 年 5 月

前　言

一、李可传奇

李可老中医是民间中医的一面旗帜。

他偏居山西灵石县一隅，却医名远播，以擅用大剂量附子、乌头等峻药著称，治愈了很多西医都放弃治疗的急危重症以及疑难病症，由此被称为"救命先生"。

他自学成才，却被中医泰斗、国医大师邓铁涛先生赞为"中医的脊梁"，请上广东中医药大学、广西中医药大学等高等院校的讲台，宣讲其学术经验；他的一本专著《李可老中医急危重症疑难病经验专辑》被很多中医士子奉为"宝典"，孜孜研究。

他的职称是主治医师，却有包括《思考中医》的作者刘力红教授，著名主持人、中医文化传播人梁冬先生，山西科技出版社总编辑郭博信先生等在内的人士拜其为师，而私淑其学者恐怕更多。

他一介"山野村夫"，却发出"复兴中医，舍我其谁"的豪言壮语；他悲天悯人，"除了留着自家的房子住，连房底下的宅基地都卖了贴给病人了"；他曾被《南风窗》《中国中医药报》等著名报刊的记者多次采访，并写出报道、专稿，引起很大反响。梁冬先生说："我一直有一个梦想，就是有一天，真的能够

1

去拍中医……我要拍的人第一个就是李可老先生……在这些老先生身上，我看到一种真正的无畏和担当。"

2010 年，在李老的倡导下，广东省中医院成立了"中医ICU"，开创了利用纯中医手段抢救、监护心肺重症的先河。对重症肺炎、呼吸衰竭、心脏衰竭等急危重症，采用纯中医或以中医为主的方法，取得显著疗效。

2011 年 3 月，经国家中医药管理局、广东省中医药管理局批准，全国首个"李可中医药学术流派传承基地"在南方医科大学南方医院正式成立，这是中国首次在综合医院成立一名老中医的学术流派传承基地；同年 12 月，甘肃省卫生厅批准成立"李可中医药学术流派甘肃省传承基地"。一个民间中医的学术经验受到如此重视，在全国都可以说是绝无仅有。

2013 年 2 月 8 日，李可因病辞世。国医大师邓铁涛惋惜地表示："李可的去世，中医界痛失了一位大将。"国医大师朱良春致唁："李可先生逆境研医，造诣精深，使用重剂救治危重急症，活人无算，德艺双馨，一代宗师也。今驾鹤辞世，哲人其萎，杏林失色，乃中医界之巨大损失。"《中国中医药报》3 月 13 日以整版篇幅，专门发文悼念李可。

面对李可如此丰富的传奇色彩，人们也许要问，一个民间中医，有什么过人之处，或者说超常之术，乃至在医林中造成如此影响？

本书拟就此展开探讨，研究李可老中医其人，总结其成才之路和学术特色，尤其是他丰富独特的学术经验。

二、编著设想

在反复研习李可著述的基础上，编者拟订本书的编写原则

2

为：理法方药系统归纳，突出特色，注重实用。同时力求简明扼要，将其精华浓缩于"真传一张纸"之内。

亦即以理、法、方、药四大环节为纲，系统整理、归纳，这也符合李可多次强调的学术整理方法："当代青年中医，以传承医圣薪火为己任，故在理、法、方、药四个大环节，要恢复医圣法度。"（《小青龙汤治重危急症举要》）"脚踏实地地把伤寒、金匮的理、法、方、药的精髓原原本本传授给学生。""务使理、法、方、药恰合病机，化裁取舍得当，方能达到治病救人之目的。"当然理、法、方、药四个环节，有其内在联系，无法截然分开。

此外，本书还有下面一些持点：

1. 在重点整理学术的同时，对李可的人文精神也进行了探讨，揭示其大医精诚之心灵世界，总结其成才之路和经验。

2. 在充分肯定李可的同时，对有些问题也进行了探讨，本着实事求是的精神，提出商榷。以上两点在目前有关李可的研究和著述中很少见到。

还有，充分收集素材，尽量将李可著述收罗齐全，尤其是多方收集了李可写给弟子的若干从未发表的亲笔书信，内容均关乎学术，弥足珍贵。谨此向为本书提供手稿的雒晓东、范金福、徐汝奇、杨文轩等人表示衷心感谢。

目　录

（注：方名后附*号者，示意该方名系编者所拟，其余为李可
亲自命名。下同）

第二节　赏用方 ·········· 175

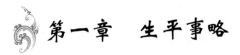

第一章　生平事略

第一节　大医李可

李可一生很不平坦，概括说来，前半生坎坷，两次蒙冤入狱；中年步入医门，积累了丰富经验；晚年医名日盛，迎来人生和学术的顶峰。

一、坎坷入狱，自学中医

李可，1930 年生，山西灵石县人。"灵石县地处晋中两山夹一水的地方，是山西省最为狭窄的一个县城，两边是苍茫的高山，中间有汾水长流，是山西省至今唯一保持土葬风俗的县城，因为它实在拿不出一块平整的土地建个火葬场。我曾多次跟他上山出诊，刚爬上一座山，前面又是一座山，真是群山起伏，道路崎岖，荆棘丛生……我当时年龄五十出头，上山下山尚且累得气喘吁吁，看着走在前面瘦小的李师，想想他多少年来为治病救人风雨无阻，甚至半夜三更走在这样的山路上，心中的敬意油然而生。"李可弟子郭博信眼中的灵石县和老师就是这个样子。

两次蒙冤入狱，使李可的前半生显得十分坎坷。16 岁时初中学业未竟，他毅然从军，参加了解放兰州的战役。1949年进入西北军大艺术学院文学部学习，毕业后在第三军的《前进战士报》做编辑。西北全境解放后，转业到甘肃河西走廊及庆阳地区工作。

1953年，他被上级抽调参加工作队开展"三反运动"。性格耿直的李可因对一封重要信件发表了不同看法，就莫名其妙地成了"胡风反革命集团"西北地区的头目而入狱。入狱后不久，抓捕者发现这可能是一个冤案，准备"免于起诉"，李可说释放可以，但必须是"无罪释放"，否则就要把罪名性质定清楚再放。这样，李可被关押了2年7个月。

机缘巧合，这次入狱使李可得以结识中医。他和一个懂中医的黄姓狱友有几面之交，这个狱友告诉李可学中医要背"汤头"、看《伤寒论》等。于是，李可开始自学中医。狱中熬过两年多之后出来，正赶上3年大旱，他给上门来求诊的病人开出补中益气汤，效果很好。李可在给弟子徐汝奇的信中说："不是这个方子能治百病，而是人们饿得太过，体虚则百病生。"

"最为遗憾的是，我一生从未拜师。一则我是满身疮疤，自惭形秽；再则，在我的那个时代，沾上我是要倒霉的——从23岁起受冤长达28年，挨上我就要受牵连。所以只好个人苦斗……如果有陈老（江西伤寒大家陈瑞春）那样的人，我早已三拜九叩了。"

李可对山西中医学校的温碧泉老师是感恩的，他曾深情回忆道："（温老）是我60年代中医函授老师，也是我走上中医之路的第一位启蒙导师。温老慈祥和霭，平易近人，不修边幅，讲授高深的中医学理，深入浅出，幽默风趣，循循善诱，启迪学生悟性。每一节课，他都能讲透一个专题的方方面面，把他一生宝贵的学术观点和经验倾囊相授。他鼓励学生立大志，下苦功，多实践，勤反思，有所领悟，有所创新，勇攀医学高峰，振兴中医，为国争光。温老一生，呕心沥血，默默埋头于临床教学，桃李满天下。"(《李可老中医急危重症疑难病经验专辑》)

1961年，李可被勒令退职，遣返回灵石老家。同年，李可成为全国第一批赤脚医生。

"文革"开始不久，厄运再次降临，李可因为被诬告再次蒙冤入狱。"被抓进去关了1年零4个月。呆在外面很难受，常被揪去戴铁帽子游街，进去就舒服了，没人折腾你。看守所长每次把我提出来给人看病，还给准备一包烟。家里人在外面可受罪了，大队把口粮停了，全靠我老伴在县鞋帽厂打零工纳鞋帮，买回一些不算粮食的吃食养活4个孩子。她跟着我没少受苦……'文革'以后，余之家境困顿，求饱已属不易。"李可后来回忆时仍不无辛酸。

艰难玉成。半生坎坷练就了李可坚强的性格，他说："所幸28年时光，未敢虚度。逆境中学习中医，并终生矢志不悔，可谓塞翁失马，安知非福。"这与他后来成就一番事业，无疑是有关系的。《中国中医药报》记者常宇这样描写李可其人："先生个子不高，十分清瘦，满头银发倔强地直立着，脸庞瘦削而棱角分明，感觉就是个性格非常固执、凡事都很坚持的人，就是我们常说的有很强意志力的那种人。"

1978年经全省统考，李可被录用为中医师，进入灵石县人民医院中医科做了一名普通的中医大夫，从此展开了人生新的篇章。常宇写道："那是他最忙的时候，从早上8点看到下午2点，没有办法，因为大都是外县来的农民，拖到第二天，住一宿又要多花钱。药房的同事不能正常午休有意见，李可只好自己出钱请他们吃饭。"

3

1982年7月，李可蒙冤27年后终获彻底平反。1983年他牵头创办灵石县中医院，任院长近10年，可以说是其职业生涯的一个高峰。但他说："那是我最苦恼的阶段，病不能不看，杂事不得不管，太浪费精力了。现在回想起来，没有我中医院可能办不起来，但事情闹成以后我急流勇退就对了。"显然，他心里真正想的是治病，而不是升官发财。

1992年李可从县中医院院长的岗位上离休，自己开了一家诊所，每天都要接待来自全国各地的患者，从而迎来他人生的顶峰时期。

二、声名日盛，讲学传道

离休后，李可就在自己的诊所行医，这段约10年的生活应该说是平静的。2002年，随着《李可老中医急危重症疑难病经验专辑》的出版，邓铁涛先生为此书题词在前，刘力红教授撰文于后："推荐这部佳作……并能藉此认识李老，认识中医。"李可开始为医林所知，当年编者即是从刘力红的撰文中知道李可并加以关注的。同时《南风窗》杂志、《中国中医药报》、中医文化传播人田原女士以及著名媒体人梁冬先生等，陆续对李可进行了采访、报道，使其影响更加广泛，声名日盛。由此，他全身心致力于弘扬中医学，展开他讲学传道的新篇章。这主要体现在三个方面：

1. 南方讲学

李可一直缺少一个平台传播其学术经验。受邓铁涛先生指点，从"2000年的时候开始来南方，第一次是参加仲景学说研讨会，打那以后每年都来三四次，其中包括广州、南宁，还有好些地方……基本上每年都来南方"(《谈中医养生》)。自此李可走出灵石，开始了以"传道、授业、解惑"为主要目标的活动，每年都要到广东、广西等地参加学术交流，发表演讲，临床示教，现身说法，其中包括第一、第二届全国扶阳论坛，以及在广东召开的三届专题性的"李可先生学术研讨会"。可以说，此时的李可是大展身手，达到其学术生涯的顶峰。

李可讲学重点在两广，但也去过江苏、浙江、山东、辽宁等地，他还"经常穿州过省给人诊治，网上关于李老的行踪随时更新，病人像看直播一样，也跟着他到处跑"。这种局面一直持续到他逝世为止。

2. 广收弟子

李可对自己的医术从不保守，他说过："我对有苗头的青年中医，必尽力扶持……年轻人只要愿意学中医，我都愿意教。"(给弟子徐汝奇的信)对弟子真正是倾囊相授，毫无保留。有一些病证，后期方药有所变化，有新的感悟，他都会写出来发给弟子。不断有后学执弟子礼从各地登门求教，其中包括以《思考中医》一书名振一时的广西中医学院教授刘力红，著名主持人、中医文化传播人梁冬先生，山西科技出版社总编辑、《李可老中医急危重症疑难病经验专辑》一书的责任编辑郭博信，以及许多省、市中医院的教授、主任医师，如山东中医药大学的孔乐凯博士、广东省中医院的雒晓东、广州南方医院的吕英等。孔乐凯后来回顾："读博士时，我一度很郁闷。我放弃了13年的西医探索，转到中医领域，却发现中医临床拿不出效果来，博士有什么用？在最苦闷的时候，遇见了李老。我正在十字路口徘徊，师父（李可）指给我一个方向，这才是正路。怎么证明？疗效就是最好的证明！这之前，我和社会上那些中医大夫没有本质区别。"这些弟子中有的已经有些名气，身边还有很多弟子，乃至李可被称为"师爷"。私淑李可之学者更是不少，甚至包括许多他的"粉丝""票友"。

3. 建立传承基地

2010 年，广东省中医院专门成立了"扶阳学派"传承小组和中医经典科，开展李可学术经验的继承、探索，以提高中医药在治疗急危重症的疗效。在李可倡导下，该院成立了"中医ICU"，开创了利用纯中医手段抢救、监护心肺重症的先河。对重症肺炎、呼吸衰竭、心脏衰竭等急危重症，采用纯中医或以中医为主的方法，超过 90% 的患者取得显著疗效。

2011 年 3 月 9 日，经国家中医药管理局、广东省中医药管理局批准，全国首个"李可中医药学术流派传承基地"在南方医科大学南方医院正式成立，国家中医药管理局副局长李大宁介绍，这是中国首次在综合医院成立老中医药专家学术流派传承基地，目的是为了尊重和保护不同风格、不同种类、不同层次的中医药学术流派，形成百花齐放的学术交流局面。在学科带头人吕英带领下，基地以纯中医方法治疗急危重症、疑难杂症，其队伍不断壮大，一些李可的第三代弟子已独立门诊，有的日门诊量已达到 90 余人。

2011 年 12 月 3 日，甘肃省人民政府及卫生厅批准成立"李可中医药学术流派甘肃省传承基地"，并且举行了揭牌仪式。一个民间中医的学术经验受到如此重视，专门为其建立传承基地，这在全国可以说是首创。面对这种局面，李可自然欣喜，他说："基地的成立，已是国家对我一生的最高奖赏，比诺贝尔奖更为珍贵。"当然他也更忙碌了。

三、积劳成疾，大医辞世

2006年底，李可因过度劳累而轻度中风，自行服药调理，他不忍见病家之苦，一直带病应诊。2007年6月初再度中风，自述："广州事毕去深圳，讲座后接待病人，劳倦过甚，中风，眩晕，嘴向右歪，流涎不止。"2008年4月底又一次中风，不能起床，李可自述："两年内，过劳发生三次中风，右臂失用。"但是他仍然一直没有停止诊疗活动，各地患者不断找他治病。

2011年11月下旬，李可曾到广州"过冬"，他在给弟子范金福的信件中谈道："这次在南方过冬，主要是调养身体。近三年不断出毛病，我虽然比朱老（指朱良春老中医）小十多岁，但由于一生磨难重重，比他差远了。休养三个多月，稍好一些。"这期间他仍旧给范金福写了四五份学术资料，总计10页之多，包括"重定续命煮散""大柴胡汤变方之二""加味五生饮"等方剂。

2013年2月7日，李可终因积劳成疾于家中辞世，享年84岁。广东省中医院、广州中医药大学第二临床医学院、广东省中医药科学院等在广州举办李可追思会，国医大师邓铁涛十分惋惜地表示："李可的去世，中医界痛失了一位大将。"国医大师朱良春致唁："惊悉李可先生因病仙逝，噩耗传来，十分悲恸！李可先生逆境研医，造诣精深，使用重剂，救治危重急症，活人无算，德艺双馨，一代宗师也。今驾鹤辞世，哲人其萎，杏林失色，乃中医界之巨大损失，令人黯然神伤。"《中国中医药报》2013年3月13日以整版篇幅，专门发文纪念李可。

一代民间中医大师就此谢幕，在他身后留下一座丰碑。

四、著述简介

李可的著述除了一本《李可老中医急危重症疑难病经验专辑》之外，其余主要是演讲、访谈记录等，内容丰富但比较杂乱，且多交集重复，编者在此做一梳理。

1. 著述

2002 年，李可的专著《李可老中医急危重症疑难病经验专辑》（以下简称《李可经验专辑》）出版。这是其代表作，也是唯一的著作，书前附有邓铁涛先生的题词。这是一本医案专集，并非系统的学术专著，但部分医案后面附有"兼探""按语"等，对若干专题和理论做了阐述，成为研究李可学术思想最重要的第一手资料。本书中引用但未表明出处的内容均来源于此。

该书收录了李可治疗内、外、妇、儿、五官、皮肤、肿瘤等各科急危重症和疑难病的 246 例验案，其中治疗急危重症的经验尤为突出、宝贵，由其书名即可体会。这一点，也正合前贤所论："凡述医案，必择大症及疑难症，人所不能治者数则，以立法度，以启心思，为后学之所法。"（徐灵胎语）可以说，本书已成为中医救治急危重症的重要参考读本，在一定程度上改变了对中医"慢郎中"的看法。

关于本书，李可曾跟道友徐汝奇说过，"开头第一篇，最后一篇，可说是全书的主线。""我的东西，几乎没有经过什么雕琢，多数是从医案记录中照抄下来（我一生凡治重症、难症，必留医案），常常是就病论病，很少有高深的理论探讨，难入学者专家的法眼，不过确有实效而已。""我写书的目的，便是要把我的思路、方法留给后人。水平尽管不高，绝对真实可信。"

此书带给我们的另一启示，就是李可堪称一位不折不扣的"全科医生"，举凡各科病症可以说无所不能，无所不治，而且疗效俱佳。这一点与他奔波于穷乡僻壤、缺医少药的基层有关，也正是在这种特殊环境下的锤炼，使其对内、外、妇、儿等科都积累了丰富的经验。李可在其书中说道："作为基层中医，求治者五花八门，不允许自封专家而把众多患者推出门去。古代中医能以患者的疾苦为己任，随时改变自己的专业。我辈虽在医学水平上望尘莫及，但为患者解除疾苦的赤诚还是有的。"

当前受西医影响，中医院分科越来越细，各科"专家"只看本科的病，别科的病不给看，也不会看，给患者带来不便。而李可"他是从实际出发，群众有什么病，他钻研什么病，一切为了解除患者的痛苦"（郭博信语），这对基层中医而言尤具启发意义。编者认为，一个好的中医，高明的中医，确实应该是一个"全科医生"，什么病都能看。事实上做到这一点并不难，科目虽不同，其医理却是相通的。

2. 演讲

主要就是李可晚年在各地的一些演讲。这些演讲是就某一专题进行论述，多有见地。李可生前未予汇编出版，编者将其目录整理归纳作为本书附录，以供学者研究。

3. 访谈记录

李可曾接受时政杂志《南风窗》记者的采访，访谈记录以《回到古中医路上》为题发表于《南风窗》2007年14期上。《中国中医药报》记者常宇采访李可后，发表了《参透玄机，道在江湖》的报道（《中国中医药报》2008-2-20）。著名中医文化传播人田原女士曾先后两次采访李可，其访谈记录结集成书，即《人体阳气与疾病》《捍卫阳气不生病——纪念一代大医李可》《传奇中医绝学专号——人体阳气与疾病（纪念传奇大医李可先生）》先后出版，这些均不失为研究李可的参考读物。

4.校点书籍

李可多年收集并校点了"民国"时期医家彭子益的《圆运动的古中医学》，并写了序言。

为其弟子等人的著作（多为研究李可内容）写过几篇序言，如吕英的《气一元论与中医临床》、张涵的《圆运动古中医临证应用》、郭博信的《中医是无形科学》、齐玉茹的《李可学术经验学步实录》、孙其新的《李可临证要旨（1）》以及《中医师承十元丛书》的总序等。

此外，编者还多方收集到了李可写给弟子的若干亲笔书信，内容均关乎学术，虽未发表，但弥足珍贵，皆可供研究参考。

总体而论，李可著述较杂，系统性不够，应予整理，以便更好地研究、继承其学术思想。玉本天成，琢须灵气。作为民间中医，李可的学术犹如一块璞玉，要将其精华整理在一本书内，既要系统归纳，又要突出特色，确实要下一番工夫。

第二节　人文李可

在南方医院李可学术传承基地办公室的墙上挂着一幅李可的书法："立大志，受大苦，成大业，中医复兴，舍我其谁；人民儿女，菩萨心肠，英雄肝胆，霹雳手段。"这既是勉励弟子的座右铭，也可以说是李可的夫子之道。

坎坷的人生经历对李可是一种锤炼，从而铸就了他的优秀品格，这些品格成就了他的事业。因此探讨其品格修养，有助于理解李可的成功之路。

一、精勤不倦，博极医源

"名医必然饱学，断无俭腹名医"（近代名医程门雪语）。大凡名医，没有不重视读书的，他们刻苦攻读，精勤不倦，博极医源，真可谓"耽嗜医经五十年"（金元名医张子和语）。李可所以能练就高超医术，与其终身刻苦读书是密不可分的。他曾这样总结自己："我一生大部时间奔波于穷乡僻壤、缺医少药的山村。农民生活困苦，一旦患病，只能望医院而兴叹。为解救病人疾苦，我苦练针灸，搜集简便验廉的中医治法，力求使农民少花钱而治大病。又因求医者病种繁多，贫病交困，情极可悯，推出去于心不忍，接下来则力难胜任，只好现买现卖，急用先学，白天诊病，夜晚挑灯翻拣资料，读书明理，辨识病机，寻求有效治法，以解患者燃眉之急。故一生所学甚杂，内、外、儿、妇、五官、皮肤各科均有涉猎。自迈入医门，常为破解一则医学难题，弄得焦头烂额，废寝忘食。至今虽年近古稀，仍不敢稍懈，世上无难事，只要肯登攀，正是这特殊的年代、特殊的患者群，以及身处逆境奋发苦斗，锻炼、造就了我攻克多种疑难病的能力。"（《李可经验专辑·自序》）郭博信在其书的序中说李可"晚上攻读医书，几十年来从未在夜晚 2 时前睡过觉，至今已 70

高龄，依然如是，每次外出他都是背着厚厚的书包，利用诊余攻读不辍"。李可的医案中常有"灯下夜读""诊余温课"的记录，虽至晚年，也一直保持着书不离身、每晚夜读的习惯。

孔乐凯也说："给大家说一个我十分钦佩李老的地方，到现在，他老人家包里永远是装着几本书，一有时间他就会拿出来读。"（李可演讲稿"中医大症的临床思路"）

从李可著述中所涉及的医家和书，就可看出他读过大量医书，可以列出一长串名单：古代如《内经》《伤寒论》《金匮要略》《神农本草经》《备急千金要方》《医宗金鉴》《证治准绳》《本草衍义》《名医类案》以及王叔和、刘完素、张景岳、郑钦安、李东垣、朱丹溪、喻嘉言、傅青主、陈修园、赵献可、黄元御、王清任、左季云等医家的书；近现代如张锡纯、彭子益、唐容川、曹炳章、蒲辅周、岳美中、叶橘泉、姜春华、朱良春、万友生、刘炳凡、金希聪（浙江东阳医家）、刘沛然（河北名医，以擅用细辛著称）等医家的著述，总计当在三五十家以上，这还不包括没有显现在文章中的医家。仅就此而言，一般医家就难以匹敌。

李可读书注重独立思考，"读古人书，最忌死于句下。人人皆同，唯我独疑，亲手做过，方可发现真理。读《伤寒》要当如此"（李可演讲稿"思路与方法"）。

李可主张，即便是民间医家的经验，只要有一技之长，也都要虚心学习，如其所说："纵有一技可师，师之；纵有一剂可承，承之。"（《中医师承十元丛书·总序》）例如，他在《思路与方法》的讲演中就曾专门介绍一个别人治癌的具体例子："食管癌晚期，东北一友人嘱服生禹白附子，蒸熟打粉，早、晚各1两，调糊服之。初服3～5日内，食管、胸腔发麻，之后日日呕出痰涎及肿瘤块屑，20 日进食如常，1 个月后拍片，肿块消失。现已生存 6 年，壮健逾于平昔。"

其弟子郭博信介绍："他常自谦地说自己不是中医科班出身，一生涉猎颇杂。"称李可博览群书，乃是实至名归。

二、一心赴救，草根本色

李可医术精湛，却始终保持着基层医生的本色。他常年奔波在贫困山区，"差不多跑遍了灵石县 100 个大小村庄"。郭博信回忆："我曾多次跟他上山出诊，刚爬上一座山，前面又是一座山，真是群山起伏，道路崎岖，荆棘丛生……我当时年龄五十出头，上山下山尚且累得气喘吁吁，看着走在前面瘦小的李师，想想他多少年来为治病救人风雨无阻，甚至半夜三更走在这样的山路上，心中的敬意油然而生……几十年来他遇到过多少风险，吃过多少苦头，无论我怎样问，他总是淡淡一笑，只字不提。在他看来，这些比起百姓的生命都微不足道。"

他以悲天悯人之心，救治穷苦百姓。李可说："农民太穷了，许多病人没钱拿药就记在我的账上，最后只能给免了。一来二去，孩子们都抱怨，说我除了留着自家的房子住，连房底下的宅基地都卖了贴给病人了。"

孙思邈说："凡大医治病，必当安神定志，无欲无求……不得瞻前顾后，自虑吉凶，护惜身命，见彼苦恼，若己有之，深心凄怆，勿避险巇，昼夜寒暑，饥渴疲劳，一心赴救，无作功夫形迹之心，如此可为苍生大医。"李可堪称是这样一位一心赴救的苍生大医，逢遇急危重症必能全力以赴，不避风险，既有英雄肝胆，又有过人见识。常宇说："在当时的农村，非到危及生命不敢言医，一发病就是九死一生。"李可告诉记者："很多

13

患者情极可悯，推出去于心不忍。""救人如救火，他从不多想，尽量努力就是。"郭博信介绍，"很多医生听了病情后断定救治无望，掉头就走，但这时只要叫上李可，必赶往救治无疑。"李师的可贵之处，就在于面对病人生死存亡之际，从不考虑个人得失与风险，而是像孙思邈所称道的苍生大医那样一心赴救。

请看例证：2005年，延安保育院最早的第一任院长病了，"是由肺癌、胃癌转移到胰头，最后并发心衰，北京方面建议他们找我。当时周围有几位同志就劝我，这事不要冒险，她是有身份地位的人，是个老革命，她是对国家有贡献的人，她在战争时收养的21个孤儿中有17个是少将。她对国家有很大贡献，你这么几千里，贸然在电话里告诉人家一个方子，你把她吃死了怎么办？我考虑再三，说这种同志我们更应该想尽办法救她，根据我的经验，不会出问题。告诉力红就把这个东西发过去，老太太吃了药，第三天就下床了……以后我还专门去看过她一次，最后活了三个多月"（李可演讲稿"治未病——救胃气，保肾气"）。

李可说："除了一点为救人命甘担风险的赤子之心外，别无所求……胆子太小、顾虑太多是没办法救急的……有朋友说我是二百五，一根筋。我也开玩笑地说，大不了我再回去蹲监狱。其实我心里当然有数，又不是一例二例，是几百例、几千例。"常宇写道："古人所论死证、死脉，未必尽然……但有一线生机，便当救治。"

这些话掷地有声，袒露了李可一心赴救的大医胸怀。

他心系病人，重症病人他必亲自看护，每次救治都亲自熬药，喂药，守护半天，看脱离危险了再走。如治宋某鸡爪风症，重投川乌30g，"为免病家提心吊胆，余亲临病家，为之示范煎药，待病人服后安然入睡，平安无事，方才离去"。治阑尾脓肿合并肠梗阻任某案，"余在病家守护一夜"。这样的记载，在《李可经验专辑》中多处可见。

三、学养精深，文采斐然

言而无文，行之不远。好的文笔有助于学术的传播。虽然是自学成才，但李可有过当记者的经历，故其记案详细，述症精确，文笔练达，显示出深厚的文字功底。话说得明白，不乏文采；理讲得透彻，时有警句，文理皆佳，他是有才华的。当然这不止得益于其记者的经历，更主要是其精勤不倦的学习和历练的结果。这一点，李氏门人很少提及，岂不知这正是其学养精深的一种体现，也正是李可成为名家的一个因素。李可虽然出自民间，可观其医案却生动精彩，丝毫不逊于名医大家的手笔。以其水平来衡量，李可对某些弟子的书稿"总觉不够明白畅晓"，也就不足为怪了。

随手摘录《李可经验专辑》中的几个例句：

"劳伤之体，例同无粮之师，利在速战，邪去则正安，姑息适足以养奸。"周某子宫脱垂案，论及前医用补中益气汤加陈皮、焦槟榔、炒莱菔子、枳壳之误："每剂红参 10～15g，累计用达 1kg 之多，挽危救脱亦富富有余，治普通气虚自应早已奏功，何以愈治愈殆？盖错在见胀消胀，消导助运化而误用槟榔、莱菔子、陈皮、枳壳等开破气分以及涤痰降气有推墙倒壁之功的莱菔子等品，将补剂之力全数抵消不算，买米不着，反丢了口袋，致肾中元气亦损。"

按："劳伤之体，例同无粮之师。""买米不着，反丢了口袋。"如此比喻，阐述医理，生动而深刻。

张某过敏性紫癜案："患过敏性紫癜 37 年，14 岁时，适值经期正在洗头，被母追打，赤身跑出野外，遂致经断。当晚腹痛阵作，下肢发出青紫斑块多处。3 日后喝红糖生姜末，全身燥热，发际、耳、目、口、鼻、喉、前后阴，痒如虫钻，发一身点、片、条状红疹而解。此后，年年不论冬夏发病 3～5 次或 7～8 次不等。连生 8 胎，2 胎产后服生化汤 3 剂，竟 1 年未发。今次发病 3 日，正在出疹之际，腹痛如绞，抓搔不已。视之，右腿有紫斑 4 处，左腿 2 处，脐上到胸、背后至胯，红云片片。抓耳，挠腮，揉眼，奇痒如万虫钻心。诊脉沉数，舌红苔黄，边尖瘀斑成片。此症之来龙去脉已清，初病经期风寒外袭，邪入血室，暗结病根。日久化热，湿热与血凝结成毒，正邪相争则病作。二胎服生化汤，和营活血，推陈致新，恰中病机，故 1 年未发。今病又作，是邪有外透之机，当因势利导以乌蛇荣皮汤进治。”

按： 紫癜已经 37 年，初起发病之因，继而缠绵经过，直至本次发病之情形，来龙去脉，时间症状，依次记载得十分清楚而准确，文笔生动。

防风通圣汤治暴聋案：“……2 月 2 日患者一大早跑来门诊，神情激动，言及昨晚 8 时服药 1 次，混身躁热，皮肤如针刺，约 20 分钟后出畅汗，1 小时后腹中雷鸣，但未便。于 11 时服第 2 次，午夜 1 时大便干粪球数粒。随即服第 3 次，不久睡去。黎明时痛痛快快大便一次，极臭，极热，耳内忽然一下通了窍，今已一点点也不聋了。”

急性子宫内膜炎郭某案：“……患者于晚 7 时服药 1 次，8 时许畅泻恶臭便 1 次，腹痛止。9 时继服 1 次，11 时体温降至 38.5℃，黄带变稀。夜半 2 时，体温 37℃，患者入睡。余守护观察一夜，至次日天亮，共服药 6 次，约 1 剂的 2/3 弱，诸症已愈八九，嘱余药弃去不用，改投清肠饮 3 剂。余于 9 时离双泉峪返回保健站，患者已能出门送行。患者自开始服药，至基本痊愈历时 12 小时，药费不足 10 元。"

按： 以上两案皆系记录患者几次服药的时间，以及每次服药后的反应，十分精确而详细，读之有如身临其境，其中郭某案系"余守护观察一夜"之所记，足见李氏行医之认真。

李某梅尼埃综合征案："患病 2 年又 4 个月，羸瘦不堪，面色灰滞，其症先觉胸中空豁，随即有冷气从脐下上冲，继而天旋地转，耳鸣如潮声，眼前黑星迸射，呕逆泛酸不止。常常昏倒，腰困如折，背部如冷水浇灌，双膝冰冷，纳少便溏，脉牢坚搏如雀啄状，舌红苔白腻。月初曾驱出 3 米长绦虫 1 条，驱虫后病发更频。"

按： 记录患者梅尼埃综合征表现，"天旋地转，耳鸣如潮声，眼前黑星迸射""腰困如折，背部如冷水浇灌""脉牢坚搏，如雀啄状"，连用几个比喻，绘声绘色，凸显症状特点，何其生动。

段女缩阴症合并鸡爪风案："于 11 时突然抽搐昏迷，大汗淋漓，神情恐怖，面色青灰。病因为生气之后，突然觉两乳头强烈内缩，阴道阵阵抽搐不止，旋即昏厥不省人事。醒后只觉头晕，不时呕涎沫，天旋地转，如乘船坐车心动神摇，荡漾不止，睁眼则视一为二，手指挛缩如鸡爪，腿肚转筋不止。四肢厥冷，口鼻气冷，唇舌青紫，脉象迟细 60 次 / 分……追询病史，素体瘦弱，畏寒，虽盛夏亦喜厚衣，瓜果生冷从不沾唇，脏气虚寒可知。寒主收引，故见厥、少二经中寒见证。以其肝肾阴寒之气上逆，故见呕涎沫而颠眩；寒饮凌心，故悸动不宁；暴怒而厥气上攻，故昏不知人；肾主二阴，肝之经脉络阴器，过乳头，故挛缩；精气散乱，故视一为二。拟温氏奔豚汤中剂治之。"

按： 症状记载具体生动，剖析病因病机抽丝剥茧，条分缕析，推定"厥、少二经中寒见证"，文笔畅达，分析精辟。

四、勇于反省，不掩己过

《左传》云："三折肱知为良医。"是说经过多次失败，吸取了教训才能成为良医，这对于一个医家的成长具有特殊的意义。即或名家高手，犹难免误诊误治，关键是失误之后怎样对待，由此常可看出一个医家的心胸。有些医家文过饰非，百般否认。可贵的是，面对失误李可能够不讳己咎，如实引咎，表现出谦诚的品格。这也正是其成为名医大家的一个缘由。在《李可经验专辑》中就可见到一些误治后经补救挽回的医案，他都能自揭其短，引咎自责。

如郝某肺心病急性感染案，投以小青龙汤、麻杏石甘汤、厚朴杏仁汤合方化裁，药后汗出、便通，咳喘已减十之七八。脉滑大，胸中发热，前方加鱼腥草 30g，清热解毒，带药 2 剂回家。"唯服最后 2 剂后，神疲思睡，胃口觉凉，食后泛酸嘈杂。诊脉弦劲搏指，殊少和缓之象。患者年过六旬，劳苦一生，久病耗伤，肾元必亏。此次暴病，本属标热本寒，投剂之后，既已十退七八，便当温养脾肾以复元气。不慎事烦失察，寒凉过剂，损伤患者脾肾元阳，罪不可恕！"乃拟四逆汤加红参、山萸肉以救药误。后"得见患者康复，余心始安"。

又如刘某乳衄案，"一诊见患者口苦舌红，遂用大剂养胃汤之甘寒，丹栀之苦寒，致损中下之阳，中气随之下陷，故有此变（少腹胀如孕状，视之，少腹鼓凸。神倦、腰困膝冷等），医之罪也！情志之火，非同实火，宜疏、宜降（气降火即降）不宜清。"

李某老年高位肠梗阻合并疝嵌顿案，"初诊失察，六五高龄，因关格危症竟在一日之间服芒硝 120g，脾肾元阳大伤，冲脉不能下守。恐有亡阳厥脱之变，急急温肾镇冲，救逆固脱……余守护病榻，以大艾柱灸神阙半小时，服药 1 次后呃止，四肢回温，知饥索食，脱险。"张某老人癃闭重症案，经用药后，"诸症均愈，恢复到病前饮多则尿多，一有尿意便要马上上厕所，迟慢则尿裤。畏寒，食纳不如病前。脉细弱，舌上腻苔仍未化净。毕竟花甲老人，根本已虚。重病耗伤，复加苦寒伤阳，故有此变，吾之罪也"。

按：试看，"寒凉过剂，损伤患者脾肾元阳，罪不可恕""初诊失察……医之罪也""苦寒伤阳，故有此变，吾之罪也"等语，均如实引咎，不讳己过，甚至多次说到"吾之罪也"，显露出一个大医的谦诚之心。

五、复兴中医，舍我其谁

李可说："复兴中医，舍我其谁。"一个民间中医说出如此豪言壮语，实在令人钦佩，可谓道出了他的大医胸怀和中医情结。他"对医圣张仲景崇信无比，立志学医圣，按医圣的教导，做人做事"（李可演讲稿"思路与方法"）。

1.中医情结

李可虽系"山野村夫"，却以"中医兴亡"为己任，全身心地投入到弘扬中医的事业中，他坚信，"古老的中医学经历了 4 千多年的历史考验，经受了近百年凶涛恶浪的摧残，仍然屹立于世界医学之林，并且在 21 世纪昂首阔步走向世界，令人振奋，前途是光明的"。

郭博信说，"他视解除病人痛苦为己任，视振兴中医为天职，完全达到了忘我的境界。"有一个细节，足以说明李可的中医情，中医心。临终之际，李可已经人事昏糊，郭博信想见恩师最后一面而又担心惊扰老人家，师母见他纠结，示意他上去，并嘱咐道："你只看一眼，但不能提中医两个字，因一说中医他就激动。"郭把自己新出的书拿出来让恩师看，没想到他手抖动得厉害，"几乎用尽全身力气，举起手来，朝着我竖起一个大拇指！"

　　按：临终之际，人事已经不清，却"一说中医他就激动"，绝对称得上是一个"铁杆中医"。

　　李可视中医为己任的精神感动过几乎所有接触过的人士，梁冬说："在这些老先生身上，我看到一种真正的无畏和担当……我很希望抓紧时间去拍摄李老，记录下来，使未来的中国人能够知道，当年还有这样一群伟大的人。"非常遗憾，梁冬未能在李可辞世前完成这一愿望，但是梁冬对李可的钦佩却是发自内心的。

　　2. 忧患意识

　　李可对中医现状是忧虑的："今日之中医界，老一辈人日渐稀少，青年一代又难以为继，前途不容乐观。很可能未来的中医处境，将返到 20 年代废医存药的境地。一线希望，就看你们青年一代力挽狂澜了！"（给弟子徐汝奇的信）

　　"中医的现状足令人忧虑的。常见不少中医大学生，走出校门即对中医丧失了信心，而改从西医。个别中医硕士、博士厌倦中医，另找出路；青年中医不敢用经方治病，用西医的观点套用中药，见急症、重症，避之唯恐不及；大部分中医院放弃了急症阵地，连省级中医研究院的病床上也吊满了输液瓶……凡此种种，令人触目惊心！"（《李可经验专辑》）

　　"直到现在，全国各省级中医院的中医临床大夫仍受到种种限制，甚至要追究法律责任。束缚中医手脚的紧箍咒太多。中医复兴要走经典之路，已无疑义。刻不容缓的是要按古中医自身发展的历史事实与理论实践，重编药典，刻下要先行松绑，赋予临床中医按照四大经典用药的权力。"（李可演讲稿"小青龙汤治重危急症举要"）

"所谓庸医，其实就是现在学院派的中医离开现代手段不会看病，不懂得望闻问切，连省级中医院的病床前也吊满了输液瓶，这些人能叫中医吗？一家大型中医院的院长请我去他那里，我说如果你办一个纯粹的中医院，我这把老骨头就交给你，结果他不敢吱声了。"（李可演讲稿"回到古中医的路上"）

"国家应该尽早成立中医药部，中医要立法，不受卫生部的干扰。既得利益者是最大的阻力。中央要想清楚，是要医院救人还是要它赚钱？要赚钱引进设备，进口西药最快了。政策上要松绑，不然在西医的紧箍咒下，中医复兴只能是一句空话。"（李可演讲稿"谈中医养生"）

3. 复兴中医，回归经典

李可认为："中医复兴之路在古代而不是现代，中西结合，中医现代化、科学化，已化掉了中医的灵魂，只剩一具躯壳。只有彻底洗脑，告别错误，拨乱反正，回归经典，原原本本继承传统，才是中医再生之路。一味迁就西方，附庸所谓科学，那是自我毁灭！"（李可演讲稿"小青龙汤治重危急症举要"）

"中医学院的教学方法大有问题，中医后继乏人情况严重，实在应该大刀阔斧加以改革！要打破儒家治医、崇尚空谈的老套，脚踏实地地把《伤寒论》《金匮要略》的理法方药的精髓原原本本传授给学生。强调学以致用，早临床，多临床，有必要请经验丰富的临床家现身说法，以加深理解。使学生在毕业之前，即具备独当一面、敢治大病的胆识与能治大病的功力。不要让西医课喧宾夺主，中西医并重的教学方针，只能培养出不伦不类的'半瓶醋'。要在短短5年内，集中精力学好、学透中医。"（《李可经验专辑》）

"中医学为什么叫古中医学？因为中医学在历史上曾经发生了多次断层，最早在晋以后，唐以后，一直到明清，温病学派的诞生，这些东西基本上背离了古代中医学最重要的原则。到1840年，鸦片战争以后，这个西方的医学进入中国以后，中国开始搞中西汇通，最后的话，就发展成为中西医结合。这些方法都是背离中医学传统的。"（李可演讲稿"谈中医养生"）

4. 铁杆中医，担当精神

李可虽系"山野村夫"，却以中医兴亡为己任，全身心地投入到弘扬中医的事业中，他在《李可经验专辑》的自序中说："中医复兴之后，世界人民都会受益……我呼吁老中青三代中医起而雪耻，不要自卑，不要妄自菲薄，自甘附庸。要充满自信心与豪情，走中医自身发展的道路，攻克世界医学难题。"而郭序则称"他视解除病人痛苦为己任，视振兴中医为天职，完全达到了忘我的境界"。

"要当一个铁杆中医，没有董存瑞舍身炸碉堡的大无畏精神是不行的。你把自己的名誉、地位看得比病人的性命还重要，那你还是明哲保身为妙，就不要干中医了。"（李可演讲稿"治未病——救胃气，保肾气"）

2002年，"非典"暴发，李可表示："我是一个老兵，虽然离休10年，年过七旬，仍愿奔赴疫区，为扑灭非典做出贡献。

如蒙召唤，誓不辱命！"（给弟子徐汝奇的信）

六、培养后学，竭尽全力

李可对自己的学术经验从不保守，对前来求教的后生从来都是热心指点，晚年他收了很多弟子，随时点拨，"我对有苗头的青年中医，必尽力扶持。"（给弟子徐汝奇的信）如曾教徐汝奇怎样使用附子："你不妨试试。为保安全稳妥，试的方法：①辨证准确。②先用我的剂量的1/2或1/3，得效渐加，严密观察，证变法变，方药亦变。③纯熟后试用于重危症的抢救，当知我言不谬。"

按：如此教人，细致有加，体贴入微，直可导入门径。

他曾多次给弟子写信，如刘力红、吕英、范金福、徐汝奇、雒晓东、孙其新等人均曾得到李可亲笔书信，蝇头小字，一丝不苟，透着认真劲儿。

他对中医现状是忧虑的，但对青年中医却寄予厚望，"培养造就一批有胆有识，能治大病，能独当一面的青年中医队伍，才是当前复兴中医的当务之急。"（《李可经验专辑》）

"青年一代要立志全面继承《伤寒论》六经辨证的理法方药，努力发掘无尽宝藏，一代更比一代强，勇敢地肩负起中医复兴的历史使命！"（李可演讲稿"小青龙汤治重危急症举要"）

关于如何学好中医，李可提出了"三大要素"观点："有胆识，有韧劲，有悟性，已具备了学成中医的三大要素。"（给刘力红的信，2004-08-12）当然，他也非常注重医德，教导弟子："人做不好，就无法成为一位好医生。"

他竭尽所能传授医术，很多徒弟得其真传，在各自岗位脱颖而出，成为独当一面的临床医家。

第二章　临床特色

　　一个民间中医，能造成如此非同一般的影响，必有其超常之术，或者说过人之处，亦即他的临床特色。这些特色凸显于他的临床实践和言论中，最突出者有下面三点：

第一节　用药峻重，霹雳手段

　　孔乐凯说："李老身上最宝贵的一点在于他敢于治病，遭遇急危重症敢用雷霆手段，这源于他的能力和自信。"所谓"雷霆手段"，是指用药峻重，这正是李可最突出的临床特色。"余从事中医临床与探索46年，每遇急险重危症，使用毒剧中药救治，皆获起死回生之效。疑难痼疾用之则立见转机，累起沉疴。"（《李可经验专辑》）

　　这里的用药峻重有两点含义：其一，"峻"，指擅用峻烈有毒的药物，如附子、川乌等；其二，"重"指剂量超重，"破格"即超过常规。这两点，正是李可有别于一般医家的地方，可以称之为"霹雳手段"。李可是这样认识的："生死存亡，系于一发之际，阳回则生，阳去则死。非破格重用附子纯阳之品的大辛大热之性，不以雷霆万钧之力，不能斩关夺门，破阴回阳，而挽垂绝之生命。"

他给一位弟子题字："学中医先要有菩萨心肠，还须要英雄肝胆，为救人命敢用霹雳手段！"

他最擅用附子，是取其"性如雷霆霹雳，有斩关夺门之能，破阴回阳之力"。因此可以说，霹雳手段——用药峻重，是李可临床最突出的风格，舍此则不成其为李可了。本书题名为《霹雳大医——李可》即缘于此。

一、擅用毒峻药物

毋庸讳言，医界存在一种习俗，处方用药避重就轻，只尚平和，不敢也不会投用毒峻之药，明哲保身，但求无过。叶天士所谓"借和平以藏拙"，甚至托名"王道"，说到底是缺乏胆识，也是不负责任的表现。

事实上，"无药无毒""药以治病，因毒为能"（张景岳语）。药之本性在毒，无毒则不成药，"凡攻病之药皆有毒，不独附子为然，所以《周礼》：冬至日，命采毒药以攻疾；《内经》有大毒治病、常毒治病、小毒治病之论……古先圣贤，皆不讳一'毒'字。盖无毒之品不能攻病，惟有毒性者，乃能有大功……如兵，毒物也，然杀贼必须用之……用兵以杀贼，杀贼以安民，则不惟不见兵之毒，深受兵之利矣。故用药如用兵，第论用之当与不当，不必问药之毒与不毒"（《吴天士医话医案集》）。

近代医家杨华亭指出："惟能用毒药，方为良医。"范文甫先生有一句名言，"不杀人不足为名医"，意谓不善用峻烈药（峻烈到能杀人程度）者，不足以成为名医。因此，从某种意义上说，是否善于运用毒药、峻药，是衡量一个医家水平高低的重要标准。即使俗语"良药苦口利于病"这句话，其初始本意也是"毒药苦口利于病"，典出《史记——留候世家》："且'忠言逆耳利于行，毒药苦口利于病'，愿沛公听樊哙言。"只是后世逐渐把"毒药"衍变成"良药"了。

李可深明此旨。他认为，毒药治病"有殊效"。"中医治病，以药性之偏，救本气之偏。少阴亡阳为大寒大毒，附子之大辛、大热、大毒，适足以破之。故悟出：对垂死的心衰患者，附子之毒，恰恰是起死回生救命仙丹"（李可演讲稿"思路与方法"）。

"毒药治病，只要驾驭得当，有殊效。"（李可演讲稿"学用经方两大关"）"附子并不是现在讲的这么可怕，如果畏附子如蛇蝎，你中医就会无所作为，你不但治不了急症，治不了大病，救不了性命，你连个方子都不会开。"（《扶阳论坛》）

例如治宋某鸡爪风案：女，26岁。产后9个月，春末忽觉四肢麻木，气怯神倦，腰困如折，劳累或气候突变则加重。近1个月来，麻木一旦发作，手脚便频频抽搐如鸡爪状，内科诊为缺钙性抽搐，补钙不能控制。视其面色萎黄欠华，脉细舌淡。断为产后血虚，肝失所养故挛急，遂予加味芪桂五物汤益气养血，补肾益精，柔肝缓急：生芪45g，当归30g，白芍90g，桂枝、红参（另炖）、肾四味各10g，黑木耳30g，炙草10g，鲜生姜10片，枣10枚，核桃肉20g，7剂。药后精神健旺，面色红润，气怯腰困麻木均愈，而遇冷仍有抽搐，详询病史，知患者产后未及满月，淘米洗衣不避冷水，致寒湿深入血分，正虚不能鼓邪外达。内寒久伏，复感外寒，两寒相迫，症状加剧。

前方虽曾治愈多例鸡爪风，但本例主证有变，故仅有小效。

上药为补益气血、滋养肝肾之剂，无直接驱寒效用，服后仅体质改善，病根未拔，故遇寒便发。且本例之寒，非表寒可比，乃深伏厥、少二经之伏寒，非大辛大热温通十二经之猛将不能胜任。乃改选《金匮》乌头汤变方加滋养肝肾及虫类息风之品进治：川乌 30g，生芪 90g，当归、白芍各 45g，炙草 60g，麻黄、桂枝、细辛各 15g，肾四味、防风、黑小豆各 30g，全蝎 12 只研末冲服，蜈蚣 4 条研末冲服，蜂蜜 150g，鲜生姜 10 大片，枣 10 枚，核桃（打）4 枚。加冷水 2500mL，文火煮取 600mL，日分 3 次服，3 剂。上方服后诸症均愈，又照方连服 6 剂。计 9 日内服川乌 270g 之多，其症得以根治，追访 10 年未犯。(《李可经验专辑》)

除了附子、川乌外，举凡毒药李可差不多都很善用，如马钱子、木鳖子、狼毒、生半夏、生南星等，我们将在"用药心得"一章中具体介绍。

二、用药剂量超常

"药味要紧，分量更要紧"(《医林改错》)。急危重症来势凶猛，仲景立方求重，所谓"乱世用重典""重剂起沉疴"，量大方能效宏，力挽狂澜，挽救危亡。即使是以用药轻灵著称的温病大家王孟英亦云；"急病重症，非大剂无以拯其危。"李可继承前人经验，在用药剂量上颇有卓见。

1. 药量问题是个关键

李可是在反复临床实践中认识到这个道理的。"20 世纪 60 年代之前，我曾用小剂量四逆加人参汤治心衰重症 6 例，死去 5 例，存活 1 例……用小剂四逆汤救治又屡屡失败，制附片已从三钱、五钱，逐渐加至一两半"。其间曾治友人之母，患肺心病 20 年，住院病危，回家准备后事，全身冰冷，仅胸口微温，昏迷喘急，心跳未停，六脉似有似无，测不到血压，二便失禁，唯趺阳、太溪、太冲三部根脉尚缓缓搏动。遂开药 3 剂用作最后挽救，每剂附片 45g。此时，一个垂危病人卧床，一家人乱作一团，儿媳要缝制寿衣，忙乱之中将 3 剂药误作 1 剂煎煮，更加水少火大，煮得汤汁不过半斤，此时已是深夜子时，儿媳便隔十多分钟喂一匙，40 分钟后喂完，奇迹出现，病人睁眼，知饥索食藕粉饼干，次日已能扶床走动。抢救成功后，又活了 19 年，78 岁寿终。

"此事让我大为震撼，震撼发生顿悟。我万分感激友人之妻，如不是她的失误，我将永远理解不了'医圣不传之秘在于剂量'这一条真理。在 40 分钟的时间内，服下 105g 附子，充分发挥了四逆汤斩关夺门、破阴回阳、起死回生之效""偶然之中，寓有必然，这便是我创制破格救心汤的第一个回合"（李可演讲稿"学用经方两大关"）。

"这一次的误打误撞，对我震动极大""一首方剂，除了辨证准确无误，理法恰合病机之外，基础有效剂量便是一个突破口。达不到这个量，既不能治大病，也不能救人命"（李可演讲稿"思路与方法"）。

2. 基础有效剂量是一大关键

由此，李可提出一个重要命题："《伤寒论》的理法方药的大环节之中，基础有效剂量是一大关键""《伤寒论》的方子为啥后人用起来没效，就是因为剂量不够。"（李可演讲稿"谈中医养生"）

28

"但误打误撞毕竟不足为据。幸而在 20 年之后的 1981 年 7 月，我国考古发现了东汉度量衡——大司农铜权，证实了东汉一两等于现代 15.625g。那么，去掉尾数，《伤寒》方一两现代当用 15g，这便是伤寒方的基础有效剂量。"（李可演讲稿"思路与方法"）"这一重大发现，解决了古方剂量的一大疑案"（李可演讲稿"学用经方两大关"）。

"按古今度量衡标准，重新厘定经方剂量，可以体现仲景当年用药风貌，可以大大发挥经方的神奇功效。用治疑难大症，可以药到病除；救治急重危症，可以起死回生""伤寒疫病的特点，发病急，传变速，故仲景立方剂量大、药简、力专、效宏，方能阻断病势传变，救生死于顷刻。现代用法剂量过轻，悬殊过大，不堪大任。由于达不到仲景学说的基础有效剂量，所以不能治大病"（李可演讲稿"学用经方两大关"）。"《伤寒》方的不传之秘，在于剂量，按 80 年代初，考古发现之汉代度量衡制，汉代 1 两，为今之 15.625g，则用《伤寒》方当以原方折半计量为准，这是仲景经方的基础有效剂量"。（《李可经验专辑》）

3. 用古方就必须用古代剂量

李可在 20 世纪 80 年代之后，把六经主方及常用《金匮》要方、唐宋以前久经考验的效方，全部重新整理，按古今折算法厘订剂量，置于案头，以备检索。坚持"我用方子，凡是用古方就必须用古代剂量。原则上折算方法，就是汉代一两等于现在 15.625g。如果少于此量，就不能治大病"（《扶阳论坛》）。他曾跟弟子徐汝奇说过："至于用药重，那是仲景遗训，非我独创。"

"宋代《本草衍义》的作者寇中奭有一段记载，他是历史上第一位对应用经方剂量过小提出质疑者。他治病力排众议，悉遵古训，用伤寒方原量治病，皆获奇效。他指出：'今人用古方多不效者何也？不知古人之意尔！如仲景治胸痹，心中痞坚，气逆抢心，用治中汤：人参、白术、干姜、甘草四物共一十二两（即理中汤原方），水八升，煮取三升，每服一升，日三服，以知为度；可作丸，须鸡子黄大，皆奇效。今人以一丸如杨梅许服之，病即不去，乃曰药不神！非药之罪，用药者之罪也'。"（李可演讲稿"思路与方法"）

实际上，李可用药显然已经不限于《伤寒论》的"基础有效剂量"了，例如，《伤寒论》用附子，最大量是 3 枚，约合 80g，而李可用到 100g、200g，甚至 500g 以上。不仅热药剂量"破格"，寒凉药物用量同样超常，诸如金银花、大黄，其他如黄芪、土茯苓等都在超剂量"破格"重用。整体而言，用药剂量普遍超常，非止热药一端。李可讲述："由于超过法定药典的剂量，我在 60 年代治重危急症的处方，有两次是经院长、公安局长双签才得以配药。""在误打误撞中，在剂量上的突破，使数以万计的垂死病人得以起死回生。经方治病救生死于顷刻的神奇功效，得以再现。"（李可演讲稿"小青龙汤治重危急症举要"）

4. 轻剂"治不了大病"

李可认为："惯用轻剂，固然可以四平八稳，不担风险，但却阉割了仲景学术的一大特色，夺去了将军手中的刀剑，在近代两大医学体系的竞争中，使中医丢掉了急症阵地，退居附庸地位。这是老中青三代中医的奇耻大辱！"（李可演讲稿"学用经方两大关"）

"几钱几分虽然可以治好一些小病，但是治不了大病，在重危急症领域起不了多少作用……在急危重症这块，用小剂量的话，只能是隔靴搔痒……我在治疗这些病的过程中，也曾经向前辈学习那种用药轻灵、四两拨千斤的方法，总是不得要领。"（《扶阳论坛》）

归纳一下，用药峻重，以霹雳手段治病，特别是急危重症，非猛将不能胜任，顽症痼疾当用重剂，无疑是李可突出的用药特色。他说："剂量，是方药治病的核心一环，犹如将军的刀剑。"（李可演讲稿"学用经方两大关"）"你收缴了他的青龙偃月刀，他还有什么威风？！"（李可演讲稿"思路与方法"）

套用此话，可以说没有如此超大剂量的用药，也就不成其为李可。

5. 剂量问题从李时珍开始错起

那次误打误撞，发现剂量这个奥秘后，李可开始寻根溯源，"逐渐地查找历史上为什么发生断层，为什么张仲景《伤寒论》的方子治不了病。查来查去，从李时珍开始就是现在的小方子"（《扶阳论坛》）。

"读《本草纲目》，从它的序例中才知道，由于李时珍老人对古代度量衡的演变也不太清楚。对古方剂量怎么定，他做了折中，说：'古之一两，今用一钱可也。'这句话害苦了《伤寒论》470年，直到现在仍照此办理。现在的用量只达到《伤寒》方的十分之一，岂不是阉割了《伤寒论》！关云长是三国名将，你收缴了他的青龙偃月刀，他还有什么威风？！《伤寒》方之所以不能治大病，中医之所以沦为慢郎中，之所以退出急症阵

31

地，之所以沦为西医的附庸的根本原因在这里！"（李可演讲稿"思路与方法"）

也就是说，目前《药典》规定的剂量恐怕主要受李时珍影响，认为"今古异制，古之一两，今用一钱可也"，由于李时珍在本草学方面的影响，其观点广为流传，延续至今。

三、并非鲁莽，不失谨慎

虽然用药峻重，但李可临床是谨慎的，绝非鲁莽之辈。无论从原则上还是具体细节，都可以找到证明。

1. 从小剂量用起，逐渐加量

原则上，对大毒之品治病，主张从小剂量用起，逐渐加量。他曾引用《神农本草经》的话为证："先起如黍粟，病去即止。不去倍之，不去十之，取去为度。"临床上，如用附子逐日累加之道就是例子，读者可参考本书"用药心得"一章。

2. 亲尝毒药，取得实感

李可说："既然要用附子，就得了解附子。书上写过，不如自己用过更踏实。因此，从我开始到第二、第三代弟子，无一例外的亲尝附子，患病则亲自处方服药。所以能做到心中有数，从不失手。"以附子为例："我初用附子、川乌时自己心中也没有把握，自己煎药来尝，尝到多少分量的时候出现毛病，出现问题。为了万一发生中毒，准备绿豆汤、蜂蜜。实验的结果是30g，或50g根本没有问题。"（李可演讲稿"治未病——救胃气，保肾气"）"最多时，附子用到100g，体验一日夜各时段的感应，有时吐出恶臭、未消化食物，或放臭屁、泻下恶臭稀便等，皆是人体自我修复功能启动之排病反应，属于正常范围"（李可演讲稿"学用经方两大关"）。此外如细辛、生半夏、吴茱萸等，李可都亲口尝过。

3. 配伍监制

川乌较附子的毒性大，因此医圣用蜜煮乌头。为确保安全，李可在60年代中期凡用乌头必加入黑豆、防风、甘草、蜂蜜，以保万无一失。

4. 中病则止，不必尽剂

为求稳妥，李可遵医圣"中病则止，不必尽剂"的原则，对小青龙汤采用每剂药煮一次，分三次服，服一次若病退大半，则止后服，停药，糜粥自养，不必尽剂。不效则叠加。（李可演讲稿"小青龙汤治重危急症举要"）

又如对麻杏石甘汤提到"注意点"：原方煮服法，上四味以水七升（1400mL）先煮麻黄减二升，去上沫，内诸药，煮取二升（400mL），去渣，温服一升（200mL）。

"本方得汤汁共二升，只言温服一升，所剩一升怎么办？未曾交代。与其他方剂煮服法不大一样，不是笔误或遗漏，而是一个悬念，有种种未尽之意，须得深思，方能领悟。其一，医圣治急性肺炎（麻杏石甘汤证），只需半剂药，即可热退喘定，所剩一升，弃去不用。其二，若惜药而尽服之，则药过病所，病机瞬息万变，造成新的伤害。脾胃相连，肺热已退，寒凉太过则伤胃，转为太阴病食少便溏之坏病，扶得东来西又倒，此等教训，随拾即是。此犹误之轻者，重则太阴之里即少阴，神卷困顿，已是少阴病但欲寐之渐变，则更加焦头烂额。"（李可演讲稿"小青龙汤治重危急症举要")

他曾专门讲到"我闯毒药关"的体会，录之以供揣摩：

"①亲尝毒药，取得实感，再去治病。如附子、川乌，先煮妥解毒的黑小豆30g，防风30g，甘草30g，蜂蜜150g，绿豆（粉冲服）30g备用。然后在饭后，服煮好的乌附汤，10g起服，由少到多，最多时附子100g。体验一日夜各时段的感应。我95%的弟子无一例外地依法施行。②领悟医圣张仲景治疗的思路与方法。四逆汤用生附子一枚，生附子已是大毒，为什么还要破八片？因为破碎之后，煮出的汤液，药性的分解更彻底，毒性更纯。事实证明，附子的大毒，正是亡阳病人的救命仙丹。③凡不能监控的危重病人，亲为病人煎药，服药后密切观察40分钟，待病人安然入睡，方才离去。"（李可演讲稿"学用经方两大关"）

另外，李可对长期服药的患者，时有"旬七"服法，即每旬服药7日，停3日，以防蓄积中毒。

第二节　擅治急危重症，胆识兼备

中医治疗急症自有传统优势。西医未传入中国之前，没有西医急救手段，中华民族一样繁衍昌盛，遇到急症靠的是中医，说明中医治疗急症是有经验、有办法的。只是西医传入中国之后，由于其急救手段确实具有先进性，急症的救治逐渐让位于西医了。但这不等于中医不能治急症，更不能否认中医治疗急症的固有优势。火神派名家如吴佩衡、范中林、祝味菊等人均有用大剂姜附救治热病厥脱等危急病症的成功案例，编者的《火神派示范案例点评》中收录了不下100例这样的医案。可见中医治疗急危重症，非不能也，乃不为也。

目前急救一般都是西医的事，即使刘力红教授也说，比如一个心梗病人，"我看100个人会有100个人要往西医院送，张仲景再世，他也会建议你送医科大附院，而不送中医学院附院"。现在许多人"偏偏搞什么中医急救医学，这就叫作不自量力，这就叫作以己之短，击人之长"（《思考中医》）。

现代中医不敢救治垂危病人，原因有两个：一是回天乏术，甘当慢郎中，把自己圈限在慢性病范围之内，面对垂危病人束手无策；二是怕承担责任与风险。李老的可贵之处，就在于面对病人生死存亡之际，从不考虑个人得失与风险，像孙思邈所称道的苍生大医那样"一心赴救"。

一、重大风险都闯过

李可以其亲身实践，向世人证明了中医治疗急危重症的优势和疗效，中医不是"慢郎中"，这正是其过人之处。他对救治急危重症，自有一种信念："擅治急症，是中医学的固有传统，历代中医名家大师，人人都是起死回生、妙手回春的高手，何以现代中医退出急症阵地？时下世人视中医为'慢郎中'，这是中医的奇耻大辱！我呼吁老中青三代中医起而雪耻，不要自卑，不要妄自菲薄，自甘附庸。"（《李可经验专辑·自序》）

"凡见五脏绝证，七怪脉、绝脉者，为必死之候，可以预知死于某日某一个时辰。我的态度是，明知不可为而为之，只要一息尚存，心跳未停者，即当一心赴救，不计毁誉，尽到一个医生救死扶伤的职责。我从医54年，救治这样的病人约五千之数。不要被外国人的结论、古人的定论所拘，尽信书则不如无书。自己做过，方知端的。"（李可演讲稿"小青龙汤治重危急症举要"）

"我们始终坚信古训：'或言久疾之不可取者，非其说也''言不可治者，未得其术也'。"（李可演讲稿"中医大症的临床思路"）

在李可任职灵石县人民医院中医科期间，急救是中医科的事，他以重剂救治急危重症，使数以千计的垂危病人起死回生，实属可钦可叹，这在全国各医院中恐怕绝无仅有，可以说独步天下。他被邓铁涛称为"中医的脊梁"，也正因为此。"振兴中医需要有万千个像李可院长那样能用中医药治疗急危重症、疑难病症的人才。在这个基础上，中医药与新技术相结合，中医药便腾飞了"（邓铁涛为李可题词）。邓老赞赏的正是李可能够治疗急危重症、疑难病症的特长。

张景岳云："医不贵于能愈病，而贵于能愈难病。"李可的心与景岳是相通的，他有一种强烈的"攻关"意识，"敢治大病"，举凡十大医学难题如"三衰"（心衰、呼衰、肾衰）、心脏器质性病变、癌症、脑血管病（包括高血压等病）、肺结核、免疫缺陷病、血液病、运动神经元疾病等各种急危之症，他都敢于攻关，下决心、下功夫攻克之。为此，他有许多惊心动魄的经历，一切重大风险都能一一闯过。他认为一个中医应当"具备独当一面、敢治大病的胆识与能治大病的功力"。（《李可经验专辑》）他确实具备了这种胆识与功力，由此他被患者称为"救命先生"。

李可"从1961年到现在的49年间，共治各类心脏病人20000例以上，其中有1000例现代医院发出病危通知、放弃治疗的垂死病人，救活后基本康复"（李可演讲稿"思路与方法"）。如此众多的成功案例，在中医界实属罕闻，这确实是李可创下的奇迹。与李可有过多次交流的原广东省中医院院长吕玉波说："对于李可真正的认识，是目睹李老在广东一个西医院中抢救一名急危重病人。当时病危通知已经发了，家属千方百计把李老请到广东来抢救。李可附子用到了200g，结果让这个病人脱离了呼吸机。"他多次亲眼看到李可运用纯中医手法让很多急危重症患者起死回生，让很多重病人或久病不愈病人脱离危险。国家中医药管理局局长王国强对李可也作过高度评价，认为他在中医救治重症方面探出了一条新路。

刘力红教授由此也佩服李可，并拜其为师，检讨了自己："过去受自身认识和经验的局限，误以为中医对于急危重症的抢救是个薄弱环节，这方面要倚重于西医，反对中医另辟急危重症的研究。"后得邓铁涛引荐，拜访了李可先生，读了《李可老中医急危重症疑难病经验专辑》，"才识得自己的井蛙之见"，他写道："按李老的经验，对于心衰危候，以中药入口时间算，其救治速度要快于西医，其康复程度要优于西医……所以亦很愿意借此机会来推荐这部佳作……并能藉此认识李老，认识中医……像李老这样的例子虽然很少，但却非常可贵。"(《中国中医药报》2005-01-24)

从以上分析完全可以看出，李可另一重要的学术特色就是敢于并善于救治急危重症，而这需要胆识兼备。关于他救治急危重症的经验与具体案例，我们将在后文介绍。

二、危急重病，三脉同诊

《黄帝内经》曰："人有三部，部有三候，以决生死，以处百病，以调虚实，而除邪疾。"三脉诊法是以诊寸口脉候脏腑病变，诊趺阳脉以候胃气，诊太溪脉以候肾气。三脉同诊多用在寸口无脉或观察危重病时运用。若寸口脉微弱，但趺阳脉有力，示胃气尚存，有救治可能；若趺阳脉不显，则提示胃气已绝，难救，故说趺阳脉对疾病预后起着决定性判断作用。太溪候肾气，先天之本，存则若树之有根，无则根断，难救。临床实践证明，危症三脉同诊有生死相关的诊断意义。《伤寒论·序》曰："按寸不及尺，握手不及足，人迎趺阳，三部不参，动数发息，不满五十，短期未知决诊，九候曾无仿佛，明堂阙庭，尽不见察，所谓窥管而已。"

李可深明经旨，诊治急危重症，一向主张三脉同诊，"凡病情危重，寸口脉难凭，乃按其下三部趺阳、太溪、太冲三脉"，可以预测吉凶生死。"独于严重危症时握手及足，以察生死。此病者两手无脉，若不求之于足，何以能救此重危之绝症耶？"这成为他诊治急危重症的一大特色。

如郝某风心病垂危案：病情危重，"家属已备棺木、寿衣。神识昏蒙……六脉似有似无，或如雀啄，至数模糊。唯太溪根脉尚微弱可辨，是为一线生机，勉拟一方"，用温氏奔豚汤竟获痊愈。又如王某产后阴黄重症案：已进入肝昏迷状态，"脉微细急，132次/分……唯下三部之趺阳脉尚清晰可辨，胃气尚存，正在青年，虽见肝昏迷之前兆，一线生机未绝"。以茵陈人参白通四逆汤合方治之，亦获治愈，"次年生一女"。

程某小儿白血病案："从脉舌形神见证，已属气阴两竭之死候。然其父悲伤哭泣，情极可悯。又诊病孩趺阳、太溪、太冲三脉，尚不致散乱……胃气未至败亡，一线生机未灭"，经其救治，"已如常人，两目神采奕奕，食纳大增，脉中取和缓从容"。（《李可经验专辑》）

查李可医案，凡诊急危重症，都要三脉同诊，已成规矩。

三、生死关头，但扶其正

李可主张，诊治急危重症，生死顷刻之际，要"彻底抛开局部""但扶其正，保命第一"。这是一个重要原则，他反复提到这一观点：

"五脏之伤，穷必及肾。生死关头，救阳为急！存得一丝阳气，便有一线生机。破格救心汤。"（李可演讲稿"思路与方法"）

"三衰暴发，生死顷刻之际，救阳为急，大破格加麝香 1g，24 小时连服 3 剂，脱险之后，坚持运太阴，保少阴，相机托透伏邪，缓图康复……人体本气已虚到极点，救治大法只能是但扶其正，保命第一……出现误治坏病，则以理中、四逆辈先救药误，以复元气。"（李可演讲稿"小青龙汤治重危急症举要"）

"生死关头，急急救阳，力挽两本。"（李可演讲稿"思路与方法"）

"对现代医学确诊的各种癌症，与中医的脏腑无法对应，因为西医的脏器只是一块无生命的死肉（单纯的解剖器官），而中医的脏腑则是六气融合一气的一气周流。所以要另起炉灶，独立思考。据证候以寻病机，从病机判断六经之所属，万不可对号入座，见病治病。但扶中气肾气，听邪自去，不治之治，方是医学的最高境界。"（李可演讲稿"学用经方两大关"）

四、病势凶险，针药并施

"救急之法，快不过针刺"。救治急危重症，"病势凶险，危在顷刻，当分秒必争，针药并施"。这是李可有关急救的重要观点。临床上他屡用针刺急救取效，为下一步中药治疗赢得宝贵时间。例如：

查某冠心病心绞痛案：心绞痛发作，面唇青紫，大汗而喘，神情恐怖，脉大无伦120次/分，病势凶险，针药并施。"毫针重刺素髎、左中冲，于左内关行提插捻转"，约10分钟痛止，为辨证施救赢得宝贵的时间。张某脑溢血案：突然昏扑，口角流涎，呕吐如喷射状，失语，右瘫，昏迷。面赤如醉，两手握固，四肢拘挛，痰涌如鼾，即以三棱针重刺十宣、十二井、双足趾尖出血，刺激末梢神经，减轻脑压；毫针强刺素髎、人中、内关、足三里、丰隆、涌泉穴，由上而下，重刺健侧，引血下行，促苏，2次/日。王孩高热惊风案：出生4个月，高热昏迷，体温39.7℃，牙关紧闭，角弓反张，两目上翻，痰壅鼻翕，频频抽搐……急以三棱针点刺手足十指（趾）尖、双耳尖、百会、大椎出血。患儿大哭出声，全身汗出，四肢回温，以毫针飞针点刺涌泉、合谷、人中，雀啄术刺素髎约1分钟，患儿苏醒，抽搐亦止。郭某急性扁桃体脓肿案：病孩双侧扁桃体红肿化脓，喉中只有麦杆细一条缝，痰涎壅盛，只能喝一点凉藕粉，恐有窒息之险。"因思救急之法，快不过针刺。遂取双侧少商、商阳、十宣，三棱针重刺出血，上病下取，针泻涌泉（少阴之脉循喉咙，少阴热证多犯咽喉要道），行针半小时，5分钟行泻法1次；针毕，病孩已能讲话"。

王某唇疔走黄案：右上唇痒痛麻木，肿势迅急，延伸至右侧半边脸全肿。频频喷射状大吐，证属疔毒走黄，毒气攻心。速予刺泄恶血，右无名指螺纹正中、中指指甲根部以及少泽点刺出血，刺毕，立时消去大半，目已能睁，神清呕止。内服加味五味消毒饮，痊愈。杨某急性化脓性中耳炎案：6个月女婴患急性中耳炎，双耳流脓味臭，面红目赤，高热寒战，体温39℃，哭声尖亮刺耳，指纹沉紫，直透命关。急以三棱针点刺十宣、十二井出血，病孩出汗，热势少刹。吴某肠痉挛案：少腹绞痛，"先予双尺泽穴各抽取黑血 2mL，针补足三里，大艾柱灸神阙，痛缓"。(《李可经验专辑》)

第三节　推重火神派，擅用附子

广义上说，一个医家如果重视阳气，擅用附子，就可以称之为火神派。就此而言，李可具有明显的火神派风格，他推崇火神派鼻祖郑钦安，重视阳气，崇尚扶阳，而擅用附子这一点，尤其凸显其火神派特点，这些是推断其为火神派的依据。

一、推崇郑钦安

李可是在读书中认识郑钦安的。他在 2007 年第一届全国扶阳论坛上回顾道："我在青年时代，通过读左季云《伤寒论类方汇参》，从中得以见到一些他所引用的清末火神派始祖郑钦安的一些观点，以及一些思路精华，如元阳为生命之本的观点。"

火神派医家推崇开山宗师郑钦安。唐步祺说，郑钦安"于阳虚辨治所积累之独到经验，实发前人之所未发，乃中医学之瑰宝，千古一人而已"！李可同样推崇："火神郑钦安传下来的这套东西是我们医学宝库里的一朵奇葩，是非常造福全人类。"（李可演讲稿"治未病——救胃气，保肾气"）他曾高度评价郑氏三书，"伤寒之学诸家莫于（与）伦拟。"他认为："近两个世纪，火神派的诞生，为先圣继绝学，冲破迷雾，拨乱反正，引导古中医学回归经典正路。《圆运动的古中医学》的出世，在更高层次上全面继承易医大道，使古中医学成为有系统的医学科学。二者的有机融合，将使古中医学无敌于天下。"（李可演讲稿"思路与方法"）

其具体内容我们将在"学术观点"一节详细归纳。

二、擅用附子，重用附子

火神派最突出的用药特点，即擅用附子，乃至诸多火神派医家被冠以"某附子"雅号。这方面，李可较其他火神派名家可以说有过之而无不及。他推重"附子为药中第一大将，大辛、大热、大毒，驱寒毒，破阴凝，走而不守，通行十二经表里内外，无处不到，性如雷霆霹雳，有斩关夺门之能，破阴回阳之力。与川乌同用，如虎添翼，破冰解冻，无坚不摧"（李可演讲稿"思路与方法"）。他认为："附子的大毒，正是亡阳病人的救命仙丹。"（李可演讲稿"学用经方两大关"）关于李可运用附子，善用霹雳手段的特点和经验，留待"用药心得"一章中详细介绍。

研究表明，李可在推重火神派的同时，还吸纳了"补土派"（李可有时称"中气派"）的思想和精华，可以说，他将这两家的风格揉和在一起了，自谓"二者的有机融合"。"我学医的经历就是受两位前辈（郑钦安和彭子益）的启发引导，然后走上了中医的路子。"（李可演讲稿"治未病——救胃气，保肾气"）这一点很正常。另一火神派名家祝味菊先生就与他有相近之处，也融入了温补风格。事实上，作为大家，每个医家都不可能不具有自己的特点，正因为此，才构成了火神派丰富多彩的风格。医史上各家医派内部虽然主旨相近，但派内有派的现象十分常见，如温病派叶、吴、薛、王四大家各有擅长，叶天士之卫气营血大纲，吴鞠通之三焦辨证，薛己之湿温证治等，同源而异流，用药虽非一个模式，但同属温病派殆无疑义。

第三章　学术观点

　　学术观点是医家对医学实践的概括性认识和总结，相对临床而言，具有原则性的指导意义。"术"属于临床——实践层面，学术观点属于"道"——理论层面，理论指导实践，实践服从于理论，二者可分不可离。在理法方药各环节中，学术观点处于最高的"理"的层面，可以说学术观点是衡量一个医家学识水平的标尺。李可在著述中提出很多鲜明的观点，从中可以了解他的学术思想和理论建构，对研究李可具有重要价值。

　　需要强调的是，"学术特色"一节中已归纳的如崇尚扶阳、用药峻重等专题，当然亦是其非常重要的观点，这里不再提及，避免重复。

第一节　学宗伤寒，师法仲景

　　李可的学术根基，最重要的是《伤寒杂病论》，这是他最重视的中医经典，自谓对它是"殚心竭虑地探索"。郭博信说过："李师最为推崇张仲景。他认为仲景上承《内》《难》，博采百家，开创了中医辨证论治的先河，张仲景所著《伤寒杂病论》是中医学宝库之中的宝库，《伤寒》六经辨证之法，使我们洞悉病源，统病机而执万病之牛耳，则万病无所遁形……仲景学说是中医学说的灵魂，也是破解世界性医学难题的一把金钥匙。'难症痼疾，师法仲景'是他一生的座右铭。"

事实上，所有的火神派医家都具有这个特点，因为火神派本来就根基于《伤寒》，而又有所创新。李可反复强调学宗《伤寒》，师法仲景。现将其对《伤寒》的领悟归纳如下：

一、精心总结"伤寒心悟"

李可在"思路与方法"的演讲中专门归纳了"伤寒心悟"一节，可以更直接的领悟他对《伤寒》的认识，录之如下：

1. 一部《伤寒论》，397法实际只是两大法：保胃气以救肾气，救肾气以保胃气之法。113方实际只是两方，理中汤与四逆汤。太阳病条文最多，误治最多，救误之法最多。汗、吐、下误用，所伤者胃气（中气），救误即是救胃气。胃气一伤，升降乖乱，当升者反而下陷，当降者反而上逆，五行运动不圆。救胃气以复中轴，升降复常，四维得安，病愈。至少阴病阶段，一点真阳将亡，出入废则神机化灭，升降息则气立孤危。生死关头，阳根将拔，破阴回阳，以挽生命。学《伤寒》要由博返约，正如彭子指出的那样"伤寒之理路，只'表里寒热'四字，即可贯穿113方主，合之不过三方（中气、营卫、脏腑）而已。否则113方竟成113个主脑，我被方缚住，我便不能用方矣"。

彭子以易经河图中气升降之理，破解四大经典，一线贯穿，一通百通，可收事半功倍之效。但要循序渐进，万不可跳跃式的浅尝辄止，务须明白方好。然后反复实践、领悟，必可成功！

2. 伤寒六经，实是阴阳两经。三阳统于阳明，三阴统于太阴，胃－脾－中气之升降而已。中气者人之本气也。万病皆本气自病。本气强者，邪从热化、实化，便是三阳病；本气弱者，邪从虚化、寒化，便是三阴病。医者治病，助人体之本气也。治之得法，阴症化阳，由里出表；治不得法，表邪内陷三阴，步入险境。故治病要密切观察，注意转机的出现，一见苗头，便要判断发展趋势，及早为计。

还要牢记：阳明之燥热（为标）永不敌太阴之寒湿。治标宜中病则止，不可过剂。大实证，一通便要停药，否则阳明实证转眼变为太阴虚证，中气一伤，变生不测。若泻脱中气则顷刻转化为少阴亡阳危候，多致不救。

3. 现代人类体质多虚，阳虚者十分之九，阴虚者百难见一；六淫之中，风寒湿为害十之八九，实热证百分之一二。地无分南北，国不论中外，全球如此，临证万万不可大意。

4. 引申出一条重要原则：一切外感必夹内伤，因此，麻黄汤、银翘散、白虎汤绝不可用，唯麻附细加人参、乌梅、炙甘草可通治一切外感。因为它在开表闭的同时，以固本气为主，属于扶正托邪法。

5. 人身各部，头面四肢、五官九窍、五脏六腑、筋骨血脉，但凡一处阳气不到便是病。沉寒痼冷顽症，一切肿瘤皆此因。当知病之来路即是病之去路。邪之犯人，由皮毛、肌腠而经络，而脏腑，由表入里，由浅入深，层层积压，深伏于三阴要害而成病，当遵《内经》"善治者，治皮毛""上工治其萌芽"的古训，以麻附细法，开门逐盗，扶正托透伏邪外出为上。

6.坎中一丝真阳为人生立命之本，一部《伤寒论》有113方，使用桂枝者43方，干姜24方，附子34方，温通阳气之剂占总方的百分之七十强。医圣的着眼点、立足点，全在卫护元阳上下功夫。113方，一首四逆汤足矣！生死关头，救生死于顷刻。春夏之际，以小剂四逆汤养阳，必能对抗一些当代错误生活习惯对人身的伤害，而达到养生、长寿的目的。

7.近两个世纪，火神派的诞生，为先圣继绝学，冲破迷雾，拨乱反正，引导古中医学回归经典正路。《圆运动的古中医学》出世，在更高层次上，全面继承易医大道，使古中医学成为有系统的医学科学。二者的有机融合，将使古中医学无敌于天下。

根据李可"伤寒心悟"，结合其他论述，可以归纳出他对《伤寒》的若干学术观点。

二、难症痼疾，师法仲景

"仲景学说是中医学说的灵魂，也是破解世界性医学难题的一把金钥匙。'难症痼疾，师法仲景'是我一生的座右铭，愿与青年中医共勉！"

"《伤寒杂病论》是中医学宝库中之宝库，有强大的生命力！仲景上承《内》《难》，博采百家，开创了中医辨证论治的理论体系。仲景学说是中医学说的灵魂，是中医取之不尽的源头之水，是攻克世界性医学难题的一把金钥匙。仲景六经辨证之法，使我们洞悉病机，见病知源，以病机统百病，则百病无所遁形。立足于临床，刻苦研读仲景著作，学以致用，反复实践、领悟，是中医成才的必由之路！也是提高中医整体素质的唯一途径。"（《李可经验专辑》）

三、六经辨证，囊括百病

"六经辨证的一整套理法方药，可以囊括百病，从重危急症到一切外感急性传染病、内伤杂病，以及现代罕见疾病谱中的奇难大症，都可以从中吸取智慧，找到解决的办法。因此，她又是攻克世界医学难题的一把金钥匙。"（李可演讲稿"思路与方法"）

"《伤寒》六经辨证之法，统病机而执万病之牛耳，则万病无所遁形。病可以有千种万种，但病机则不出六经八纲之范围。正是《内经》'知其要者，一言而终'的明训，执简驭繁，万病一理。"（《李可经验专辑》）

"医圣张仲景创立六经辨证一整套的理法方药，统病于六经之内而囊括百法。"（李可演讲稿"治未病——救胃气，保肾气"）

四、推崇经方，擅用经方

"重新认识《伤寒论》，努力实践、探索、发掘《伤寒论》每一方的奥秘，是传承医圣心法，复兴中医的奠基之举。"（李可演讲稿"小青龙汤治重危急症举要"）

"中医学之潜在生命力，经方之神奇奥妙处，吾辈罄毕生精力，亦难全盘领悟。"（《李可经验专辑》）由此，他也最重视、最擅长应用经方，临床用药以经方偏多。

五、医圣全在元阳上下功夫

"医圣的着眼点、立足点，全在卫护元阳上下工夫。113方，一首四逆汤足矣！生死关头，救生死于顷刻。"（李可演讲稿

"思路与方法")这一点符合郑钦安"万病一元论",强调万病皆因元阳受损引起:"外感内伤,皆本此一元有损耳。""病有万端,亦非数十条可尽,学者即在这点元气上探求盈虚出入消息,虽千万病情,亦不能出其范围。"(《医法圆通·卷三》)

"一部《伤寒论》113 方,使用附子、桂枝、干姜者即达90 方,可见医圣对阳的重视,曰温阳,曰养阳,曰助阳,曰救阳,对生命之本的阳气,是何等的曲意呵护,关怀备至!"(《李可经验专辑》)

第二节　重视阳气,崇尚扶阳

火神派最核心的观点是重视阳气,崇尚扶阳。在阴阳两纲中,郑钦安特别看重阳气,主张阳主而阴从。在人身各种阳气中,他又特别推重肾阳即元阳,认为是人身立命之本,当然也是疾病善恶转化的关键。这些观点都为李可所传承,并有所发挥。在这方面他有诸多论述,显示出火神派的理论要义。

一、阳气为生命之本

"阳气是居于统师地位的,是一个主导。"(《人体阳气与疾病》)

"正邪交争的焦点,全看阳气的消长进退,阳虚则病,阳衰则危,阳复则生,阳去则死;阳气易伤难复,故阳常不足。暴病多亡阳,久病多伤阳,伤寒三阴多死证,死于亡阳。老人涕泪自流,小便失禁,乃真阳衰,不能统束诸阴。老人无疾而终,形在神去,便是一具死的躯壳。"(《李可经验专辑》)

二、肾阳为生命的根基和原动力

"肾气又称元阳，命门真火，生命的根基和原动力。所以《易经》讲：大哉乾元，万物资始！通俗讲，有了太阳才有了生命，阳气就是人身的太阳。从养生治病的经历来看，阳痿病，阳衰则危，阳亡则死。所以救阳，护阳，温阳，养阳、通阳，一刻不可忘。治病用药切切不可伤阳。所以古人云：万病不治求之于肾，求之于肾就是救阳气。"（《扶阳论坛》）

"下焦一点命门真火发动，十二经循行不息，五脏六腑气化周行，生命欣欣向荣。此火一衰，诸病丛生；此火一灭，生命终结。先天之本肾，生命之本原，所凭者，此火；后天之本脾胃，气血生化之源，所凭者，此火。养生若损此火则折寿，治病若损此火则殒命。"（《李可经验专辑》）

三、阴生于阳而统于阳

"阴阳之道，阳为阴根。（《易》曰：天一生水）阳生，阴始能长。阳气——命门真火，乃生命之主宰。命门位居下焦，乃人身真火，气化之本原。"（《李可经验专辑》）

"所以阴的东西，都是在阳的统率下，绝对不是半斤八两，平起平坐，阴阳平和。这个阴阳平和是指这个阳气主导下的阴阳平衡。"（《人体阳气与疾病》）

"一切阴（四肢百骸，五官脏腑，津精水液），皆是静止的，古人谓之'死阴'。唯独阳才是灵动活泼，生命活力。阳为统帅，阴生于阳而统于阳。'阳气者，若天与日，失其所则折寿而不彰。'"（《李可经验专辑》）

"阳生阴长之理，阳为统帅之理，要时刻牢记。万万不可损伤阳气，用药损伤阳气，会轻病转重，重病转危。我的这些体会是从沉痛的教训中总结出来的。我的书中，对此有不厌其烦的叙述，而且贯穿到每一篇，也算是我的学术观点吧！"（给弟子徐汝奇的信）

四、阳气一处不到便是病

"病因虽有多端，总根源只有一个，人身皮毛肌肉、经脉官窍、五脏六腑，但有一处阳气不到，就是病，这个可以概括所有病的主要病因。"（李可演讲稿"治未病——救胃气，保肾气"）

"人身各部，头面四肢，五官九窍，五脏六腑，筋骨血脉，但凡一处阳气不到便是病。沉寒痼冷顽症，一切肿瘤皆此因。"（李可演讲稿"思路与方法"）

五、存得一丝阳气，便有一线生机

"五脏之伤，穷必及肾。生死关头，救阳为急！存得一丝阳气，便有一线生机。"（李可演讲稿"思路与方法"）

"万病不治求之于肾。求之于肾就是救阳气。"（《人体阳气与疾病》）

"正邪交争的焦点，全看阳气的消长进退，阳虚则病，阳衰则危，阳复则生，阳去则死。"（《李可经验专辑》）

六、阳虚者十有八九

"我来南方以后，看过的病人大概有一千多人。这个里头有一个很特殊的现象，如果从中医的六淫来分类就是风、寒、暑、湿、燥、火，那么我所看的病人阳虚寒湿证的十之有八九，而阴虚火热证的百之不见一二，一例都没有遇到过。南方气候特别热，一般人讲，有夏无冬，这么酷热的气候，人们在这样的一个气候竟然没有一个得火证、热斑点，或者阴虚证。"（李可演讲稿"谈中医养生"）

"现代人类体质多虚，阳虚者十分之九，阴虚者百难见一，六淫之中，风寒湿为害十之八九，实热证百分之一二。地无分南北，国不论中外，全球如此，临证万万不可大意。"（李可演讲稿"思路与方法"）

"阳气易伤难复，故阳常不足。暴病多亡阳，久病多伤阳，伤寒三阴多死证，死于亡阳。"（《李可经验专辑》）

"真正的热证，百不见一。这是一大规律！"（给弟子徐汝奇的信）

第三节　脾肾两本，万病皆本气自病

李可强调"脾肾为人身两本"。"脾肾为人身两本，治病要以顾护两本为第一要义。"（李可演讲稿"治未病——救胃气，保肾气"）

"本气强者，邪从热化、实化，便是三阳病；本气弱者，邪从虚化、寒化，便是三阴病。医者治病，助人体之本气也。"

"凡病皆本气自病。本气，即人体与生俱来的先天肾气（元气、元阳）与后天胃气（中气）构成的浑元一气。为人生命之两本，两本飘摇，危若垒卵。"

"见病治病，不顾两本，妄用苦寒攻伐，医之罪也。"

"一切外感必夹内伤，因此，麻黄汤、银翘散、白虎汤绝不可用，唯麻附细加人参乌梅炙甘草可通治一切外感。因为它在开表闭的同时，以固本气为主，属于扶正托邪法。"（李可演讲稿"思路与方法"）

在谈到癌症治疗时，他设定了两条应变原则："元气将亡，大破格用至脱险；中气虚赢，大桂附理中汤救胃气。"（李可演讲稿"学用经方两大关"）体现了脾肾两本的观念，所谓"大破格"指大剂破格救心汤。事实上，这两条原则适用于所有病证的治疗过程。

关于脾肾两脏之间的关系，李可认为肾气更重要，后天无先天不生，先天无后天不立。古人比喻：脾胃如釜，肾气为釜底之火，肾气就是肾阳。所以后世治法补中土以溉四旁，中气运转，五脏得到保证，元阳就保住了。凡是脾胃病，假使理中不效，速用四逆，就是补火生土。中气伤犹可救，肾气伤，彭子益叫做"拔阳根"，从根拔起，生命终结！中气虽然这么重要，但是如果没有釜底之火的维持，它是难以生存的。所以到最关键的时候，要照顾釜底之火。（李可演讲稿"谈中医养生"）

案例：田某，女，27岁，食堂炊事员。恣食荤腥，损伤中阳，致呕吐酸苦涎沫3个多月，身瘦形夺，几难步履。服保和汤不效，以调胃承气下之，更增朝食暮吐，黎明作泻，腹胀夜甚，又以丁蔻理中温之，亦乏效。近1个月来，证变脐下冷气攻冲作痛。

诊脉弦滑，苔白腻，有齿痕。明是脾病延久损及于肾，较脾胃之伤病深一层。理中辈乃中州专剂，故投治无效。肾主命门，为釜底之火，此火一衰，不能上燠脾土，则中焦运化无权，寒则冲脉不能下守，故时时冲逆。胃主受纳，寒则气不下行，复夹冲气上干，故吐，正是本汤（温氏奔豚汤）适应证，附子30g，油桂10g，加吴茱萸15g，灶土汤煎药。服3剂，诸症已退七八，又服3剂，痊愈。(《李可经验专辑》)

第四节　有胃气则生，无胃气则死

经云：得谷者昌，失谷者亡。是说胃之受纳消化功能非常重要，"得谷者昌，百病之生死，判于胃气之存亡，犹之兵家饷道，最为要事。"(《随息居重订霍乱论》)

前贤对此均十分重视，清·刘仕廉说："善医者，必先审胃气，然后用药攻邪……盖行军以粮食为先，用药以胃气为本，军无粮食必困，药非胃气不行。""胃属中土，司受化谷食。经云：得谷者昌，失谷则亡。其能受与否，生死系焉，其性与脾同。"(《笔花医镜》)张锡纯说："后天资生，纳谷为宝。无论何病，凡服药后饮食渐增者易治，饮食渐减者难治。"

李可非常赞同这种观点，他说："胃气是五脏的后勤部，运中土，溉四旁，保肾气，是治病救危一大法门，五脏皆禀气于胃也……有胃气则生，无胃气则死。久病、难症痼疾、重危急症，先救胃气，保得一分胃气，便有一分生机……胃气一伤，非但不能运化饮食亦且不能运载药力。凡治病，以顾护胃气为第一要义！"(李可演讲稿"思路与方法")可以说，这是其"脾肾两本论"的进一步体现。

他以肺间质纤维化病的治疗为例，此病到中医接手时，已属误治坏病，晚期之晚期。人体本气已虚到极点，胃气伤残过甚，非但不能运化饮食，亦不能运载药力，"故以小剂缓图，补火以生土，芳化温中以醒脾。急以桂附理中汤小剂先救胃气，保得一分胃气，便有一线生机"。"待用药一周，胃气来复，食纳渐增，再议治本病。若妄用开破，反使中气下陷，拔动阳根，是促其死矣"（李可演讲稿"小青龙汤治重危急症举要"）。

再看案例：杜某，女，23岁，1965年冬病危邀诊。1964年冬患者因8个月男孩因病夭折，悲伤过度，情怀郁结。日久，食少形瘦。今春流产，失血过多，多次发生贫血性休克。虽经调治，未能复元。夏末患痢，寒热如疟，日下脓血便10余次。服白头翁汤不效，又服葛根芩连12剂，输液半个月，病不减，反见口噤不能食。盛夏憎寒，不离棉衣，日渐消瘦，咳嗽盗汗。经X光透视见右肺浸润型肺结核。闭经，卧床不起4个月余。食少呕逆，咳喘自汗，脓血便仍未止，每便必脱肛。用抗痨药后食纳锐减，形容枯槁，眼眶塌陷。23岁少女，满脸皱纹，毛悴色焦，皮肤干瘪（即《金匮》肌肤甲错之象）。见其舅偕余来探视，悲泣不已，安排后事，一日数度晕厥，气息奄奄，病情确属危重。

余诊其脉，细数不乱，两尺尚能应指。面色虽萎黄欠华，尚不致灰败。思之再三，觉患者正在青年，虽耗伤过甚，未必就是死证。但病由寒痢误用苦寒损伤胃阳，邪陷入里成痨。延久损及于肾，生命根基动摇，已无病可攻。亟亟扶正固脱，醒脾救胃，先复胃气，若得胃气来复，便有生机：红参（捣末同煎）、生半夏各30g，山萸肉、生山药各100g，炙草15g，鲜生姜10大片（切），煎取浓汁300mL，兑入姜汁1盅，一日内不分次数缓缓呷服，呕止后，改为日分3次服，3剂。

4日后其舅来告：服第1剂后当日呕止。服完第2剂后，汗敛喘定，知饥索食藕粉1小碗，蒸小米约2两许，并服稀粥4～5次。服完第3剂后，日可进食半斤许。余偕其舅再赴山头，见患者已半卧半靠于炕上，两目有神，语声低而清晰。脉虽细弱，但属有根。下痢脓血如前，未再休克。乃疏第2方，以补中益气汤加山萸肉、生山药、肾四味顾护脾肾元气：生芪18g，红参（另炖）、白术、当归各10g，柴胡、升麻、陈皮各3g，制肾四味各10g，山萸肉、生山药各100g，炙草15g，鲜生姜3片，大枣4枚，核桃4枚打，3剂。

上方服6剂后，已能起坐，日可进食七八两。便脓血、咳嗽、午后潮热不减。第3方咬定顾护元气、补土生金之法，原方加炒谷麦芽醒脾，煅龙骨、煅牡蛎粉固脱。服20剂后，日可进食斤半，已能起床下炕行走几次。每日进食身有微汗，正气斩复，营卫递调，伏邪外透，痢疾不治而愈。咳嗽亦减，潮热轻微。效不更方，再给原方20剂，间日1剂。上方服后，日见起色。月经来潮，咳嗽、潮热止，食纳逾于往昔，面色红润，已可到户外活动。经X光检查，右肺结核已钙化。1966年夏生一男孩。（《李可经验专辑》）

按：此乃久痢成痨，气息奄奄，急补其正，听邪自去。

第五节　不治之治，方是医学的最高境界

不治之治的观点是李可"脾肾两本论"的进一步发挥。所谓"不治之治"，并非消极的不予治疗，指的是"不治"现有见症，而是着眼于补益正气，"但扶其正"，正气既足，"听邪自去"，体现的是中医整体论、人本论，也可以说是留人治病。主

要用于病人虚弱至极之时，虽然邪气猖獗，也要"停治局部"，不治现有见症，而是"但扶其正"，留人治病。

他说："古人有'正旺邪自退''满座皆君子，小人自无容身之地'等说，对正与邪、攻与补的关系，做了富有哲理的论述。比如对待一个气息奄奄的痢疾病人，黄连、大黄，沾唇必死，是谓之'十分虚邪，无实可攻'。于是'但扶其正，听邪自去'，保住了病人的生命，调动人体的正气去战胜疾病，这就是中医的整体论、人本论，是中医学高层次辨证论治的经验总结，

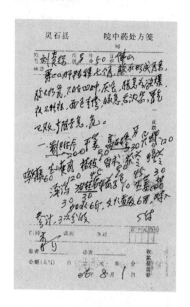

'不治之治'是治法中的最高境界，补法奥妙，无过于此。""食少便溏，胃气已伤，停治局部，重建中气。"（《李可经验专辑》）

尤其对于癌症，"万不可对号入座，见病治病。但扶中气肾气，听邪自去，不治之治，方是医学的最高境界"（李可演讲稿"学用经方两大关"）。

第六节 注意伏邪，诸症当先解表

李可说："凡兼夹外邪诸症，急则治标，皆当以解表为先，开门逐盗，拒敌于国门之外，最是上策。"这一点不难做到，有表证当先解表。关键是伏邪隐匿，形成痼疾，医者失察，若但

知治其见症而不知开表，犹如关门打狗，必致内乱纷扰，久治不愈而成痼疾，所谓"伤风不醒变成痨"是也。

李可对此深有感悟。他称青年时期"在这方面摔的跟头不少"，由此积累了丰富经验，强调要注意伏邪，诸症当先解表，认为此法"寓有神奇的妙用""竟有起死回生之效"。这一观点他有很多精彩的论述：

一、邪之来路，即是邪之去路

"凡病皆由表入里，表既是邪之入路，亦是邪之出路……表未解而误补则闭门留寇，后患无穷；误攻则邪陷入里，变生不测。"（《李可经验专辑》）

"病的来路就是病的去路，病从太阳来，通过各种方法，再把它透发出去就好了。不要见病治病，不要见到现阶段的东西，花费了很大力气，不知道来龙去脉，抬手动脚就错了。"（李可演讲稿"治未病——救胃气，保肾气"）

二、伤风不醒变成痨

李可总结道："余临证经验，凡久治不效、反复发作的重病、顽症、痼疾，或交节病作？类疾病，必有六淫外邪深伏。'伤风不醒变成痨'，这则民间谚语道破了深刻的病理、病机……从临床观察，风心病多由表邪入里而来。唯病程一长，多数病人对致病之由皆不能记忆，而医者亦见病治病，忽略追根寻底。投剂则隔靴搔痒，无济于事，或得药暂愈，后必复发……此时，因势利导，扶正托透，常可一举破其巢穴。"（《李可经验专辑》）

三、凡有伏邪，当先解表

从理论上讲，"邪之中人，初必在表。失治则由表入里，正气愈虚，邪陷愈深。待病邪深入血分，侵入五脏，在治疗上侵成半死半生之局。但既有伏邪，必有征兆。邪正相争，宿疾发作，便显示病邪盘踞的经络脏腑。此时，因势利导，扶正托透，常可一举破其窠穴"。

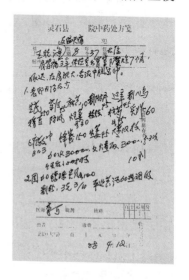

"《内经》说'善治者治皮毛'，不单是为表证立法，也是治疗重、难、痼证的法宝。诸症当先解表这样一条极平淡的治法，却寓有神奇的妙用……人体本气已虚，外邪屡屡入侵，寒邪由表入里，由浅入深，正气愈虚，邪陷愈深，层层藏匿于三阴之里，成为痼疾。非得反复扶正托透，伏邪难以尽出。"（李可演讲稿"小青龙汤治重危急症举要"）

当然，特殊情况特殊处理，不要胶柱鼓瑟。医圣揭示了一条大原则：当表证、里证同时存在，若里证急，危及生命，则急当救里。

李可有一伏寒奇症案例十分生动，可帮助我们加深对上述命题的理解。

高某，男，42岁。1985年7月12日10时邀诊。酷暑盛夏之际，10平方居室，门窗紧闭。患者身围棉被，头顶热水袋，面色苍白，大汗淋漓，手冷过肘，足冷过膝，移时呃逆一声，神情恐慌，口不能言。脉沉迟微细，58次/分，舌淡胖水滑。询之病已6年。1979年底，从天津病归，服药数百剂不效。今日外出理发，店内高悬电扇，觉冷风从百会、大椎、风池、风府侵入，立即寒战戛齿，不能支持。理得一半，急急返家，觉上入之冷气下压，脐中有强烈之冷气上攻，二气在两乳之间交战。喘急恐惧，几近昏厥。病情危急，如此大汗不止，顷刻必有亡阳之变。急疏温氏奔豚汤大剂，温肾回阳，镇敛冲气，加山萸肉90g敛汗固脱。急煎频灌，夜12时前连进2剂。11时趁热服药1次，10分钟后汗敛，觉寒气下潜至下脘穴处，上攻之势已弱。11时半再服1次，寒气下行过脐，腹中鸣响，转矢气1次，呃逆止，已能讲话。患者频呼家人速速换热水袋之水，须保持滚烫，始觉热气沿百会穴透入体内，头皮已烫成紫色而不觉痛。

7月13日二诊：患者神识清朗，厥回喘定，已能回答询问。诉昨夜12点至1点之间，脐下冷气有上攻之势，但未攻上来，一夜提心吊胆。仍怕风，喉间有水鸡声，舌如前，脉沉弱，77次/分。原方加生半夏30g，细辛、五味子各10g，鲜生姜10片，枣10枚，日服1剂，3剂。

7月21日三诊：稳步好转，痰已消，腰困重。脉80次/分。改方，温氏奔豚汤大剂加肾四味60g，3剂。

7月23日四诊：患者已能下床游走一阵，仍畏风冷，紧抱头顶热水袋不放。食纳精神见好。详述病之起因，始知患者1979年在天津工艺厂时，车间整年不见阳光，阴冷殊甚。日久体质渐衰，不耐风寒，时时感冒。开始服点西药尚能抵挡一阵，后来不效改服中药，每服必全身出汗，汗后可好三五日。未及痊愈，又重复感冒，又服汗剂，暂告缓解。之后，身软神疲、食少畏寒益甚，终至病倒，获准长假，休息治疗。自觉每感冒一次，即有一点寒气积于体内。发一次汗可去一点，留一点。先是背部畏风畏冷，虽在盛夏不脱棉坎肩。渐觉胸部亦有冷气流窜，吸入之气亦冷不可挡。至年底病重返家，7个月感冒40多次。如此反复感冒，寒邪一层压一层，深伏不出。冰冷之气，由胸及胃渐入于脐下。此气一遇阴雨天，或半夜子时之际，必有突突上攻之势，气若攻至胸际，人即不能言语，气喘不能接续。腰困特重，坐不是，站也不是，躺卧亦不能减。

据上症情，确属久病正虚，过用疏解，多汗伤阳，卫外失固，寒邪由皮毛、经络渐渐深入于脏，已成沉寒痼冷顽症。温氏奔豚汤既已得效，则知与本证病机相合。拟续投本汤，加肾四味鼓舞肾气，紫石英温肾镇冲，生山药滋阴配阳，以此开冰解冻之剂，消磨推荡冰结之寒积，以黑芥穗之深入血分引药达于病所，引伏寒渐渐外透：附子30g，生山药60g，油桂1.5g（冲），沉香1.5g（磨汁兑），砂仁3g，煅紫石英30g，红参（另炖）、肾四味、泽泻、怀牛膝、炙草各10g，黑芥穗3g。

9月23日五诊：上药连服43剂，计前后五诊、大伏天用附子1750g，不热不渴，每服必腹内鸣响，频频矢气，寒邪渐渐下泄。又觉脐中有热气转动，肩背部出汗时有凉气外冒，腰困大减，食纳大增。其长达6年之久之肩背沉困如压一磨盘之状始解，畏寒始罢。但外出仍要戴双层口罩、棉帽，系围巾，穿棉大衣。病人虚损之途，非旦夕可以图功。嘱每夏服培元固本散一料，温养五脏，以待正气来复。积4年至1988年，奔豚痼疾得以根治。形体渐渐丰满，3年未曾感冒。当年7月某晚子时，忽觉胸背部——即10年前风寒袭人之处，痒极难忍，随即每隔三五秒钟涌出一股冷水，透骨冰凉，手脚大动，敲击床板砰砰有声而不能自主，口中大呼痛快，持续半小时渐止。如此连续三晚，背心、衣裤、床褥尽湿。从此，始觉全身暖融融如沐春风，扔掉了戴了整4年的破棉帽，体质与病前判若两人。积10年之久，阳气始复，伏寒始透，何其艰难曲折！（《李可经验专辑》）

按：本案层次分明。第一段记录顽症、痼疾发病症状，为推断伏邪提供证据；第二层次（从四诊开始）追述起病之因，如何变成"沉寒痼冷顽症"？为"伤风不醒变成痨"之论提供了一个鲜明例证。第三层次（从五诊开始）讲了"积4年"取效经过，印证"邪之来路，即是邪之去路"观点，并介绍了"伏寒始透"的反应，十分生动具体。

一则医案的启发，可能胜过一长篇大论的说教。

四、逆流挽舟治泻痢

泄泻、痢疾注意伏邪之治，是李可有关伏邪理论的重要体现。清代喻嘉言首创逆流挽舟法治泻痢夹表之证，他认为："邪从里陷，仍当使邪由里而出表……以故下痢必从汗解，先解其外，后安其内……外邪但从里去，不死不休！故虽百日之久，仍用逆挽之法，引邪出之于外，死证可活，危证可安。经治千人，成效历历可记。"（《医门法律·痢疾门》）在痢疾的治疗上另出枢机，独辟蹊径，并创"逆流挽舟法"，倡用人参败毒散，治疗外感夹湿型痢疾以及过用苦寒攻下，致表邪内陷而成的误治坏病，皆有卓效。李可是在临床中认识到这一方法的：

曾治王某，男，23岁，患痢经年不愈。自1979年2月起，每隔月余即暴痢1次，稍加调治即愈，但其周期性发作不能根治，用蒲老休息痢验方亦无效。苦苦思索，不得其要。灯下夜读，于《医门法律·痢疾门》见喻氏对外感夹湿型痢疾，用"逆流挽舟法"屡起大症，大受启迪。因思寒湿外袭，乃此症之来路，患者屡屡诉说肩背沉困，便是太阳表气闭阻之明证。初治失表，过用攻下，致邪深陷入里，遂成痼疾。证情与喻氏所论相合，其周期性发病，便是新感引动伏邪，正虚无力鼓邪外达。若再攻下，便是"外邪但从里去，不死不休"。病机既明，自当因势利导，用逆挽之法，引深陷入里之邪从表透出。唯其久痢阴分已伤，加生山药100g，煎汤代水煮药，热服取微汗：红参（另炖）、羌活、独活、前胡、柴胡、川芎、枳壳、桔梗、炙草各10g，云苓15g，薄荷5g后下，鲜生姜3片，2剂。上方服后，周身得微汗，其多年之偏头不汗亦愈，每饭时头面肩背亦得微汗，伏邪尽透，痢止，其肩背如压一石磨之沉困感从此消失，经年久痢竟获治愈。赴山医二院复查，全消化道造影，直肠镜检，息肉亦已消失。追访10年未发。

吴某，女，41岁。患痢12日不愈，曾输液4日，服白头翁汤3剂、洁古芍药汤5剂不效。反增呕逆噤口，脘痛呕酸，脉沉紧，苔白厚腻。追向病史，知患者半月前曾患重感冒，恶寒无汗，周身关节、肌肉酸疼，呕逆头眩，明是寒湿外袭，湿浊中阻，而医者误作伏暑投银翘汤大剂，之后变痢，又迭进清热解毒治痢套方，终致卧床不起。此症标本俱寒，误投寒凉，损伤正气，致外邪深陷入里，败症已成。姑用逆挽法扶正托透，投人参败毒散，更加附子、干姜振衰颓之肾阳，日夜连服2剂，3小时1次。服第1次，头部见微汗，服第2次遍身见润汗。深陷入里之邪，得以外透，其症遂愈。次日到病家探访，唯觉急惰思睡而已，调理而安。

五、常见伏邪病症

总结李可经验，常见的容易兼夹伏邪的病症除了上文提到的风心病、泻痢外，还有肺心病、心衰水肿、慢性肾炎水肿等。如曾治多例心衰水肿病人，病程多在10～30年不等，均有外感寒邪病史，察知寒邪深伏少阴，予对症方内加入麻黄、细辛，开提肺气，透发伏邪，得微汗之后水肿迅速消退而愈……历来视汗法为小技，病至奄奄一息，汗法似无用武之地。殊不知，此际妥施汗法切中病机，常常扭转败局，救人性命，汗法之妙，竟有起死回生之效！下面观摩几例《李可经验专辑》中通过参用解表法取效的佳案：

表症误攻变症：温某，女，37岁，患胃病多年。冬季患风寒外感，头痛恶寒与脘痛呕逆同见。医者失察，置表证于不顾，径投保和汤治胃，其中有莱菔子、瓜蒌各30g，枳实、青皮各10g，服药3剂，反增腹泻，四肢酸懒，卧床不起。询知仍觉畏寒无汗，头痛体楚，脉反沉紧。表证未罢而见里证里脉，为消导开破药损伤正气，寒邪由表陷里所致。逆流挽舟法治痢疾失表，邪陷入里，以人参败毒散扶正托邪外出之法，可以借鉴：羌活、独活、前胡、柴胡、川芎、枳壳、桔梗、红参（另炖）、麻黄、炙草各10g，云苓30g，吴茱萸15g（洗），鲜生姜15片，枣10枚，水煎服。上药仅服1剂，得汗，诸症遂愈。

肺心病心衰合并脑危象急性肾功衰竭：王某之母，62岁，县医院诊为"肺心病心衰并发脑危象，急性肾功衰竭"，病危出院准备后事。诊见深昏迷，痰声拽锯，颈脉动甚，腹肿如鼓，脐凸胸平，下肢烂肿如泥。唇、舌、指甲青紫，苔白厚腻，六脉散乱，摸其下三部则沉实有力。询知患痰喘31年，此次因外感风寒，引发暴喘。住院7日，始终无汗，已2日无尿，视其唇指青紫，心衰之端倪已露。寒饮久伏于中，复感外寒，阴寒充斥内外，蔽阻神明。拟破格救心汤平剂与小青龙汤合方化裁，温里寒，开表闭，涤痰醒神为治：附子30g，麻黄、桂枝、赤芍、干姜、细辛、五味子、菖蒲、郁金、葶苈子（包）、炙草各10g，生半夏、茯苓各30g，麝香0.3g（冲），竹沥60g（兑入），姜汁1小盅（兑入）。鲜生姜10大片，大枣10枚，1剂。

次日二诊：服后得汗，大便1次，随即苏醒。小便甚多，一日夜约3000mL以上。腹部及下肢肿胀已消七八，足背出现皱纹，脐凸亦消。嘱原方再进1剂。后数日遇于街头，已全好。

布鲁杆菌病致急性心衰濒危：张某，男，28岁，1999年4月13日急诊。患者从事牧羊3年，传染布鲁氏杆菌病1年半，迁延失治，心、肝、肾实质损害。4月3日，突发心衰，紧急住入省人民医院（住院号230511），最后诊断："全心扩大，室性早搏，心功IV级，心衰III度；胸腔积液；大动脉病变，肝功损害，低蛋白血症。"已经5日全力抢救无效，4月8日早8时病危，邀李氏做最后的挽救。

诊见患者端坐呼吸，频咳暴喘，喉间痰鸣辘辘，呕吐涎沫；面色灰暗，神情萎顿，似睡似醒，声若蚊蚋，唇指紫暗，胸痛彻背；全身凹陷性水肿，脐凸胸平，睾丸水肿，尿少，日夜约150mL；厌食，食入则胀急欲死，日仅喝点稀粥；憎寒无汗，亦无涕泪；脉促，114 次 / 分，频见雀啄；舌紫暗，满布紫黑瘀斑。病人气息奄奄，口不能言。从脉证推断，必是初病失表，致外邪深入五脏，正虚无力驱邪外出，伏于血分，渐致阴竭阳亡。询知此次因感冒而突发心衰，则此"感冒"二字便是生死关键，今病半月仍憎寒无汗，是表气闭塞，外邪欲出无路，此亦三焦气化冰结，聚水成肿之主因。少阴与太阳同病，有麻黄附子细辛汤法，温里寒，开表闭，正堪借重。表闭一开，开门逐盗，伏邪外透，便有转机。遂拟以破格救心汤大剂，加麻黄、细辛开表闭，加油桂、五苓蒸动下焦气化而利水，更合瓜蒌薤白白酒汤、丹参饮开胸涤病破瘀，麝香辟秽开窍而救呼吸衰竭：附子 200g，干姜、炙甘草各 60g，高丽参 30g（另炖），五灵脂 30g；无核山萸肉 120g，生龙牡、活磁石、煅紫石英、瓜蒌各 30g，薤白 15g，白酒 100g，丹参 30g，檀香、降香、砂仁、企边桂各 10g，桂枝、白术各 30g，茯苓 45g，猪苓、泽泻各 15g，桃杏仁各 15g，麻黄、细辛各 10g，鲜生姜 30g，大枣 12 枚，麝香 1g（分冲）；加冷水 2500mL，文火煮取 450mL，兑入参汁，3 次分服，3 小时 1 次，日夜连服 3 剂。

　　上药于 2 日内分 9 次服完，服第 1 次后，头部见汗，喘咳顿减；服 2 次后，全身得畅汗，小便大增，日夜达 3000mL 以上，水肿消去十之七八，次日进食面条 1 碗，起床托炕沿来回散步，面色由灰暗转红润，脉沉弱 82 次 / 分，雀啄脉消失，脱险。

六、发明"托透"概念

　　中医有"托法"一说，又称"内托"，指治疗疮疡时，运用补益药物，扶助正气，托毒外出，以免疮毒内陷。具体如托毒透脓法、补托法等。"透"有透达之意，使邪气透泄于外，如透疹、透脓、透达表邪等。"托"字有扶托、帮助之意。李可吸取此义，针对伏邪为患，提出了"托透"概念，意即透达表邪的同时，参以扶正之药，正邪兼顾，又称"扶正托透"法。其实"托透"之托字已含扶正之意，这似乎为李可的一个发明，主要是相对于单纯的补法或单纯的透法而言。因为人体本气已虚，外邪屡屡入侵，寒邪由表入里，由浅入深，正气愈虚，邪陷愈深，层层藏匿于三阴之里，成为痼疾。非得反复扶正托透，伏邪难以尽出，应当因势利导，扶正托透，常可一举破其窠穴。

扶正药物以补气如人参，扶阳如附子、干姜之类药物常用，如治吴某痢疾案，姑用逆挽法扶正托透，投人参败毒散，更加附子、干姜振衰颓之肾阳，日夜连服2剂。治其长女李萍疹毒内陷案，拟一益气助阳宣肺，托毒透疹之法：红参10g（另炖），附子、当归、葛根各10g，麻黄、细辛、杏仁、升麻、黑芥穗、炙草各5g，赤芍、生半夏、云苓各10g（鸡冠血1盅，鲜芫荽1颗，麝香0.5g，姜汁10滴，分次对服）。急煎频灌，小量多次服。(《李可经验专辑》)

按：红参、附子、当归体现扶正托法，麻黄、细辛、升麻、黑芥穗、鲜芫荽则系透邪之品，合为托透之法。

第七节　寒热真假，辨之有道

临床上如果"见热则用寒，见寒则用热，见外感则云发散，见胀满则云消导。若然者，谁不得而知之？设医止于是，则贱子庸夫皆堪师法，又何明哲之足贵乎？嗟，嗟！朱紫难辨，类多如此"（张景岳语），说明临床所见症状并非那么单纯，可能有假象，"朱紫难辨"。伤寒名家陈慎吾先生说过一句名言："洞察阴阳，方能治病；明辨真假，可以为医。"可知明辨真假对一个医家的重要性。

李可从实践中认识到："疾病和人一样，它也非常狡猾，它表现出来的东西，不一定是它的正面，所以要想到深层的东西，想到背后的东西，这样就不会犯错误。"（李可演讲稿"谈中医养生"）"人之体质禀赋千差万异，虚实真假绝非一目了然。尤其危急重证，至虚而有盛候，大实反见羸状。稍一不慎，即蹈误诊、误治之祸，顷刻之间生死立判。慎之，慎之！在治疗真寒假热武某案后，他曾写下体会："此证确险之又险，虽侥幸治愈，早已汗流浃背。"（《李可经验专辑》）令人印象深刻。由此提出寒热真假，辨之宜慎的主张。

一、大实有羸状，至虚有盛候

下面，我们引用《李可经验专辑》中真热假寒和真寒假热两个案例，对照学习李可是如何辨析真热假寒的。

1. 真热假寒，大实有羸状

名医某，1964年12月26日，即冬至节后2日，忽患奇疾。始病似外感小恙，3日后忽然昏迷。气息微弱，面色灰滞，手冷过肘，足冷过膝，头汗淋漓，神识似清似蒙，六脉似有似无。某医断为"伤寒，少阴亡阳，已属弥留，姑拟参附汤，聊尽人事"。院长邀李可会诊，以定取舍。见证果如所云。然则室内秽气扑鼻，颇觉蹊跷。且证情突变，寸口脉乱难凭，摸其下三部之趺阳、太溪、太冲，则沉实有力，一息六至有余。欲观其舌，则病者昏昧，牙关牵紧，乃强刺患者颊车穴，以匙把撬口，未及察舌，口中臭气熏人欲呕，舌面满布黄厚燥苔，中根已黑。询其小便则如浓茶，亦有臊臭，大便 5 日未解。扪按小腹板硬，至此真相毕露。素知患者新中国成立前吸食鸦片 20 余年，至今仍以樟脑酊维持精力，其脏腑积毒可知。且病在冬至之后，阴虚液亏之体，适值一阳来复，邪从热化、燥化，已由太阳转属阳明腑实。其肢厥乃热深厥深之变；神识昏蒙乃浊气上干神明；头汗粘手，亦属腑实熏蒸。种种见证悉为热闭阳明之腑，而非亡阳厥脱，且真寒证绝无口臭熏人之象。询知前医因牙关紧闭并未察舌，亡阳虚脱，多见手撒尿遗，口开目闭，而牙关紧却是实、热、闭证所独有。至此，已可断定前医误诊。遂疏大承气合增液汤急下存阴，腑实通，上闭即开，无须画蛇添足，再加开窍之品：大黄 30g，芒硝 20g（分冲），枳实 15g，厚朴、生地、元参、麦冬各 30g，煎分 2 次服，3 小时 1 次。

次日诊之，患者仅服药 1 次，约 2 小时许，泻下恶臭便 1 次，被褥狼藉，移时神清而愈。再诊其脉，依然微细如丝。始知其脉为"六阴脉"，虽有大实之候，其脉不变，故难于反映真相。又有一种"六阳脉"，终生洪大数实，虽有虚证，其脉不变。若凭脉断病，不屑下问，何能中病！

2. 真寒假热，至虚有盛候

武某，57 岁。1979 年 12 月 23 日，忽患口、舌、唇部生疮，其症颇奇、颇急。10 时发病，11 时即满口、满舌痛如火灼。仓促之间，向老友某求治，某曰："口舌生疮，小事一桩，心脾积热，不必惊慌。"未及诊脉问病，提笔即疏导赤散与凉膈散合方与服。其方甚轻，生地、连翘10g，其余皆3～5g。患者于11时30分进头煎，药毕覆杯，立觉火从脐下直冲头面，双唇肿大如桃，舌亦肿痛更甚，且心烦懊侬，莫可名状。约12时半，其子邀诊。见患者面赤如醉，舌肿塞口，诉证不清。出示所服之方，其妻代诉服后变证。按脉洪大无伦，重按则反如游丝，120次/分，视其舌则边缘齿痕累累，有白色溃疡布满边尖。唇肿外翻，迸裂出血，问其二便，则大便干，小便未注意。口中亦无臭味。询其致病之由，其妻云："年终总结，连续熬夜三晚后得病。"问其渴否？患者摇头。此症颇费踌躇，望闻问切皆不得要领。细玩见症，亦难推翻前医论断，《内经》明示："诸痛疮疡，皆属于心。"且暴病多实，此病暴急有疔毒之势，是否病重药轻，杯水车薪？犹疑之间，忽见患者扬手掷足，烦躁不可名状。进门时，仓促之间见其面赤如醉，细视之，则鲜艳光亮，如演员之涂油彩状。恍然悟及此与戴阳证之"面赤如妆"同义，唯戴阳证多见于外感临危之际，此则由内伤而来。摸其下肢，则果见足膝冰冷。必此公下元久亏，恰值当日冬至阳生，阴不抱阳，龙火上奔无制。前医误作实火，妄用苦寒直折，致光焰烛天，不可收拾。急以大剂附桂八味冲服油桂，以救药误而和阴阳：附子、熟地、生山药、山萸肉各30g，云苓、泽泻各12g，五味子10g，油桂1.5g（冲），水煎冷服。

患者服药1次，1刻钟后安然入睡。2小时许醒来，肿痛皆消，已无丝毫痕迹。次日复诊，口中仍觉麻辣，舌光红无苔，乃阴分受损见证。火不归原，本不当用大剂量附子破阴回阳之品，而前因药误，又不得不用。险证虽退，阴损未复，乃予大剂引火汤，两服痊愈。事后追忆，此证确险之又险，虽侥幸治愈，早已汗流浃背。

按：分析李可辨认这两例真假寒热之证，主要是从舌苔、脉象以及趺阳、太溪、太冲脉等方面确认。

此外，两例均注意到发病于冬至节令前后，对寒热的发生发展具有重要辨证意义，亦即重视阴阳节律在辨别阴阳中的作用。李可总结过："随阴阳盛衰之年节律、日节律演变，天人相应现象最著，如冬至阳生则病，春令阳升转重，夏至阴生渐缓；日出病作，日中病甚，日落病缓，入夜自愈。"

二、倡导"独处藏奸"之说

对寒热真假的辨识，张景岳有"独处藏奸"之说。"虚中夹实，虽通体皆现虚象，一二处独见实证，则实证反为吃紧；实中夹虚，虽通体皆现实象，一二处独见虚症，则虚证反为吃紧，景岳所谓独处藏奸是也。医必操独见以治之。"（《通俗伤寒论》）

《李可经验专辑》中对此说十分赞同："十分寒证之中，独见一处热证，则此'独见'之异，可能反映疾病本质。"反之亦然。对"独处藏奸"之说，作了进一步发挥。

如吴某肠痉挛案：女，47岁。突然少腹绞痛，阵阵发作，脉细似伏。曾按气滞腑实以小承气汤攻之，痛益甚。满床翻滚，头汗如豆。其证，脐下筑动震衣，痛作时觉有块状物攻冲直奔中脘，按之痛不可忍。关元、神阙穴处冷硬如冰，膝冷，舌有黄苔，口苦烦渴，饮水则吐涎沫，小便清长，西医诊为肠痉挛。其症已缠绵5年之久，时发时止，不能根治。据其主证，断为上有假热，下见真寒。寒邪直中厥阴，寒瘀互结，诸寒收引作痛。误用寒下，引动冲气上奔。先予双尺泽穴各抽取黑血 2mL，针补足三里，大艾柱灸神阙，痛缓。予温氏温豚汤小剂加当归 30g，煅紫石英 30g，吴茱萸 15g（洗），温肾镇冲，破寒积而解痉挛。一剂后脉出，痛止，黄苔化净，又服 5 剂攻冲亦平，痊愈。追访 15 年未发。

原按：本证之关键，在舍舌从证。古有"舌不欺人，黄苔主火"之定论，其脉伏又类热深厥深，况又有"独处藏奸"之说，十分寒证之中，独见一处热证，则此"独见"之异，可能反映疾病本质。但若果系实热，则小承气当有小效，何以病反加重；热证大渴引饮，此证则饮水而吐涎沫；口苦烦渴，却非极烫之水不喝。脐冷、膝冷，又是下焦真寒的据。此等疑似处，最易致误。舌苔之生，由胃气蒸化，釜底火弱，蒸化无权，舌苔亦不能反映真相。试观本病之黄苔，予本方 1 剂，随着痛止脉出，气化周行，其苔即已尽化。

第八节　辨治阴火，见解独到

以郑钦安为代表的火神派之学术精华其实在于对阴火的认识上，亦即真寒假热证的辨认和理论构建上，郑氏名言"总之众人皆云是火，我不敢即云是火"——大伙儿都说是火的病，我不敢说就真是火，而可能是假火、阴火，突出反映了他对阴火的深刻认识（可参见编者的《火神郑钦安》一书）。李可则说："世多真寒证，又多假热证，辨之稍有差异，生死攸关。""寒热夹杂证里头，热常常是一种表象。"可知李可对阴火的辨识积累了十分丰富的经验，有些甚至补郑氏所不逮，值得重视。归纳李可这方面的经验，突出者有下面几点：

一、无苔舌不尽属阴虚

关于无苔舌主病，一般认为多主阴虚，似乎已是定论。凡舌面无苔而干，或中心剥蚀如地图，或舌红如柿，或见裂纹，各家皆主阴虚。但李可认为，临床不少气虚、阳虚甚至亡阳危证中，也会出现这样的舌象。此时无苔舌不主阴虚，而是阳虚气化不利，水津失于敷布所致，"津液不能蒸腾上达，便是病根"。治疗应该舍舌从证，投以附子等回阳破阴之辛热大剂，在主症解除的同时，舌上可以生出薄白苔，而且布满津液，裂纹亦愈合。这一观点确有新意。

《李可经验专辑》中指出：人身气化之根，在下焦肾中命门真火，此火一弱，火不生土，则胃气虚；金水不能相生，水液便不能蒸腾敷布全身，故舌干无苔。明得此理，则对干红无苔舌的主病，便会了然于胸。除温热伤阴之外，"在杂病中阳虚气化不及，津液不能蒸腾上达，便是病根"。他引用郑钦安的案例证明这一点："清末蜀中伤寒大家郑钦安氏曾治一唇焦舌黑、不渴少神之疾，断为真阳衰极，不能熏蒸津液于上。郑氏论曰：'当知阳气缩一分，肌肉即枯一分，此舌黑唇焦所由来也。四逆汤力能回先天之阳，阳气一回，津液升腾，枯焦立润。'治之而愈。此证辨析入微，启人悟机。"受此启发，李可治疗此种无苔舌倡用附子，"附子味辛大热，经云辛以润之，开发腠理，致津液通气也"（《伤寒论类方汇参》），认为"附子致津液"，气能升水之理，实发前人所未发。

李可总结道："我一生所遇此类舌证抵牾的病例，不下200例，全数按主证以相应的方药而愈。经长期观察，凡亡阳之格局已成，兼见阴虚舌者，一经投用四逆加人参汤，少则4个小时，多则一昼夜，干红无苔舌其中包括部分绛舌全数生苔、生津。"这是其十分宝贵的经验，兹举（《李可经验专辑》）中的案例如下：

一友人，45岁，舌中有5分币大之光红无苔区，尿热而频，令服知柏八味丸5日不效，无苔区反扩大，且干裂出血，又见齿衄，诊脉沉细，不渴，膝以下冰冷，询知近年异常发胖，又见面色发暗，断为上假热，下真寒，予四逆汤1剂，附子用30g，干姜改姜炭，煎成冷服，于子时顿服，次日诸症均退，舌上生出薄白苔。

某女教师，62岁，患干燥综合征8年，先用激素疗法无效。口干无津，饮水愈多，干渴愈甚，终致舌干不能转动，不仅无唾液，亦无涕泪，阴道干皱，大便干结如羊粪球，舌光红如去膜猪腰子，唇干裂，口舌疮频发。曾服省内及洛阳名医中药数百剂，大率皆养阴增液之类，或辛凉甘润，或养胃阴、存津液，历年遍用不效。诊脉沉细微弱，面色萎黄无华，四肢不温，双膝以下尤冷。遂以大剂参附汤直温命火，以蒸动下焦气化之根，令阳生阴长，佐以大剂引火汤大滋真阴以抱阳，小量油桂，米丸吞服，引火归原。10剂后诸症均退，舌上生出薄白苔，津液满口。

二、舌红非常并非火

受前贤曹炳章"舌红非常并非火"之论的启发，李可在其专辑中认为："凡见舌色鲜红或嫩红，皆因气血虚寒，阳浮于上，类同'面赤如妆'之假热，误用清热泻火则危，临证极需留意。"如肺结核以及肿瘤病人由于化放疗损伤气阴，见潮热、烦渴、舌红无苔等症，应当全面辨析，慎投滋阴降火，以免重伤胃阳。李氏经验，其时投以大剂补中益气汤加山萸、乌梅、知母、天花粉、龙牡等，甘温除大热，可收良效。

案例：刘某，女，44岁。1983年6月22日初诊：乳岫2月余，由生闷气渐致两肋窜痛，右乳结核如核桃大，乳头溢出鲜血，每逢经期，必头眩泛呕，血黑多块。常觉有一股热流从右胁下章门穴向乳房涌来，立即灼痛如针刺状，随即有鲜血溢出，烘热自汗，左侧亦有同感，每月经行2次，经量少则乳头出血必多，舌红无苔口苦，脉沉弦而数。脉证合参，必是七情内伤，肝气久郁化火。肝之经络布胁肋，乳头属肝，乳房属胃，肝气横逆必先犯胃。今见但动气，病必发作，明是木强侮土。疏泄太过，则肝不藏血；脾胃过弱，则不能统血。此即出血之由。治法拟养肺胃之阴，清金制木而解胃之围，兼柔肝之体而敛其用：醋柴胡10g，当归、白芍、生地、石斛、沙参、枸杞子、山萸肉、乌梅各30g，麦冬15g，川楝子10g，三仙炭各12g，丹皮、黑栀子、炙草各10g，3剂。

7月2日二诊：药后块消血止，但增少腹胀如孕状，视之，少腹鼓凸。神倦、腰困膝冷，舌暗红无苔，脉沉，右寸极弱。一诊见患者口苦舌红，遂用大剂养胃汤之甘寒，丹栀之苦寒，致损中下之阳，中气随之下陷，故有此变，医之罪也！情志之火，非同实火，宜疏、宜降（气降火即降）不宜清。前贤曹炳章氏谓"舌红非常并非火"。"非常"二字，当细细咀嚼：凡见舌色鲜红或嫩红，皆因气血虚寒，阳浮于外，类同"面赤如妆"之假热，误用清热泻火则危。临证极需留意。遂改投大剂补中益气汤升提下陷，加肾四味温养肾命：生芪 60g，当归、白术各 20g，红参（另炖）、灵脂、炙草、三仙炭、柴胡、升麻、桔梗各 10g，陈皮 3g，肾四味 120g，鲜生姜 10 片，枣 10 枚，核桃 4 枚（打）。

9 月 30 日遇患者于街头，得知患者连服 9 剂，已痊愈 3 个月，且腰困、经乱亦愈。

三、足心如焚例同浮阳外越

在"谈中医养生"中，李可"告诉大家一个经验，有好多的病人，大概有一百例以上，就是每到晚上睡觉的时候，他们的脚必须放在冰上才能睡觉，这种情况好像是热得厉害，其实是虚阳外越。这个四逆汤把阳气回到下焦，这个自然好，好的非常快，就用两三副药。"

阐释其病机为"阳不统阴，致下焦阴火沸腾，例同浮阳外越""涌泉为足少阴肾经井穴，为肾气之所出，今下焦阳衰，不能统摄肾阴，而致阴火沸腾，足心热如火焚。是宜补火之原，真火旺，阴火自安"。（《李可经验专辑》）

如治刘某，女，33 岁。足心发热 7 年，日夜不休，日轻夜重。自觉涌泉穴处呼呼往外冒火。不论冬夏，夜卧必将脚伸出被外，始能入睡。多次服滋阴降火补肾之剂不效。诊见面色嫩红，艳若桃李，此阳浮于上显然。脉细数，小便清长，饮一溲一。脘腹冷感，胃纳不佳，稍进凉食则觉酸腐不适，双膝独冷。

认为此症乃阴阳衰盛之变引起，阳气一衰，火不生土，胃中水谷便无由蒸化，故见纳少化艰；人身津液赖此火之温煦，始能蒸腾于上，敷布上下；此火一衰，气化便弱，津液不能升腾，故口干；涌泉为足少阴肾经井穴，为肾气之所出。今下焦阳衰，不能统摄肾阴，而致阴火沸腾，足心热如火焚。宜补火之原，真火一旺，阴火自安，处方：炙甘草60g，干姜、附子各30g，冷水1500mL，文火煮取500mL，2次分服，3剂。药后热势顿减，双膝冷感消失。自诉多年来从未有如此舒适过，且食纳亦增。(《李可经验专辑》)

按：足心发热如焚一症确实属于浮阳外越之一种表现。此症更确切些说，应称为"虚阳下陷"。张景岳把阴火的来源和走向说得非常清楚，有"一源三歧"之论——根源是一个，肾阳不足；三歧就是往上、往外、往下三条路径，各有其名："阳虚之火有三，曰上、中、下者是也。一曰阳戴于上，而见于头面咽喉之间者，此其上虽热而下则寒，所谓无根之火也；二曰阳浮于外，而发热于皮肤肌肉之间者，此外虽热内则寒，所谓格阳之火也；三曰阳陷于下，而见便溺二阴之间者，此其下虽热而中则寒，所谓失位之火也。"(《景岳全书·论虚火》)

四、骨蒸劳热乃阳失统摄之假热

李可曾治刘某，女，22岁。患干血痨双肺空洞型结核3年，骨蒸劳热，昼夜不止半月。双颧艳若桃李，口苦，舌光红无苔，干渴能饮。四肢枯细，羸瘦脱形，似乎一派阴虚火旺之象。投以清骨散加龟甲、黄芩、童便为治，一剂后，竟生变故，患者大汗肢厥，呃逆频频，喘不能言，脉微欲绝，已是阳虚欲脱之症，急用四逆汤合来复汤，大剂频服，方得脱险。且持续3年之久的骨蒸劳热也得以控制。由此认识到，"骨蒸劳热，乃气血大虚，阳失统摄之假热，绝不可见热投凉，见蒸退蒸。自此之后，余终生不用清骨散之类治骨蒸劳热之套方。"

"丹溪翁创'阳有余阴不足论'的600多年间，历代中医皆宗丹溪之旨治痨瘵，从阴虚火旺立论，滋阴降火，清热退蒸，甘寒养阴，濡润保肺，已成定法。亢热不退者，则以芩连知柏，苦寒泻火坚阴，终至戕伤脾胃之阳。脾胃一伤，食少便溏，化源告竭，十难救一。"

"本例的深刻教训，使余毅然脱出了古人滋阴降火的窠臼，确立了'治痨瘵当以顾护脾肾元气为第一要义'的总治则。重温仲景'劳者温之'之旨，理血痹以治虚劳之法，及东垣先生《脾胃论》精义，以补中益气汤为基础方，补土生金，探索治痨新径，10年后渐有小得。"摸索出用补中益气汤为主治疗肺结核骨蒸劳热的成功经验："以补中益气汤甘温除大热，重加山萸肉90g，乌梅30g，生龙骨粉、生牡蛎粉各30g，三五日转轻，半月退净。待胃气来复，食纳大增，增入血肉有情之品，胎盘、龟鹿二胶、蛤蚧、虫草生精补髓，养血温阳，虽奄奄一息者亦有起死回生之望……《理虚元鉴》曰：'治虚三本肺脾肾'。余增一本，曰治肝。虚劳极期，亢热熏蒸，肝之疏泄太过，元气欲脱，以山萸肉救之。"（《李可经验专辑》）

案例： 某女，24岁。双肺空洞型肺结核一年，经闭5个月，已成干血痨症。骨蒸潮热，午后阵作。咯血不止，面色㿠白，唇指白如麻纸。毛发枯焦，四肢枯细，身瘦脱形。动则喘息，夜不能卧。食少便溏，黎明必泻。虽在酷暑，仍觉怯寒，四肢不温。认为脾肾元气衰微欲脱，不可以结核为由，妄投滋阴降火套方。

当以先后天并重，投以补中益气汤加味：黄芪30g，红参（另炖）、五灵脂、白术、当归、肾四味各10g，柴胡、升麻各3g，炙甘草10g，山萸肉、谷麦芽、乌梅各30g，油桂2g冲，核桃肉4枚。两煎混匀，得汁150mL，日分3次服。服3天停一天，连服25剂。潮热退净，汗敛喘定，胃口大开，晨泻亦愈，咯血偶见。原方加山药50g，另以三七、白及各3g，虫草5g，研粉冲服。续服半月后，面色红润，咳嗽、咯血止，已无病象。继续调理至双肺空洞愈合钙化。

如此辛热燥烈大剂，仅一味山萸肉敛阴固脱，其3年之久之骨蒸劳热竟2个月零七天未发。足证骨蒸劳热，乃气血大虚，阳失统束之假热，绝不可见热投凉，见蒸退蒸。（《李可经验专辑》）

他进一步指出："现代中医教材中描述的阴虚，除温病后期偶见，在杂病中多数是气虚，甚至阳虚。要特别留意！若遇疑似难决病例，宁可用补中益气汤加乌梅，甘温益气除大热，补土生金，酸甘化阴。背部汗后发凉者加附子30g，油桂3～5g，引火归原，必有效验。"（给弟子徐汝奇的信——介绍几则流传于民间的防疫秘传验方）

同样道理，李可对小儿疳积出现骨蒸劳热证状，亦治以补中益气汤为主，例如"丁奚疳重症"案，并总结道："治疳如治痨，有热莫清热，有蒸勿退蒸，保得脾胃健，何愁病不痊！"

五、虚阳上浮，径投四逆汤

李可对虚阳上浮所致咽痛、口舌生疮、头面烘热等症，常从舌脉症状综合考虑，辨出此类病之病机，"为下焦阴寒独盛，格拒真阳不能回归宅窟而浮越于上，故见种种上热假象"，致成上假热，下真寒格局，直接处以四逆汤或者四逆辈类方，倡导热药冷服，疗效突出，(《李可经验专辑》)中的案例颇多：

咽痛寒证兼齿衄：牛某，50岁。因齿衄年余不愈求治，近1月更增咽部干痛，痰多味咸，口干而不欲饮。食纳如常，偶见嘈杂泛酸。近2年异常发胖，体重增加10kg，反不如过去精力旺盛。动则气喘，夜多小便，膝冷，脉沉细弱，舌淡胖有齿痕。牙龈色暗，血污满齿。日轻夜重，一觉醒来，满口黑紫血团。咽喉干痛，舌不能转动。曾用大剂量维C，连服六神丸22瓶，出血、咽痛有增无减。脉证合参，确为命门火衰，少阴真寒证无疑。因胖为湿盛阳微；痰为阴邪，味咸为肾虚水泛；日轻夜重，为阳不胜阴；喘为肾不纳气；咽干痛不肿不渴，乃因肾脉循喉咙，系舌本，阴寒过甚，逼下焦真火浮于咽喉要道。其齿衄从发胖后始见，齿为骨之余，骨乃肾所属；血属阴，必得阳旺始能统摄而循常道，阳衰失于统摄，故溢出于外。乃迳投四逆汤：炙草60g，附子、干姜各30g，水煎冷服，3剂。后遇于街头，知药后两症皆愈，唯觉腰困气短，原方加肾四味120g，红参10g，又服3剂，已康复如初。追访10年，再无反复。

按：热药冷服是《内经》治则中的反佐法，古人形象地比喻为"偷渡上焦"。附子性大热，下焦寒极，非此不能愈。但假热在上，热药热服则两热相争，格拒不纳。今把热药冷透，披上"冷"的伪装，入口凉爽，骗过咽喉一关，入胃则热性缓缓发挥，引浮游之假热归下而病愈，是极巧妙的治法。

又，"文革"中县委某书记被批斗，咽喉忽肿，用青霉素1百万单位，连用3日，兼含化六神丸不效。视之，舌胖淡有齿痕，双侧扁桃体肿至中间只见一条缝，色嫩红，不渴尿多，食则泛酸，足膝冰冷，脉象浮洪。知是情怀抑郁，五志化火上炎，而中下虚寒已非一日。五志之火，乃是虚火，下焦之寒，则是真寒。遂予上方一剂，时值三九寒天，煎妥后置窗外1小时，已见冰茬，令顿服之，移时入睡。2小时后醒来，病已消无痕迹。王某，男，45岁。患咽干痛，口舌生疮，用清火、滋阴诸法60余剂无效。渐至食少便溏，神倦，缠绵3月不愈。其症日轻夜重，不渴尿多，四末不温，双膝冷痛，舌淡润，脉沉细。判为肾宫寒极，逼火上浮，"则成上假热，下真寒格局"，处以四逆汤加桔梗、益智仁：炙甘草60g，附子30g，干姜30g，桔梗、益智仁各10g，水煎，冷服2剂，诸症已减七八，续进2剂而愈。赵女，29岁。因无故头面阵阵发热，服升阳散火汤1剂，变为心悸、气喘、自汗，头面烘热不止，面色嫩红，烦躁欲寐，足膝冰冷，多尿失禁，脉微细而急，120次/分。本属阴盛格阳，误作上焦郁火而投升散之剂，致有此变。幸在壮年，未致亡阳暴脱。予白通加人尿猪胆汁汤，破阴通阳为治：附子、干姜各30g，葱白3节，童便、猪胆汁各1杯兑入，2剂。次日来告，上药服1剂，心悸喘汗均止，足膝已热，月余之轰热证亦罢。

本病病机，为下焦阴寒独盛，格拒真阳不能回归宅窟而浮越于上，故见种种上热假象。以白通汤破阴通阳，固有假热在上，以人尿猪胆汁之苦咸寒为反佐，热因寒用，宣通上下，消除格拒，引浮越之阳归于下焦而病愈。(《李可经验专辑》)

按：以上几例虚阳上浮案，径投四逆汤，方简量重，不多加药味，这一点，在李可通常药味较多的处方风格中，显得难能可贵。

第九节　西医病辨治，另起炉灶

如何对待西医诊断的疾病，是每个中医都要面对的问题。遗憾的是，目前很多人都在跟着西医诊断和化验指标走，搞对号入座，说到底是中医西化毛病在作怪，编者也认为这是眼下中医界最大的时弊。对此李可有着清醒的认识，"对西医确诊的病，中医仍需独立思考""独立辨证""多数情况皆需另起炉灶"，坚持"中医学的优势与特色"。

《李可经验专辑》认为："临证之际，不必在病名上钻牛角，不但不考虑西医的病名，连中医的病名也无须深究。胸中不存一丝先入为主之偏见，头脑空明灵动，据四诊八纲以识主证，析证候以明病机，按病机立法、遣方、用药，如此，则虽不能尽愈诸疾，庶几见病知源，少犯错误。""中西医结合，中医绝不能对号入座，按图索骥。多数情况皆需另起炉灶，独立辨证。"

"对炎症的治疗，当因人而异。不可把'炎'字理解为火上加火，不可一见血象高便恣用苦寒攻泻。由于体质禀赋的差异，血象虽高，证属虚寒者并不少见。"

"搞中西医结合，绝不能吃现成饭。对西医确诊的病，中医仍需独立思考，深入剖析疑难，追根寻底，这样才能体现中医特色，恰合'人'情、病机，提高疗效。"

"当中医之证与现代医学之症发生冲突时，要毫不犹豫地舍症从证。一切局部的病变，皆由整体失调所派生，中医学的'证'，正是人体阴阳气血、五脏生克、气机升降——整体失调在患病阶段的特殊矛盾的集中体现。其中，更包含了个体特异性，即同样的病，在不同的病人身上，有特异的表现，更是辨证的关键。故治证即是调节整体，整体康复则局部的病变常可奇迹般地不治自愈。"

他告诫我们："病可以有千种万种，病机则不出六经八纲之范围。临证之际，不但不要固执于西医的病名，有时连中医的病名也无须深究，据四诊八纲以识主证，析证候以明病机，按病机立法、遣方、用药，如此则虽不能尽愈诸疾，庶几见病知源，少犯错误。"

近现代一些名家早已指明李可这一观点。范文甫称："为医首先要认清了证，方能治得好病。病名可不必强求，若必要先具病名而后言治，则当病情模糊未明时，岂将置之不治乎？"

名医谢海洲说："勿为病名所惑，切记辨证论治。症无大小，均需辨证才可施治；病有难易，亦唯辨证方能收功。临证之时，切勿为西医病名所惑，亦无论其有名无名，不管其为综合征抑或症候群，辨证论治四字，足矣。"

下面举例说明之：

温某蛛网膜下腔出血案：剧烈头痛兼见呕吐，合以吴茱萸汤后一剂而止，"吴茱萸辛苦大热，其气燥烈。下笔之际，曾有犹豫，恐不合于脑出血症，但《伤寒论》吴茱萸汤证明白昭示：'干呕吐涎沫，头痛者吴茱萸汤主之。'止痛与止呕，正是吴茱萸的两大功效。中医虽无'蛛网膜出血'这样的病名，但患者头痛如破，剧烈呕吐，吐出物为酸苦涎沫，又自觉胃凉，正是肝胃虚寒，夹痰饮上冲颠顶之据。病机既合，投剂之后，头痛如破及残余之呕吐立止。"

薛母肺结核合并肺心病（戴阳危证）案：68 岁，传染科住院病人。最后诊断：①肺结核；②肺气肿合并急性感染。血沉 90mm/h，白细胞 $15.6×10^9$，中性 91%，淋巴 9%。经抗结核、抗菌治疗无效，请中医协治。

诊见患者双颊艳若桃花，双目神采外露，发热、烦躁，咳喘月余。盗汗，渴喜热饮，双膝极冷，心动神摇，六脉细数无伦，心率 132 次/分，舌淡，患者年近古稀，肾元久虚，复加久病耗伤，过服清热凉剂，致成上盛下虚戴阳格局，有欲脱之虞。急急固肾敛肝，引火归原，纳气归根为治：山萸肉 90g，红参（另炖）15g，生龙牡、白芍各 30g，炙草 15g，油桂 3g（米丸吞），附子 30g。上药连服 3 剂，脱险，出院回家将养。（《李可经验专辑》）

原按： 戴阳证为下元虚极，真阳不能下守，浮游于上，阴盛格阳危候。又因过用秦艽、鳖甲之类，开破肝气，致肝虚不敛。故用参附龙牡救逆汤合张锡纯氏来复汤，加油桂固摄下焦、温纳浮阳，重用山萸肉敛肝固脱。若按西医诊断，投以清热解毒、养阴退蒸之剂，必然亡阳暴脱，变生顷刻。可见，中西医结合，中医绝不能对号入座，按图索骥。多数情况，皆需另起炉灶，独立辨证。有时甚至要反其道而行之。本例在关键时刻，断然舍病从证，挽救了病人性命，正是中医学的优势与特色所在。

第四章 用药心得

李可在药物应用上，积累了丰富经验，有些十分独特，开拓了新思路，值得总结。总的来看，其基本经验有下面几点：

1. 推重《神农本草经》对药性的认识

李可对药性的认识，最为推崇《神农本草经》，认为它"字字千金，凝结了古圣先贤的智慧"。同时亦"遵《伤寒》之理"，且广泛吸收"古今各家本草论证"。

他说："药性当以《神农本草经》为宗，它是上万年防疫治病的总结。千锤百炼，字字千金，凝结了古圣先贤的智慧。正确掌握药性，最实用的是《圆运动的古中医学》中的药性解。彭子上承《本经》《伤寒》，下及黄元御，贯穿了天、人、药一气周流之理，最为贴切。此外张锡纯药性解寓有新义，当代朱良春大师对虫类药有独特的发挥，皆当为师。"（李可演讲稿"学用经方两大关"）

按：就此而言，与徐灵胎之观点颇为相似："故论本草，必以神农为本，而他说则必审择而从之，更必验之于病而后信。"

当然李可也不排斥现代药理研究成果，经常吸收之，如论麝香，"现代药理研究，更证实本品（麝香）有扶正补虚之功，有兴奋中枢神经系统，增强大脑机能，增强呼吸中枢功能及强心救脱功效。又能促进各腺体的分泌，有发汗及利尿作用，故可用于血毒症的抢救。"

2. 讲究道地、优质药材

李可临床处方常写"辽细辛""二杠鹿茸""20头三七""川尖贝""紫油桂"（用指甲一划显出油光光的肉桂）等，"鸦胆子仁（元肉色，红糖水送下）"，特意注明鸦胆子仁要"元肉色"者，这些都意在保证药材质量，体现了他临床用药讲究道地、优质药材。

3. 亲尝毒药，取得实感，再去治病

对附子类峻烈药物，李可主张像"神农尝百草"一样，亲口尝试，了解其毒性："在我初用附子、川乌时，自己心中也没有把握，自己煎药来尝，尝到多少分量的时候出现毛病，出现问题。为了万一发生中毒，准备绿豆汤、蜂蜜。实验的结果30g、50g根本没有问题。当时我很年轻，三十一二岁。以后我对后代也是这样交待，我的学生凡是有志于恢复古中医的同志，首先要自己亲口尝一尝，体会附子什么味道……2004年在南宁的时候，刘力红带着好多研究生，都是每天起来，单纯尝附子，看看到底人体对附子的耐受有多大，究竟有什么反应，看看会不会像现在科学成分讲的，附子有没有那么大的毒性。其中有很多同志在每天早上尝附子的过程中，就治了他（自己）好多病！"（李可演讲稿"思路与方法"）"我们这代人用附子都有亲身经历，我们的弟子都是首先自己去尝药。"

又如尝细辛，"细辛以辽细辛为佳，药力雄厚，疗效卓著，但副作用是易致人呕吐……我多次喝这个细辛，都恶心……有人主张蜜炙一刻钟，以减其辛烈之味，可行。"（李可演讲稿"治未病——救胃气，保肾气"）

第一节　常用要药

一、附子

附子为李可最擅应用的药物，取其"性如雷霆霹雳，有斩关夺门之能，破阴回阳之力"，称"附子为药中第一大将，大辛、大热、大毒，驱寒毒，破阴凝，走而不守，通行十二经表里内外，无处不到，性如雷霆霹雳，有斩关夺门之能，破阴回阳之力。与川乌同用，如虎添翼，破冰解冻，无坚不摧。以炙甘草统之，甘缓补土伏火，得干姜之守而不走……故可救生死于顷刻，四逆汤之奥义便在于此"。

"中医治病，以药性之偏救本气之偏，少阴亡阳为大寒大毒，附子之大辛、大热、大毒，适足以破之。故悟出：对垂死的心衰患者，附子之毒，恰恰是起死回生救命仙丹！医圣立四逆汤，已阐明此理。"（李可演讲稿"思路与方法"）

李可的独特之处在于阐明了"附子致津液"之论。按说，"附子大辛大热大毒，却能'致津液'，似乎匪夷所思"（李可演讲稿"小青龙汤治重危急症举要"）。他引用左季云《伤寒类方汇参》中的一段话，道破阴阳气化的奥妙："附子味辛大热，经云辛以润之，开发腠理，致津液通气也……附子致津液，正是画龙点睛之笔，发前人所未发，盖气能化水也。明得此理，则对‘干红无苔舌’的主病，便会了然于胸。”“四逆汤中附子一药，辛以润之，致津液，通气化，可使肾中五液蒸腾敷布，阳生阴长，此即阳中求阴，生化无穷之理。”(《李可经验专辑》)

1. 倡用大剂

李氏擅长治疗心衰、呼衰等急危重症，倡用大剂附子，一般都在 100～200g 之间，且日夜连续进服，24 小时服用 1～3 剂，总量当在 500g 左右。其“一生所用附子超过 5 吨之数，经治病人在万例以上，垂死病人有 24 小时用附子 500g 以上者，从无一例中毒”。(《李可经验专辑》)

2. 重症急煎，随煎随喂

对心衰垂危的病人，一般医者“不敢重用附子，乃因畏惧附子之毒性。但附子为强心主将，其毒性正是其起死回生药效之所在。当心衰垂危，病人全身功能衰竭，五脏六腑、表里三焦，已被重重阴寒所困，生死存亡系于一发之际，阳回则生，阳去则死。非破格重用附子纯阳之品的大辛大热之性，不能斩关夺门，破阴回阳，而挽垂绝之生命。按现代药理实验研究，附子武火急煎 1 小时，正是其毒性分解的高峰。由此悟出，对垂死的心衰病人而言，附子的剧毒，正是救命的仙丹”。(《李可经验专辑》)

因此，李可治疗心衰重症，都是开水武火急煎，随煎随喂，或鼻饲给药，24 小时内，不分昼夜频频喂服 1～3 剂，可收起死回生之效。附子剂用于慢性心衰，加冷水 1500mL，文火煮取 500mL，日分 2～3 次服。

“用附子剂的过程中，会出现很多毛病，很多不舒服，或吐或泻，那都是人的元气逐渐恢复，可以和体内的敌人干一仗，正邪相争，这不是坏现象。病人吃了这药后十分难受，经常给我打电话，有时一天打十几个电话，凡是有我弟子的地方他们就负责解释了，有的地方就写成很简要资料，来一个病人以后就发一份，看了之后心中有数，就不会发慌。"（李可演讲稿"治未病——救胃气，保肾气"）

凡用附子超过30g时，不论原方有无，皆加炙甘草60g，即可有效监制附子毒性。

火神派重用附子有3种方式，李可均应用自如：

（1）经典重剂式：出手通常是30g，60g，或者更多。

（2）逐日累加式：李可尤善此法，即设定一个起始剂量，然后逐日增加一个定量如5g或10g，一直吃到感觉舌麻或唇麻时为止，即以此时剂量降低10g，守方长期服用。但此法应限于舌麻或唇麻为止，麻木面积若再扩大，则为附子过量迹象。此法通常用于癌症或某些需要长期服药的慢性病例。

案例：胰腺癌术后肝转移左某，男，62岁。曾做过阑尾切除、胆囊切除手术。2006年9月15日体检发现左肾肿物、胰腺肿物，当即做左肾切除术、胰腺占位切除术，术后病理检验为腺癌。

2007年3月18日复查发现肝转移。右叶4处，大小不等，分别为3.8cm×0.7cm，1.0cm×0.8cm，0.5×0.4cm，0.7cm×0.4cm。右下肺见一小结节灶，不排除转移。西医建议做介入治疗，否则生存期不超过3个月。

2007年4月2日求诊：面色萎黄灰暗，体瘦，精神尚可，舌淡紫无苔，齿痕。畏寒甚，食生冷瓜果，立觉冷彻心脾。腰困如折，二便调，食纳不香，脉微。自觉病处无所苦，谈笑自如，把生死看得很淡。

诊为：劳倦内伤，痰湿中阻，肾气大虚。

治法：固本消积。

处方：大熟地 30g，麻黄 5g，紫油桂 10g（后五分下），鹿角霜 45g，姜炭 15g，白芥子 10g（炒研），制附片 45g，高丽参 15g（另煎），五灵脂 30g，漂海藻 30g，炙草 30g，清全蝎 12 只，大蜈蚣 3 条（研末冲服），生半夏 75g，生南星 10g，大贝 120g，茯苓 45g，辽细辛 45g（后五分下），生姜 45g。制附片逐日累加 10g，无上限，直至出现暝眩反应时降低 10g。加水 3000mL，文火煮取 400mL，日分 3 次服。连服 2 月。

2007 年 5 月 4 日二诊：已服药 30 剂，制附片加至每剂 395g。主症悉退，面色灰暗退去大半，守方续用。另外加服固本散，以固先天肾气：

20 头三七 200g，高丽参、血琥珀、二杠鹿茸、血河车、灵芝孢子粉各 100g，止痉散 50～60g，制粉冲服，每次 3g，每日 3 次。

2007 年 6 月 25 日，CT 复查与 3 月 18 日对照，肝部较大两处病灶已消，仅肝右叶内 1.1cm×1.3cm，右顶叶 0.5cm×0.5cm 两处，已较前明显缩小，肺部肿物亦消。

2007 年 6 月 28 日三诊：患者已无所苦，脉沉缓，效不更方。

制附片从 45g 始日加 10g，已增至 465g/ 剂，守方加两头尖 45g，30 剂。

2007 年 8 月 16 日四诊：共服药 90 剂，制附片加至 755g/ 剂，转移灶 4 处已消 3 处，所剩最大的一处由 3.8cm×3.7cm 已消至 1.11cm×3cm，已照常工作 2 个月，自觉较病前更加精力充沛，体重增加 5kg。处方：

制附片 200g，姜炭 15g，大熟地 30g，麻黄 5g，白芥子 10g（炒研），紫油桂 5g（后五分下），鹿角霜 45g，高丽参 15g（研冲），五灵脂 30g，生半夏 45g，生南星 15g，大贝 120g，漂海藻 60g，两头尖 45g，茯苓 45g，辽细辛 45g（后五分下），炙草 60g，生姜 45g，止痉散 3～6（冲），加水 3000mL，文火煮 2 小时，取 400mL，日分 3 次服。30 剂。

2008 年 3 月 31 日五诊：CT 显示肝病病灶较前缩小。食纳佳，精神饱满，上下楼跑步锻炼，体重又较前增，由 55kg 增至 68kg，已无病容，正常工作 1 年多，唯肝部转移灶仍有 0.9 以下之残留，仍以扶正消积为治。

2009 年 8 月 24 日随访，已痊愈，状况一直较好。（《跟师李可抄方记——肿瘤篇》）

按： 此例肝转移癌经李可扶阳治疗基本痊愈，疗效满意。所用方以阳和汤为主，同时合以麻黄附子细辛汤温阳开表，附子剂量由 45g"逐日累加 10g，无上限，直至出现瞑眩反应时降低 10g，最后累加至 755g"。

（3）平剂频进式：治疗心衰或其他重症，日进 2～3 剂，"随煎随喂，24 小时内，不分昼夜频频喂服 2～3 剂……上药武火急煎，2 次分服，2 小时 1 次，日夜连尽 3 剂"。

如治疗高某双下肢血栓闭塞性脉管炎。为其处大辛大热、开冰解冻、益气破瘀、通络定痛之剂，"加冷水 2500mL，文火煮取 500mL，兑入黄酒 500mL，日 3 夜 1（次）服"。有的严重病症，医案中还有"日 4 夜 2 服"的记载。（《李可经验专辑》）

二、川乌

1. 配伍监制

"余用川乌类剧毒药，以黑小豆、防风、甘草、蜂蜜制其毒，文火煮 2 小时半，无一例中毒。黑豆不仅能解百药之毒，且入肾补虚，下气消胀，活血治疮。防风主大风，又为风药中润剂，去风胜湿治诸痹，可舒筋脉，伸挛急，活肢节，起瘫痪，并能解乌头、附子毒。再加蜂蜜、甘草之解百毒，则乌头汤类方可谓万无一失。配伍齐全，又加久煎，可放胆使用……凡大毒治病，中病即止，以培补脾肾收功。"（《李可经验专辑》）

凡用乌头剂，必加两倍量之炙甘草，蜂蜜 150g，黑小豆、防风各 30g。

2. 久煎

凡剂量超过 30g 时，乌头剂加冷水 2500mL，文火煮取 500mL，日分 3 次服，煎煮时间 3 小时左右，已可有效破坏乌头碱之剧毒。

三、半夏

"生半夏为消痰核、化瘤散结要药，可止各种剧烈呕吐。仲景方中半夏皆生用，今以等量之鲜生姜制其毒，加强止呕功效，更无中毒之虞。"

"生半夏为止呕要药，加等量鲜生姜解其毒，经治妊娠剧吐患者千例以上，确有覆杯而愈之效。40 余年用生半夏超过 3 吨，无一例中毒。半夏为妊娠禁忌药，又是妊娠剧吐之特效药，'有

故无殒，亦无殒也'，岂可因噎废食！"（《李可经验专辑》）

李可指出"仲景方中半夏皆生用"，因此他善用生半夏降逆化痰，用小半夏加茯苓汤加赭石、生姜、姜汁，通治一切肝胃气逆呕吐，"轻症一二口即止，稍重则服二三次即愈，极重症10小时许过关"，应用万例以上。生半夏用量多为30g，用时以温水淘洗3次，加等量生姜佐之，既解其毒，又加强疗效，"更无中毒之虞"。

"积四十八年之亲身体验，无害而有殊效。用治重症妊娠恶阻、小儿老人暴喘欲绝、百日咳、肺心病之两衰危症、肺纤维化、食道癌之重度梗阻（生半夏130g，鲜生姜75g，赭石细末120g，生附子30g，红参30g，干姜75g，吴茱萸30g，大枣25枚，加用开道散）等数万病例之实验，皆能应手取效，未见一例有害。"（李可演讲稿"小青龙汤治重危急症举要"）

"大家不要怕，我一辈子用的生半夏，书上写的是1吨，实际我每月平均剂量30～50kg，和附子情况差不多，比生南星多一点，绝对不会出问题，这是张仲景告诉我们的，大家要相信医圣是不会错的，所有《伤寒论》的方子半夏都是生半夏。生半夏后面有个'洗'字，就是用开水冲一回。为什么制半夏治不了病，在座的可能绝大多数人不知道制半夏的制作过程，清水泡15天，泡到发酵，再加水、加白矾，又15天，然后拿姜、甘草和到一块，再泡15天，共45天，制出来的半夏纯粹是药渣子，治不了病。再一个问题，根据《神农本草经》，半夏治病是'辛以润之'，它为什么能通大便？我用生半夏先是洗一洗，洗下来的水是黏糊糊的，滑的，那个就是通大便的……民初的张锡纯老先生就是用生半夏，近代的朱良春老先生，也是用生半夏治病。生半夏治病非常快，刚才介绍的这两种病用制半夏完全不会起作用。"（李可演讲稿"治未病——救胃气，保肾气"）

四、细辛

细辛为李可十分赏用的要药之一。"《本经》细辛无毒，《伤寒论》基础剂量是 3 两，我按此量用了四十多年，尚未发现什么副作用。细辛是扶正托透大法的主将，可以使伏匿于三阴经的沉寒痼冷，由里出表。它被诬陷达 500 年，应当迅速平反昭雪。"（李可演讲稿"学用经方两大关"）

李可曾专门论述该药，呼吁为"细辛不过钱"的谬说平反。下面归纳李可对该药的认识。

1. 细辛功用

"《本经》将细辛列为上品，所谓上品即可以久服，可以延年益寿。论曰：'气味辛温无毒，主咳逆上气，头痛脑动，百节拘挛，风湿痹痛、死肌。久服明目利九窍，轻身长年'。"

"《本草正义》全面总结了仲景用细辛之妙：'细辛芳香最烈，故善开结气，宣泄郁滞，而能上达颠顶，通利耳目，旁达百骸，无微不至，内之宣络脉而疏通百节，外之行孔窍而直透肌肤。'"（李可演讲稿"小青龙汤治重危急症举要"）

2. 为"细辛不过钱"之说平反

"由于宋代元祐年间陈承的《本草别说》中有'细辛若单用末，不可过钱匕，多即气闭塞，不通者死'一句。陈的根据是某狱中一囚暴死，似与服用含有细辛的药末有关，既未查证属实，又未做药物成分分析，想当然将道听途说写入书中。后时珍老人编著《本草纲目》时，不辨真伪，不读《神农本草经》的明文记载，以及《伤寒论》经典用药的范例，将陈说引入《纲目》。于是'细辛不过钱'的谬说便流传天下，使救命功臣细辛蒙羞、蒙冤439年。中医界要为细辛平反昭雪，要追根溯源。《伤寒杂病论》是公认的四大经典之一，是中医之魂。而医圣用药所遵从的是《神农本草经》。两大经典，足以拨乱反正！"

李可引录清代张隐庵之说，认为其"批驳陈承谬说，极有见地"："细辛气味辛温，一茎直上，其色赤黑，秉少阴泉下之水阴，而上交于太阳之药也。少阴为水脏，太阳为水腑，水气相连于皮毛，内合于肺，若循行失职，则咳逆上气，而细辛能治之……宋元佑陈承谓细辛单用末不可过一钱，多则气闭不通而死。近人多以此语忌用，而不知辛香之药，岂能闭气？上品无毒之药，何不可多用？方书类此之言不少，学者不善详审而遵守之，岐黄之门，终身不能入矣！"（李可演讲稿"小青龙汤治重危急症举要"）

3. 对细辛的体会和运用

"细辛本是医圣手中的秘密武器，用于救危亡于顷刻的一号大将……细辛是扶正托透大法的主将，可以使伏匿于三阴经的沉寒痼冷，由里出表。它被诬陷达500年，应当迅速平反昭雪。"

"《伤寒论》基础剂量是三两（约合45g），我按此量用了四十多年，尚未发现什么副作用。"（李可演讲稿"学用经方两大关"）

"接受了河北名医刘沛然老先生的经验之后，最高时用到

120g，也不会有什么问题，唯一的缺陷细辛味道太大。我们用的辽宁产的北细辛，我多次喝这个细辛，都恶心。"（李可演讲稿"治未病——救胃气，保肾气"）

"细辛以辽细辛为佳，药力雄厚，疗效卓著，但副作用是易致人呕吐，有人主张蜜炙一刻钟，以减其辛烈之味，可行。凡用细辛剂，对老幼妇儿重症病人，可依照仲景基础有效剂量，全方按比例迭减至最小量，然后逐日叠加至基础有效量，以保证疗效。适当变通以适应不同病人。"（李可演讲稿"小青龙汤治重危急症举要"）

五、麻黄

"麻黄一药，伤寒方中最大剂量为六两（合90g），本方（小青龙汤）为三两（45g），在汤剂煮服法中注明，'先煮去上沫'，上沫中有暝眩物质，服之令人头眩，面赤而呕，先煮去上沫可免此弊。我的经验可加等量之蝉衣则有效防止发生暝眩。

麻黄效用，不但可以开玄府（周身毛孔）而发畅汗，且可通利九窍，开鼻塞、明目聪耳，利小便。使用麻黄峻剂时，可采取'得汗则止，不必尽剂'之法，消息进退。小儿、妇乳、老弱之人，可先服50mL，密切观察，得润汗则减后服，得畅汗（全身毛孔皆有润汗，玄府已开）则止后服。3小时内仍无汗意，可加至100～150mL，更加饮热稀粥一碗以滋胃助汗。有的病人，虽无汗却小便特多，咳、肿皆消。此为肺气已开，外邪下走空窍而出，亦为中病，勿须强发汗。医圣发汗解表剂中，麻黄至三两，正是伤寒方的基础有效剂量，低于此则无效。"

"若服首剂即得畅汗，或汗虽不畅而小便通利，亦为中病。则第二剂之后麻黄减为5g，此时麻黄之用已非发汗，而是调畅五脏气机，类同阳和汤之用。"

也可以"麻黄30g，另煮汁150mL备用……每次兑入麻黄汁50mL，得汗后止服"（李可演讲稿"小青龙汤治重危急症举要"）。

"据现代药理研究，所含麻黄碱有升高血压及引起心动过速之弊。余曾治一肺实喑哑患者，于麻杏石甘汤内加入轻灵透窍之蝉衣15g，汗出声亦出，未见烦躁、心悸等副作用。因此，每用麻黄剂，兼见面肿或脉弦滑大之患者，必加蝉衣，均无此弊。"（《李可经验专辑》）

六、吴茱萸

"吴茱萸辛苦温，燥烈有小毒，入肝、胃经。治颠顶头痛，肝寒疝痛、痛经，眩晕，胃寒呕吐吞酸，噎嗝反胃，外敷涌泉引火归原治口疮，敷脐治小儿泄泻，其功不可尽述。唯各家皆用1.5～6g，药难胜病，故其效不著。《伤寒论》吴茱萸汤用量一升，汉制一升，约合今制50g，方下注一'洗'字，是仲景用法奥妙所在。即以沸水冲洗7遍而后入煎，可免入口辛辣及服后瞑眩之弊。余凡遇小儿、老人、羸弱病人则先煎沸2～3分钟，换水重煎，则更稳妥。其量10g以下无效，15g显效，30g攻无不克。"

"吴茱萸为开冰解冻之剂，其性辛热燥烈，直入阳明、厥阴血分，能破沉寒痼冷，解除一切痉挛（热则佐以黄连）。此药用至15g以上，当先开水冲洗7次，老人、小儿弱质患者则先另煎三五沸，去水入药再煎。并加两倍之鲜生姜，大枣20～30枚，则辛烈减，可保无害。"

"少腹寒凝绞痛，加吴萸15g。"（《李可经验专辑》）

七、黄芪

"黄芪，位列《本经》上品第三，得土气最厚，善补中气，运大气，固表气，入脾经而主肌肉，最能化腐生肌，再生死肌。风湿肌痹，肌肤顽麻不知痛痒，服之可全身脱壳一层而愈。"（李可演讲稿"小青龙汤治重危急症举要"）

"生黄芪一味，益气运血，内托化腐生肌，实是慢性疮疡之神药。"

"凡下部疮疡久不收口，上气必虚，重用生黄芪立效。"

"黄芪又主'大风'（一切皮肤顽症的总称），且能化腐生肌敛疮，可治大麻风之全身肌肉溃烂。"

"生芪又最擅托毒生肌，为痈疽要药，亦脱疽首选要药。其药性和平，又非破格重用难以奏功。"（《李可经验专辑》）

"糖尿病下肢溃烂坏死，以经方黄芪桂枝五物汤，重用黄芪500g，半月间排尽脓血及黑烂死肉，收口而愈。叶天士云：'人生之虚，不外乎气血两端。黄芪气味甘温，温之以气，可补形（心肌亦有形之一）之不足，补之以味，可益精之不足也。小儿稚阳也，稚阳为少阳，少阳生气条达，小儿何病之有！黄芪秉春生少阳之气，入少阳而补生生之元气，所以概主小儿百病也。'由此推论，黄芪亦能主治小儿先天性脏器发育不全。"（李可演讲稿"小青龙汤治重危急症举要"）

"治高龄老年全身瘙痒症，本方（乌蛇荣皮汤）加黄芪60g，少则3剂，多则6剂皆愈。"（《李可经验专辑》）

八、柴胡

"张氏（锡纯）升散肝郁，喜用生麦芽，而不用柴胡。他说：'升肝之药，柴胡最效。然治肝不升、胃不降之证，则不用柴胡而用麦芽。盖因柴胡不但能升肝，且能提胃气上逆。而生麦芽虽能升肝，实无妨碍胃气之下降。盖其萌芽生发之性，与肝木同气相求，能宣通肝气之郁结，使之开解而自然上升……'肝与脾，有微妙的关系。一人饮食不能消化，服健脾养胃药百剂不效。脉见左关特弱，知是肝气不振，张氏投以生芪30g，桂枝尖9g，数剂而愈。独创'补肝气以实脾胃'之论。因'五行之理，木能侮土，木亦能疏土也。'木气郁则过强而侮土，木气虚则太弱而不能疏土。张氏的论述，对肝脾郁证的治疗，独辟蹊径，解破临床一大难题。唯论中'柴胡提胃气上逆'之说未当。"

"试观《伤寒论》大小柴胡汤证，以胃气上逆、喜呕、呕不止为主症，两方主药柴胡均用至半斤，按古今折算率，合今之125g。如此大量，服1剂的1/3，即可止极重之呕吐。余用两方，治验成千上万。可证柴胡并无'提胃气上逆'之弊。盖气机升降之理，以脾胃为枢纽，如轮之轴，是为中气。脾升胃降，则中气左旋，肝从左升，肺从右降，当升者升，当降者降，是为无病。况药物归经各有妙用，药物功能不止一端，而伤寒用药之灵妙，又不拘一法。升肝者，兼能降胃，木克土之原始含义，即木气升发、疏泄，以助脾胃中之湿土，不致壅塞。则柴胡升肝，不碍降胃，此为五行生克制化之常。"（《李可经验专辑》）

九、山萸肉

张锡纯指出："萸肉救脱之功，较参、术、芪更胜。盖萸肉之性不独补肝也，凡人阴阳气血将散者，皆能敛之。故为救脱第一要药。"

李可认为，"山萸肉味酸性温，大能收敛元气，振作精神，固涩滑脱。因得木气最厚，收涩之中兼具条畅之性。故又通利九窍，流通血脉"。张氏对山萸肉特殊功效的描述，来源于实践，发诸家本草未发之秘，造福后世非浅。可适用于一切心衰虚必夹瘀的特征，对冠心病尤为重要。"（李可演讲稿"思路与方法"）

"若兼见出血量多不止，汗多而喘，则是肝气已伤，疏泄太过，不能藏血，急加山萸肉60g以上，敛肝救脱。"（《李可经验专辑》）

十、大黄

"大黄一物，号称将军，扫荡毒邪，拨乱反正，推陈致新，活血化瘀，其效如神。整体气血通达，何患局部顽症不退！"

"全身中毒严重者，加大黄30g，扫荡血毒。全方苦寒，可用肉桂反佐，保护脾胃为要。"

"凡瘀积重，面色暗黑，眼有黑圈，环口一圈紫暗，手足心、前胸后背发热者，为血瘀发热，加酒大黄10～15g，三五日即退，此即大黄䗪虫丸意。"（《李可经验专辑》）

第二节　专病要药

以下摘自（《李可经验专辑》）。

一、清热解毒要药

金银花：李可称金银花为"疮毒圣药"，善治一切大小痈疽、肿毒恶疮，用量颇重。如治任某阑尾脓肿合并肠梗阻，即破格重用金银花240g。

蚤休：蚤休为清热解毒，息风定惊要药，可治一切毒蛇、毒虫咬伤、疔疮恶毒，解毒力最强，可清除入血之病毒而护心醒脑，又独有止痉功效。

白蔹：为疗毒要药。

地榆：地榆30g，白蔹15g，清肠解毒敛疮。

二、抗癌要药

白花蛇舌草、蚤休：善解疗毒。

山茨菇、黄药子、山豆根：抗癌要药。

海蛤壳、海浮石：软坚散结要药。

白花蛇舌草、夏枯草：清热解毒，治癌要药，攻癌夺命汤即以白花蛇舌草、夏枯草各120g，煎汤代水煎药。

曾治张某，脑瘤术后复发，以夏枯草1500g，依法熬膏合炼蜜为丸15g重，日服2次，每次1丸。另治温某脊髓神经胶质瘤，也以夏枯草1500g，依法熬膏，10mL/次，3次/日。

三、肺痨要药

猫爪草、百部：李可称"猫爪草、百部为肺痨专药"，治疗肺结核多用。

如治陈某，41岁，患肺结核7年，善后用猫爪草60g，每日1剂，连服1月。"此药性平，微酸，甘，无毒，久服无害，又为治各种结核之专药……单味药价廉易得，穷苦人用得起，值得重视。"

四、皮肤病要药

牛蒡子、皂刺、黑芥穗：为皮肤病透邪要药，透发血中伏毒多用。

乌蛇肉：味甘咸，入肺脾二经，功能祛风、通络、止痉。治皮毛肌肉诸疾，主诸风顽癣、皮肤不仁、风瘙隐疹、疥癣麻风、白癜风、瘰疬恶疮、风湿顽痹、口眼歪斜、半身不遂，实是一切皮肤顽症特效药。

白鲜皮：白鲜皮苦咸寒，入肺与大肠、脾与胃四经，功能清湿热而疗死肌，为风热疮毒、皮肤痒疹特效药。服之可使溃烂、坏死、角化之皮肤，迅速层层脱落而愈，脾胃虚寒者酌加反佐药，本品对湿热黄疸兼见全身瘙痒者，对症方加入 30g，一剂即解。白鲜皮清化血中湿热而止奇痒……白鲜皮 30g 清热燥湿去死肌，如黄水疮顽症温某案，"积久顽疾，血分必有伏毒，基本方白鲜皮加至 90g"。

乌蛇肉：李可誉为"一切皮肤顽症特效药"。"乌蛇肉一味，归纳各家本草学论述，味甘咸，入肺脾二经，功能祛风、通络、止痉。治皮毛肌肉诸疾，主诸风顽癣、皮肤不仁、风瘙隐疹、疥癣麻风、白癜风、瘰疬恶疮、风湿顽痹、口眼歪斜、半身不遂，实是一切皮肤顽症特效药。又据现代药理研究证实，含无机元素钙、铁、磷，多种维生素，蛋白质，营养丰富，美须发，驻容颜，延年益寿。诸药相合，可增强体质，旺盛血行，使病变局部气血充盈，肌肤四末得养，则病愈。"

土茯苓：大剂量土茯苓对重症湿疹，确有覆杯而愈之效。通常用土茯苓 120g，煎汤代水煎药。

白蔹：白蔹 12g，治皮肤溃烂，敛湿收疮；益气化腐生肌，加速创口愈合。

五、止血要药

三七：三七粉 6g 吞服，止血化瘀而不留瘀，最是血证妙药。

姜炭、三仙炭：姜炭、三仙炭治脾不统血，屡试屡验，为已故山西中医学校温碧泉老师心传。四炭为治脾不统血要药，平淡中寓神奇之效，百试不爽，颇堪倚重。韭菜汁：鲜韭菜榨汁服，通治一切急性出血症，止血而不留瘀，甚效。

六、明目要药

夜明砂、苍术：为雀目专药，眼病多用。

沙苑子：为补虚退翳要药。

夜明砂：蝙蝠之干燥粪便，明目退翳是其专长。

刺蒺藜：又名白蒺藜，善行善破，专入肺肝，宣肺之滞，疏肝之瘀，最善磨翳。

骨碎补：苦温性润，补肝肾而退鸠目，引浮火归原。

第三节　对症要药

以下摘自（《李可经验专辑》）。

葛根：颈椎病专药，遵《伤寒》之理，葛根专理颈项，凡颈椎病必加葛根 60g 以上，以利太阳经输。麝香：开窍启闭。"麝香为急救神识昏迷要药。其性辛温入心脾经，其味芳香浓烈，有辟秽化浊、开窍启闭之功。配清热解毒方药，则善凉开宣窍，其作用较牛黄、至宝为优；配回阳破阴方药，则善温开宣窍，其作用较苏合丸为速。

麝香：单味麝香0.15g，铜勺内微炒，一次灌服，可治小儿高热抽搐不止；麝香0.3g配姜汁竹沥灌下，可治中风痰厥昏迷，失语，冠心病心绞痛发作；救治肝昏迷，属阴寒秽浊内闭外脱者，即用本例方药；若湿热化毒，腑实内闭之急黄症，热深厥深者，以犀角地黄汤合大承气加菖蒲、郁金、麝香0.5g，4小时可醒。

其辛香走窜之力，又善开经络壅闭，具有解毒、活血、通经、消肿止痛作用。故又可用于痈疽肿毒及跌扑瘀痛等症，效难尽述……因其辛香走窜之力极强，故只可暂用，不可久服，中病即止，过则泄人元气。上海中医学院认为，日用量以不超过0.3g为宜，多则反有麻痹呼吸中枢之险。笔者经验，一日极量1g分3次服，经用千人以上，未见不良反应。"麝香辟秽开窍，活血解毒，兼解呼吸衰竭之危。

生水蛭：破瘀消瘤，为破瘀第一要药，破瘀血不伤新血。可视瘤体之大小，病程之久暂，用3～6g。

炮甲珠：穿透化瘀。穿透走窜之性无微不至，凡血瘀血凝皆能开，且有升高白血球作用，寓补于攻，妙用无穷。

白术：重用通便。前人经验，重用白术120g反有滋液润便之效，亦脾土散精之义。

案例：产后便燥肛裂出血：燕某，女，32岁。产后3个月，便燥如羊粪球，每便肛裂出血如注，延至气祛神倦，面色萎黄，舌淡唇白，脉细寸微，一派脾不统血征象，血色素8g。用治肠风便毒之剂，反致自汗心悸昏眩。本属产后血虚失于濡润，今误药损伤脾阳，当用黄土汤温之。重用白术120g反有滋液润便之效：红参（另炖）、炙草各10g，生地30g，白术120g，阿胶

25g（化入），附子10g，黄芩炭10g，灶心土120g，三剂而愈。

白果：痰喘要药。"白果又名银杏，味甘，微苦、涩，入肺、肾经。功能敛肺气，定喘嗽，止带浊，缩小便，为痰嗽、哮喘要药。果仁有小毒，过量则令人头脑昏晕如醉。南方有煮食白果者，常有中毒发生，出现一系列中枢神经症状，如头痛、发热、惊厥不安、呕吐腹泻、呼吸困难……间亦有不及救治而死亡者，急救之法，可用生甘草60g，白果壳30g，煎汤送服绿豆粉30g，麝香0.3g，可解。由此可知，白果壳善解白果毒。故凡用白果入药，宜带壳打碎，果仁炒黄与壳同煎，可避免发生意外。白果性收涩，表实者，与麻黄同用，一散一收，治痰喘极效。"

坎气：治肾虚喘咳。胎盘附着之脐带，古名"坎气"，对肾虚喘咳有殊效。民间试用于晚期宫颈癌、各型白血病，疗效亦好。骨碎补：补肾生发，发为血之余，肾其华在发，加骨碎补30g。

大蓟：利尿止血。重用大蓟30g，贯彻始终，清热解毒，利尿止血，可有效保护肾脏。

猪蹄：下乳。猪蹄下乳，历代医家皆赞其功。现代实验研究亦证明其含有丰富的蛋白质、脂肪、碳水化合物及钙、磷、铁等元素。但由于其性凉，助湿生痰，有寒中滑肠之弊，并非人人可用。以余临证体验，凡禀赋强、脾胃健，生活贫困、营养不良而致乳少，或有轻微的炎症而致乳腺不通者，用之确有奇效。若素体阳虚，脾胃虚弱者，服之反见其害，不可不慎。

黑木耳：治手足麻木多用，一般30g。

象牙屑：善消骨刺。

鸡内金：治胆石症胆绞痛，嘱每日服鸡内金粉21g，以金钱草60g煎汤分3次送服。

第四节　毒峻药物

以下摘自（《李可经验专辑》）。

木鳖子：木鳖子，苦微寒，有毒，为消积块破肿毒要药。历代多作外用，内服仅见于乳痈初起，焮赤肿痛。老母之食道癌，3 年服药千余剂，每剂用量 30g，未见中毒。

《纲目》载，苦，微甘，有小毒。《中药大辞典》载，功能消肿散结，祛毒。治痈肿，疔疮，瘰疬，痔疮，无名肿毒，癣疮……余用此药治皮病继发感染，淋巴结肿大，煎剂极量 30g（勿须捣碎），一剂即消，中病则止。未见不良反应。

治疗"肿物焮赤肿痛，加木鳖子 45g"（李可演讲稿"学用经方两大关"）。另外，治皮肤病继发感染，淋巴结肿大，多加木鳖子 30g。

木鳖子磨浓汁涂脱肛。古代验方，外治脱肛，立效。

狼毒："狼毒，《纲目》谓有大毒。主'恶疮，鼠瘘，疽蚀……积年干癣，恶疾风疮'。近代临床实验证实，对颈淋巴结核，睾丸、骨、皮肤、肺等结核，有显效（狼毒枣），对各种顽固、积久难愈之皮肤病，煎剂加入 3g，有奇效。古方末服'方寸匕'约 1g，日 3 服则为 3g，今入煎剂，又参合众多扶正解毒群药，绝无中毒之虞。"

马钱子：痹症关节变形者加制马钱子粉，每次 0.15g，渐加至 0.6～0.8g，日服 2 次，连服 10 日间歇 5 日，用绿豆汤佐餐。

第五章　方剂建树

仲景倡导"博采众方"，李可信奉"纵有一剂可承，承之"，故于方剂倾心最多，"广求必效之方而后已"（徐灵胎语）。在理法方药各个环节中，方剂可以说是李可最有建树、最富成果的方面。

归纳他在方剂上的建树，有三点经验值得注意：

1. 出于攻关的考虑，对某些疑难、重大病症，下功夫研创了二三十首自制方。如破格救心汤、攻毒承气汤等，大多颇有效验，被其门人广泛应用，在中医界产生相当影响。我们说他在方剂方面的建树，主要就指这一部分。编者2014年所著《火神派名医验方辑要》一书，就曾收录李氏自制方15首。

2. 除了独自研创新方，还注重在前人成方主要是经方基础上予以"变通""改良"或加味而成的改造方剂。例如改良乌头汤、变通小青龙汤等，体现其善于继承前人经验而又有所发挥的理念。

3. 在临床中注意收集、实践一些前人名方，包括民间验方，确实是"纵有一剂可承，承之"，积累了丰富经验，前者如温氏奔豚汤，后者如头风散等，这部分也值得总结，故专列"赏用方"一节，予以归纳。

其他如"简方药对""中成药"等也各列一节，分别介绍。

应当指出，"方剂建树"一章，堪称李可临床经验中最重要部分，可以说是其学术之重点。在这里我们是从方剂角度予以归纳，主要是研究其关于方剂的组成与思路、临床运用的体会。他善于研创自制方这一点，与近代著名医家张锡纯有相近之处，张氏一生研创自制方166首，其中如升陷汤、镇肝息风汤等已成名方，为后人所推重。

提请注意的是，我们所录方剂当系李可多次应用，疗效较为可靠，已成常用套路者。仅用一次者一般不予收录，这么做当然是为了突出重点。有学者将李可医案中仅用一次的方剂，皆当作经验罗列推介，未免眉毛胡子一把抓。要知道，《伤寒》方也不过113首罢了。

第一节 自制方

一、破格救心汤

李可一生制方颇多，此方最为其所看重，影响也最大，堪称李氏第一方。他曾用此方成功地救治了上千例心衰重症，使百余例已发病危通知的垂死病人起死回生，显示了本方在救治重危急症的效力。

组成：附子30～100～200g，干姜60g，炙甘草60g，高丽参10～30g（另煎浓汁对服），山萸净肉60～120g，生龙牡粉、活磁石粉各30g，麝香0.5g（分次冲服）。

煎服方法：病势缓者，加冷水2000mL，文火煮取1000mL，

5次分服，2小时1次，日夜连服1～2剂；病势危急者，开水武火急煎，随煎、随喂，或鼻饲给药，24小时内，不分昼夜频频喂服1～3剂。

"由于方中重用附子超过《药典》10～60倍，因名'破格'。针对一切心衰垂死病人，全身功能衰竭，表里、三焦、五脏六腑被重阴所困，生死系于一发，阳回则生，阳去则死，非破格重用附子纯阳之品、大辛大热大毒之性、雷霆万钧之力，不能斩关夺门，破阴回阳而挽垂绝之生命。"（李可演讲稿"思路与方法"）

本方脱胎于四逆汤及张锡纯的来复汤，破格重用附子、山萸肉并加麝香而成。

"加山萸肉、龙骨、牡蛎，主要是为了敛。我发现四逆汤虽然以炙甘草为君，2两炙甘草仍然不能扶土，扶土的意思就是用土来覆火。阳气回来以后不久又散了，就是因为三阴里头厥阴病开得太厉害，疏泄过盛，阳气一回，相火又散开了，所以山萸肉敛厥阴之气。治疗心衰，在四逆汤类方里头这是比较可靠的一张方子，很稳定，凡是治好的病人，很少反复。"（李可演讲稿"治未病——救胃气，保肾气"）

应用经验："本方可挽垂绝之阳，救暴脱之阴。凡内外妇儿各科危重急症，或大吐大泻，或吐衄便血，妇女血崩，或外感寒温，大汗不止，或久病气血耗伤殆尽……导致阴竭阳亡，元气暴脱，心衰休克，生命垂危，一切心源性、中毒性、失血性休克及急症导致循环衰竭，症见冷汗淋漓，四肢冰冷，面色㿠白或萎黄、灰败，唇、舌、指甲青紫，口鼻气冷，喘息抬肩，口开目闭，二便失禁，神识昏迷，气息奄奄，脉象沉微迟弱，一分钟50次以下，或散乱如丝，雀啄屋漏，或脉如潮涌壶沸，数急无伦，120～240次/分以上，以及古代医籍所载心、肝、脾、肺、肾五脏绝症和七怪绝脉等必死之症、现代医学放弃抢救的垂死病人……凡心跳未停，一息尚存者，急投本方，1 小时起死回生，3 小时脱离险境，一昼夜转危为安。"（《李可经验专辑》）

本方对多种重危急症有泛应曲当之效，"三衰暴发，生死顷刻之际，救阳为急，大破格加麝香 1g，24 小时连服 3 剂，脱险之后，坚持运太阴，保少阴，相机托透伏邪，缓图康复……对晚期癌症病人并发三衰，垂死之际。只要即时给药，绝大部分皆可救活"（李可演讲稿"小青龙汤治重危急症举要"）。

案例：

1. 小儿大叶性肺炎垂危

郭某，女，6 岁，1989 年冬患急性大叶性肺炎，住院 10 日，已高热抽搐 1 小时后昏迷 6 日，并发呼吸衰竭、心衰 12 小时，夜半邀余会诊。询知曾用进口青霉素、大剂量激素、清开灵、安宫牛黄丸无效。现体温突降至 36℃以下，二便失禁，气息微弱，喉中痰声辘辘（已予吸痰无效），面如蒙尘，唇、指、舌皆青紫，手冷过肘，足冷过膝，六脉散乱如雀啄、屋漏（心脏停跳前奏），已 24 小时吸氧 5 日。此属高热伤阴，阴竭阳无所附，气脱于下，阴阳离决之险已迫在眉睫。院长介绍，已请省内儿科专家会诊，专家认为"小儿大叶性肺炎，出现呼衰、心衰、脑危象其中之一，已是死症，三者并发，神仙也救不了，无能为力"。小儿大汗淋漓，出气多，入气少，面如死灰，生死在顷刻间。遂不再多言，急疏破格平剂：炙草 90g，干姜 75g，制附子 45g，生山萸肉 120g，三石各 30g，高丽参 30g，麝香 1 g。

武火急煮，边煮边灌，每次鼻饲 5 mL，麝香 0.2g，至凌晨 8 时，5 小时内共服药 4 次，院长来告，服第二次后汗止，体温回升至 3 7 ℃，手脚已温，心跳偶见间歇，呼吸平顺；服第四次后已能睁眼，吐痰，已给牛奶一小杯，已不再吸氧，去掉鼻饲管。当日，每小时给药 10mL，8 小时内又服 7 次。下午 4 时再诊，小儿已能讲话，喝牛奶 3 次，泡食馒头片 5 片，脉仍迟弱，50 次 / 分，已无雀啄。面色少显苍白，两目有神，唯喉间痰鸣如拽锯不退。询之，知有痰喘宿疾。遂予变通小青龙汤 3 剂，取 1/2 量，麻黄减为 5g，加生山萸肉 90g 固脱。一场大病，九死一生，脏气大伤，令服培元固本散半年。今年 6 月，遇一友人，此女已 19 岁，大病之后，调护得宜，颇健壮，已参加工作。其痰喘宿疾，自暴病中服破格救心汤 1/3 剂，变通小青龙汤 3 剂后，竟得根治。（李可演讲稿"小青龙汤治重危急症举要"）

2. 肺心病心衰、呼吸衰竭合并脑危象

闫某，男，60 岁。1995 年 3 月 24 日凌晨 4 时病危邀诊。诊见患者昏迷不醒，吸氧。面如死灰，唇、指、舌青紫，头汗如油，痰声辘辘，口鼻气冷，手冷过肘，足冷过膝，双下肢烂肿如泥，二便失禁，测不到血压，气息奄奄。询知患阻塞性肺气肿、肺心病代偿期达 10 年。本次发病 1 周，县医院抢救 6 日，病危出院，准备后事。昨夜子时，突然暴喘痰壅，昏迷不醒。县医院内科诊为"肺心病心衰，呼吸衰竭合并脑危象"，已属弥留之际。切脉散乱如雀啄屋漏，移时一动。前人谓，凡病情危重，寸口脉难凭，乃按其下三部趺阳、太溪、太冲三脉，尚属细弱可辨。此症子时濒危未死，子时后阴极阳生，已有一线生机。至凌晨 4 时，十二经营卫运行肺经当令，本经自旺。病情既未恶化，便是生机未绝。遂投破格救心汤大剂，以挽垂绝之阳而固脱，加三生饮豁痰，麝香辟秽开窍醒脑而救呼吸衰竭：附子 150g，干姜、炙甘草各 60g，高丽参 30g（另炖浓汁对服），生半夏 30g，生南星、菖蒲各 10g，净山萸肉 120g，生龙

牡粉、活磁石粉各 30g，麝香 0.5g（分冲），鲜生姜 30g，大枣
10 枚，姜汁 1 小盅（兑入）。病情危急，上药加开水 1.5kg，武
火急煎，随煎随灌，不分昼夜，频频喂服。

3 月 25 日 6 时二诊：得悉于半日一夜内服完上方 1 剂。子
时过后汗敛喘定，厥冷退至肘膝以下，手足仍冰冷。面色由灰
败转为萎黄，紫瘢少退，痰鸣大减。呼之可睁眼，神识仍未清。
六脉迟细弱代，48 次 / 分，已无雀啄、屋漏之象，回生有望。
嘱原方附子加足 200g，余药不变，日夜连服 3 剂。

3 月 26 日三诊：患者已醒，唯气息微弱，声如蚊蚋，四肢
回温，可以平卧，知饥索食。脉沉迟细，58 次 / 分，已无代象。
多年来喉间痰鸣消失。其妻告知，昨夜尿湿大半张床褥，腿已
不肿，正是大剂量附子破阴回阳之效。真阳一旺，阴霾自消。
病已脱险，元气未复，续给原方 3 剂，去生半夏、生南星、菖
蒲、麝香。附子减为 150g，加肾四味（枸杞子、菟丝子、盐补
骨脂、仙灵脾）及核桃肉各 30g 温养肝肾精气以固脱。每日 1
剂，煎分 3 次服。

3 月 30 日四诊：诸症均退，食纳渐佳，已能拄杖散步。计
前后四诊，历时 5 天，共用附子 1.1kg，山萸肉 0.75kg，九死一
生垂危大症，终于得救。（《李可经验专辑》）

3. 暴崩脱症

王某，女，42 岁。1973 年 9 月 10 日中午突然暴崩濒危，
出血一大便盆，气息奄奄，四肢厥冷，六脉俱无。厂医注射止
血强心针剂无效，现仍出血不止，被褥狼藉。本拟送医院抢救，
少动则出血更甚。因拟一方，从血脱亡阳立法，以破格救心汤
合当归补血汤为治：山萸肉 120g，附子 100g，姜炭 50g，炙草
60g，煅龙骨、煅牡蛎、红参各 30g（捣末同煎），生芪 60g，当

归 30g，本人头发制炭 6g（冲），2 时 50 分边煎边灌，边以大艾炷灸神阙。

3 时 30 分血止，厥回脉渐出，黄昏时开口说话，夜 1 时索食藕粉、蛋糕，脱险。后以大剂补血汤加红参、山萸肉、龙眼肉、肾四味、龟鹿二胶，连服 7 剂始能起床，以红参、灵脂、三七、琥珀、紫河车、乌贼骨、茜草炭、肾四味，制粉服 40 日始康复，现仍健在，已 70 岁。（《李可经验专辑》）

二、改良乌头汤

组成：川乌、附子各 30g，麻黄 15g，黄芪 120g，防风 30g，桂枝、白芍各 45g，蜂蜜 150g，炙甘草 60g，黑小豆 30g，老鹳草、豨莶草、当归各 30g，细辛 20g，生姜 45g，大枣 20 个。

煎服方法：加冷水 2500mL，文火煮取 600mL，费时约 2 小时半，3 次分服，3 小时一次。

本方由《金匮》乌头汤、当归四逆汤合方加味而成，重用川乌、附子、细辛等辛热之药，加黑小豆、防风、蜂蜜与甘草共同制约乌附类剧毒，老鹳草、豨莶草用以增强祛风通络止痛之功。正虚加大剂量生芪，肾虚加肾四味，久病加虫类药。关节变形者加制马钱子粉，每次 0.15g，渐加至 0.6～0.8g，日服 2 次，连服 10 日间息 5 日，用绿豆汤佐餐。配伍齐全，又加久煎，放胆使用，"可谓万无一失"。李氏"一生运用此方在万人次以上，从无一例中毒"。（《李可经验专辑》）

应用经验：本方用治风湿性、类风湿性关节炎、坐骨神经痛、腰椎间盘突出症等，约 2000 例以上，多数病例 10 天痊愈，最长 1 例两个半月。对西北地方病柳拐子病（四肢关节肿大僵硬致残）、部分硬皮病皆有卓效。

"本方用治寒凝型血栓闭塞性脉管炎之电击样剧痛，煎汤送服偏正头风散3～4g，益气破瘀，破沉寒痼冷，开冰解冻，12小时即可止痛。余治愈本型病人9例。"（《李可经验专辑》）

其治老战友遗孀薛某，患类风湿性关节炎28年，合并硬皮病，两手关节肿凸变形，右手不能屈伸，双下肢踝关节肿胀，足趾僵硬，百治不效，已不能起床。即以该方化裁治好，请参阅原案。

案例：高某，男，51岁。患者于1941年护送抗大学员赴延安时，途中大雪封山，雪深没膝，冻死7人，冻掉手指足趾者多人，本人也受严重冻伤。1966年发现双下肢冷痛，多次住院治疗无效，发展至1976年病情恶化。在山西医大一、二院和省人民医院等5所大医院住院7个月，确诊为脑动脉硬化、心肌下壁梗死、双下肢血栓闭塞性脉管炎，建议高位截肢。于1976年9月7日求治于余。诊见双下肢膝以下冰冷，左侧尤重，足趾青紫，电击样剧痛日夜不休，左上下肢麻本。胸部憋胀刺痛，发作时以硝酸甘油片维持。脉沉细迟微，双足背动脉消失。面色苍白晦暗，畏寒神倦。此证由寒邪深伏血分，痹阻血脉，已成真心痛及脱疽重症。且病经30年之久，已成沉寒痼冷顽症，非大辛大热温通十二经表里内外之乌头、附子猛将不能胜任。遂拟本方加虫类入络搜剔，麝香辟秽通窍，合而为大辛大热，开冰解冻，益气破瘀，通络定痛之剂：生芪240g，附子、当归各60g，川乌、丹参、黑小豆、川牛膝、防风各30g，麻黄、桂枝、细辛、赤芍、桃仁各15g，油桂10g，吴茱萸20g（开水冲洗7次），另用麝香1g，炮甲珠5g，生水蛭3g，全虫3g，蜈蚣2条研粉分冲，蜂蜜150g，鲜生姜40g，大枣20枚。加冷水2500mL，文火煮取500mL，兑入黄酒500mL，日3夜1服，4剂。

余住其家，寸步不离，以使家人放心。服1剂，当夜安然入睡。连服3剂，诸症均退。原左足大趾内侧之溃疡亦收口愈合，心绞痛及下肢电击样剧痛亦消失。后患者注射毛冬青针15盒，遂痊愈。

本方还可用治某些剧烈疼痛，如治女会计张某，25岁，脑瘤术后复发，头痛如破，呕涎沫而肢厥，睛突目糊，口眼㖞斜，右侧肢体失灵。辨属产后藩篱失固，贼风袭络，三阴寒凝，大气失运，浊痰死血深伏脑络，予改良乌头汤加吴茱萸30g，生半夏45g，川芎30g，白芷15g，麝香1g（分冲），引诸药直捣病巢，冲服散剂3g，3次/日，一剂痛止呕罢，后予散剂方加守宫、炮甲珠、带子野蜂房、川贝、麝香，以夏枯草1500g，依法熬膏合炼蜜为丸15g重，日服2次，每次1丸，以海藻、甘草各30g，煎浓汁送服，相反相成，激荡磨积，以加强软坚散结之力，服药75日赴京复查，病灶消失，恢复工作，现仍健在。(《李可经验专辑》)

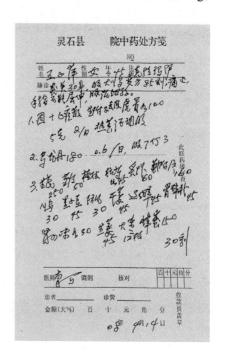

三、变通大乌头汤

组成：生芪250g，当归、桂枝、杭芍各45g，炙草60g，炮附片45g（日加5g，90g为度），制川乌、吴茱萸、黑小豆、防风各30g，白术、干姜各90g，生晒参30g（另），麻黄

10~45g，辽细辛45g，生姜45g，大枣25枚，蜂蜜150g（后入）。

本方由黄芪桂枝五物汤、理中汤、麻黄附子细辛汤、大乌头汤合方化裁而成。遵三阴统于太阴之理，以理中汤、破格救心汤统驭全方，寓攻于补，扶正托邪为法。由于有蜂蜜、黑小豆、防风之善解乌、附之毒，煮服又尊医圣法度，绝无中毒之虞。若出现大瞑眩，则瞑眩一过，病退大半。若不能耐受，可以加蜂蜜150g，开水冲服，移时即解，无需过虑。

编者按： 变通大乌头汤与改良乌头汤组成大致相似，剂量略有差异，唯前者较后者多吴茱萸、白术、干姜、生晒参4味，后者较前者多老鹳草、豨莶草2味。

应用经验： 本方"累计近年经治红斑狼疮5例，其中一例病愈后生一男孩。治类风湿性关节炎、脊髓空洞症、股骨头坏死、硬皮病等免疫缺陷病皆有卓效"。（李可演讲稿"小青龙汤治重危急症举要"）

红斑狼疮案：夏某，女，17岁，山西临汾人。2007年5月19日初诊。经北京中日友好医院诊为"红斑狼疮"5年。自幼体弱，久用激素，致肝肾损害。自汗，脊痛，下肢肌肉关节痛不可近。曾发高热月余，脱发，两颊红斑。15岁初潮，病后停经已年半。面色萎黄灰暗，腿软，迈步困难，一日跌扑二三次。脉迟54次/分，心动神摇，食少消瘦，除"满月脸"外，余处皆瘦削。断为先天不足，藩篱大开，寒邪由表陷里，直入三阴要害，正虚不能鼓邪外透，予扶正托透法：

（1）生芪250g，当归、桂枝、杭芍各45g，炙草60g，炮附片45g（日加5g，90g为度），制川乌、吴茱萸、黑小豆、防风各30g，白术、干姜各90g，生晒参30g（另炖），生山萸肉90g，辽细辛45g，坤草45g，生姜45g，大枣25枚，蜂蜜150g

（后入）。加水 3000mL，文火煮 2 小时，去渣，入蜂蜜浓缩至 300mL，入参汁。日分 3 次服，饭后 40 分钟服。

（2）鹿茸粉 30g，清全蝎 60g，大蜈蚣 30 条，研分 30 包，1 包 / 次，3 次 / 日，随中药服。

2007 年 6 月 8 日二诊：前投变通大乌头汤去麻黄加萸肉、坤草，服至 5 剂，心跳加快，日泻恶臭带有黏涎之稀便 3～4 次，小便亦增多，甚觉爽快，食纳大增，此为本气渐旺，自我修复机制启动。胃气来复，则太阴得以统帅三阴，促使伏邪渐次外透。心跳加快者，乃深伏心宫之寒邪，得下焦命门真火之助，开始化解。方中并无泻药，泻恶臭便者，亦真火扫荡寒邪从二便而去。亦有吐出大量痰涎者，皆因中药助人自我调节、修复之能。毕竟青年，生机旺盛，诸症可退十之七八，痹痛全退，登四楼不需父亲扶持。面色红润，已无病容。

仍遵原意出入，原方加节菖蒲 30g，直通心窍，嘱服 30 剂后再诊。

2008 年 3 月 16 日三诊：上方服 25 剂，附子已达 135g。月经来潮，长达 26 个月之剧烈痛经亦愈。此期间面颊、指肚、小关节不断透发红疹、红斑、小结节，腰、腿部大结节多个，旋起旋消，全身脱壳一层，六脉冲和，效不更方，嘱原方再服一月，加服培元固本散。附子从 135g，日加 10g，无上限，加至正气大旺，正邪交争，出现暝眩效应后停药静养。（李可演讲稿"小青龙汤治重危急症举要"）

四、李可风心病方 *

组成：生北芪 120～250g，当归 45g，制附片 45g，制川乌 30g，干姜 45g，黑小豆 30g，防风 30g，桂枝 45g，杭芍 45g，

炙甘草 60g，麻黄 10～45g，辽细辛 45g（后下 10 分钟），山萸肉 60g，蜂蜜 150g，生姜 45g，大枣 12 枚。

麻木重者加黑木耳 45g，白芥子（炒研）10g；下肢肿者加茯苓 45g，泽泻 30g，紫油桂 10g，车前子（包）10g。

风湿性心脏病，寒湿之邪伏匿三阴之最重者，非附子、川乌同用，不能破冰解凝。芪桂五物汤、麻黄附子细辛汤、桂枝附子汤、四逆汤、大乌头汤合方，加生山萸肉，虚甚者加红参，虫类搜剔。

功用：益气扶正，温阳散寒止痛；主治风湿性心脏病。（李可演讲稿"思路与方法"）

按：以上三方，似乎大同小异，主治各有侧重，读者可细心玩味。但以改良乌头汤应用最多，"一生运用此方在万人次以上"。

五、李可冠心病方 *

组成：炙甘草 90g，干姜 90g，制附片 100g，高丽参 15g（研粉冲服），五灵脂 30g，山萸肉 60g，生龙牡、活磁石各 30g，野丹参 120g，檀、降、沉香各 10g，砂仁 10g，桂枝 45g，桃仁 30g，麝香 0.5g（冲服），同仁堂产苏合香丸 2 丸。

功用：温阳扶正，理气活血；主治冠心病。

冠心病"病机为痰、湿、瘀、浊窃踞阳位，多兼见高血压。头为诸阳之会，胸为心主之宫，是人身阳气最为旺盛之处。为什么会被阴邪窃踞和包围？四个字："阳气不到"。阳气一虚，清阳不升，浊阴不降。治法唯有借附子霹雳震荡，破阴通阳之力"（李可演讲稿"思路与方法"）。

本方系破格救心汤合丹参饮加桂枝、桃仁等而成。李可另外说过："冠心病的治法，基础方就是破格救心汤的中剂再加生半夏45g，生南星30g，如果出现痰堵得厉害、胸憋得厉害就合瓜蒌薤白白酒汤：瓜蒌45g，薤白30g（加白酒二两事先浸泡），血丹参120g，檀香、降香、沉香各10g，砂仁米30g，桂枝45g，桃仁泥30g，麝香0.5g（冲服）。北京同仁堂苏合香丸，一天1～2丸。"（李可演讲稿"治未病——救胃气，保肾气"）

比较一下，两方稍有出入，可资参考。"余以上法加减进退，治心绞痛百余例，心梗及后遗症12例，均愈。""这样的病例，仅2007年就超过十例。"（《李可经验专辑》）

案例：某海关关长，60岁，原发性高血压20年。2007年4月20日15时，突发冠心病，紧急入住山西医大二院ICU抢救。三日未能控制病势，院方邀请会诊。诊见：面色乌黯如蒙尘，体胖唇紫，大汗淋漓，六脉浮大空迟，时一止。心动神摇，胸憋频发，发则四肢瘫软，口不能言，气短不足以息。CT核磁见冠状动脉左支梗阻百分之七十，二尖瓣关闭不全。院方建议赴京做支架，病重尚未成行。愚意患者素体阳虚湿盛，复加长期劳倦内伤，虚损非止一端，渐致元阳大伤，痰湿瘀浊盘踞胸中，势危欲脱。邪实正虚，固脱为急，并予荡涤瘀浊，助阳破阴，以冀阳光一照，阴霾尽消为幸。处方：炙草120g，干姜90g，制附片100g，高丽参30g，五灵脂45g，生山萸肉90g，桂枝45g，桃仁泥30g，丹参120g，檀香、降香、沉香、砂仁各10g，九节菖蒲10g，三石各30g，麝香（顿冲）0.3g，苏合香丸2丸。

上药日夜连服两大剂，次日诊之，诸症均退，面、唇、舌、甲转红，脉缓，脱险。嘱原方附子逐日叠加至250g，加干姜50g，余药不变，24小时内服完2剂。计前后三诊，8日内服药12剂。4月28日行冠状动脉造影示：冠脉动脉未见狭窄性改变。前见冠脉左回旋支梗死的70%已通，二尖瓣功能恢复。这样的病例，仅2007年就超过10例。（李可演讲稿"思路与方法"）

另治查某，男，60岁。1982年正月初六急诊，经县医院心电图确诊为冠心病月余。14时心绞痛发作，含化硝酸甘油片，可缓解半小时，不以为意，18时许，绞痛再发，含剂及亚硝酸异戊酯吸入无效。内科会诊拟诊急性心肌梗死，建议急送省级医院抢救。因时间紧迫，寻车不易，乃邀余诊视。见患者面青，唇、甲青紫，大汗而喘，肢冷，神情恐怖，脉大无伦120次/分，舌边尖瘀斑成条成片，舌苔灰腻厚。急予上法针药并施，约10分钟痛止。患者高年，肾阳久亏于下，春节劳倦内伤，又过食肥甘，致痰浊瘀血阻塞胸膈，属真心痛重症。且亡阳厥脱诸症毕见，遂投破格救心汤大剂变方：

附子150g，高丽参（另炖浓汁兑入）、五灵脂各15g，瓜蒌30g，薤白（酒泡）15g，丹参45g，檀香、降香、砂仁各10g，山萸肉90g，生龙牡、活磁石、郁金、桂枝尖、桃仁、五灵脂、细辛各15g，莱菔子（生炒各半）各30g，炙草60g，麝香0.5g，三七粉10g（分冲），2剂。

加冷水2000mL，文火煮取600mL，3次分服，2小时1次，昼夜连服。余守护病榻，服第一次药后1刻钟汗敛喘定，四肢回温，安然入睡，至正月初七上午6时，10小时内共服药2剂，用附子300g，诸症均退，舌上瘀斑退净。为疏培元固本散一料治本。追访18年未犯。（《李可经验专辑》）

六、变通小青龙汤

李可认为，"小青龙汤是治喘神剂。是破解世界医学难题中之心、肺、肾重危急症的法宝之一"。2009年8月他在广州"名医经典及扶阳论坛培训班"上做了"小青龙汤治重危急症举要"

的演讲，对本方做了专题介绍，足见对本方的重视，本节即根据此次演讲归纳。

组成：桂枝、麻黄（另包，先煮去上沫）、蝉蜕、赤芍各45g，炙草30g，制附片、干姜各45g，五味子33g，辽细辛45g（蜜炙），生半夏65g，生晒参30g（另煎），茯苓、炙紫菀、炙冬花各45g，壳白果20g（打），鲜竹沥60mL，生姜65g。

煮服法：加水2500mL，先煮麻黄去上沫，减500mL，后入诸药，文火煮取500mL，兑入参汁，分三次服，每次200mL，每次间隔3小时。

变通加味："考虑到现代人全属未病本气先虚，甚则未病本气先溃，因此，我用小青龙汤有以下变通"：

1. 加附子45g，以四逆汤法驾驭小青龙汤法，重症加生山萸肉90g，先防厥脱，使元气固若金汤，则麻黄、细辛可放手去解表利水，而无辛散过度之虞。

2. 加生晒参30g，使成为四逆加人参汤，滋阴和阳，益气生津，以制姜、夏之燥。重症则改投高丽参9～15g，研末吞服，缓缓提升下陷之中气以定喘。

3. 加茯苓45g，成为小半夏加茯苓汤，另辟蹊径，淡渗利湿，使浸渍心胸、脾胃间之水饮从小便去，协助麻黄、细辛开玄府发汗，上下分消。

4. 加紫菀、款冬花、白果：为使本方成为治喘神剂，从射干麻黄汤中选入紫菀、冬花对药，以治"咳而上气，喉间水鸡声"。款冬花与紫菀性味相近，仲景之后凡治肺痿、肺痈、咳嗽喘促诸方无一不列为主药。白果，味甘，微苦，入肺肾经。功能敛肺气，定喘嗽，止带浊，为痰喘要药。其性收涩，表实者与麻黄同用，一散一收，治痰喘极效。白果有小毒，而白果壳善解白果毒，故凡用白果入药，宜带壳打碎入煎。

5. 凡见喉间痰鸣辘辘者，加竹沥 60mL 三次分服，以稀释涤除痰涎。

6. 痰喘实证，胸高息涌，窒闷欲死，加杏仁半升（55g），葶苈子半升（62g），大枣 30 枚，病退即去。

7. 肺心病合并呼吸衰竭、脑危象者，加麝香 0.3～0.5（首次顿冲），附子加至 100g，另加山萸肉 120g，生龙牡、活磁石各 30g。

8. 寒邪郁久，入里化热，体温 39℃以上者，加生石膏 250g，乌梅 36g，热退即止后服，不必尽剂。

9. 方中麻黄有致瞑眩物质，令人一阵昏眩，面赤如醉，除先煎去沫外，可加等量之蝉蜕，可免此弊。

10. 特殊体质表闭过甚者，在服汤同时，可加饮热稀粥，或"黑小豆、红糖、生姜、大枣和葱白（五虎汤）"，以滋胃助汗。

应用经验："我的理解，小青龙汤主证只'咳喘'二字，病在肺脏，日久由肺入肾。其病机为本气先虚，外寒内饮。治疗大法为发汗利水，表里双解。"

本方可治支气管炎肺炎、哮喘、肺气肿、肺心病、肺间质纤维化、肺癌等一系列呼吸系统疾病；急性结核性渗出性胸膜炎、胸部积液、心包炎、心包积液、冠心病之痰浊瘀阻等心胸部诸疾；心下即胃，胃为生痰之源，痰阻于胃，变生假性噎膈、呃逆等病。只要符合主证病机，不论西医的何种病或中医的一切外感内伤，皆可通治之。

如急性结核性胸膜炎，"初病出现类感冒症状，发热恶寒，咳喘、胸闷，脉浮紧者，即投变通小青龙汤一剂，热退喘定，麻黄改为 5g，再服二剂"。

肺间质纤维化，"本病属沉寒痼冷，寒邪由表入里，由浅及深，深陷入脏，冰伏难出。治法上，虽数十年之久，仍当引邪由里出表。这正是《内经》'善治者治皮毛……上工治其萌芽'之一大法宝。由于本病主证与变通小青龙汤完全吻合，故以本方扶正托透法贯彻始终。"

小儿暴喘，"余用本方四十九年，经治小儿近千人，大多一剂即愈。肾气虚者，加肾四味各10g，核桃肉4枚（与本方合人参核桃汤、青娥丸，初病在肺，久必及肾，补纳肾气法），3剂必愈。经年累月难愈者仅一例，后服固本散加川尖贝、上沉香、蛤蚧尾、冬虫夏草，服半年后，10年痼疾得以根治。"

案例：王孩，2岁3个月。夜半突然暴喘痰壅，无汗，喉间痰鸣如拽锯，面如蒙尘，唇青肢厥。询知下午给喂肥肉两块，证属寒喘夹食，予小青龙变法加味：桂枝、麻黄、虫衣、赤芍、炙甘草、辽细辛、干姜各9g，五味子8g，生半夏13g，制附片9g，红参9g（捣，同煮），竹沥膏10mL（分次兑入），炙紫菀、炙冬花各9g，壳白果10g（打），茯苓、焦山楂、炒莱菔子各9g（治伤肉食），生姜10片，白芥子10g(炒研，去皮里膜外之痰)。

加水1000mL，文火煮取100mL，小量多次，日尽一剂。此即变通小青龙汤1/5量。10岁以上儿童则服1/2量。18岁以上用成人量。老弱者酌情参照。

病家连夜抓药煮服，从开始服药至次晨8时，四小时许，1剂未尽，诸症悉除。追访至1996年，已20年未犯。

注意：①首剂服第一次后密切观察，若得全身畅汗，则剩余二次弃去不用；若仅得微汗，3小时以后再给药一次；若仍无汗，则缩短间隔时间，频频给药，以得汗为度。此即重剂分投，酌情进退之法。若服首剂即得畅汗，或汗虽不畅而小便通利，亦为中病，则第二剂之后麻黄减为5g。此时麻黄之用已非发汗，而是调畅五脏气机，类同阳和汤之用。②老幼妇弱使用本方，可将全方按比例制小其剂。如用 1/2 量，则全方每味药皆减去 1/2，严格保持原方君、臣、佐、使各药原貌，不得打乱君、臣、佐、使比例，以保证经方的主攻方向。

最小剂是底线，不得低于 1/5，否则无效，婴幼儿也不例外。如本方附子 45g，取 1/5 为 9g，汤成分 10 次稍稍与之，每次附子量约为 0.9g，中病则止，不必尽剂。只要辨证无误，1/5 的变通小青龙汤，治愈小儿暴喘的时间，超不过 8 小时，所用药量不足半剂药，剩余药液可弃去，或保留到次日陆续服完，可保终身不犯。

多发性肿瘤晚期：孙某，男，56 岁。2008 年 4 月 3 日初诊：糖尿病胰岛素依赖 9 年，双肺癌 3 年 7 个月，乙肝癌变 18 个月，介入（治疗）后，不思食，周身疲软，喘不能步，喉间痰声辘辘，入夜咳逆依息不得卧，无汗，全身紧束如绳索捆绑，脉沉紧弦，舌淡紫白腻。由津来临，路途风寒外袭，太阳少阴同病，先予变通小青龙汤 1 剂，药后周身润汗，喘减，夜可平卧。继服小剂桂附理中汤 10 日，幸得胃气来复，诸症均减。遂令服变通小青龙汤，麻黄减为 5g，炮附片由 45g 渐加至 200g，每服 3～5 剂，或泻下恶臭便，或胸背发出红疹，伏邪渐次外透，守此一方，每旬服 7 剂，静养 3 日，经 11 诊，至 2009 年 7 月，服药 18 个月，服加味培元固本散 3 料。外观已无病容。

按： 如此多发性肿瘤晚期病症，未加一味所谓抗癌套药，基本用变通小青龙汤"守此一方"，服药 18 个月，间服桂附理中汤、加味培元固本散配合扶正，"外观已无病容"，确显本方效力。

七、李可肺心病方 *

组成：高丽参 15g（研粉冲服），麻黄 10～45g，制附片 45～200g，辽细辛 45g，干姜 45g，生半夏 45g，五味子 30g，桂枝、杭芍各 45g，炙甘草 60g，制紫菀 15g，制款冬花 15g，壳白果（打）20g，山萸肉 60g，肾四味各 30g，生姜 45g，大枣 12 枚，核桃 6 枚（连壳打）。

喘甚加虫草 3g，沉香 1g，川尖贝 6g，二杠鹿茸 1.5g，高丽参 15g，共研粉，分 3 次用汤药冲服。

功用：温阳散寒，化痰平喘，兼以扶正；主治肺源性心脏病。

按：以上二方大同小异，但李可在两次讲演中都强调，本方是为肺心病所设计。他认为，肺心病是小青龙汤证虚化，当予扶正托邪。读者可细心玩味。

八、痰饮三合方 *

药物组成：泽泻 90g，白术 36g，野党参、吴茱萸各 30g（开水冲洗 7 次），炙草 15g，生半夏、茯苓、紫石英、生龙牡、活磁石各 30g，鲜生姜 30g，姜汁 20mL，大枣 20 枚，浓煎，缓缓呷饮，呕止后每次 200mL，3 小时 1 次，日夜连服 2 剂。

功用：降逆止呕，化饮利水；治内耳眩晕症。

方解：本方乃《金匮》中治痰饮三方之合方："支饮苦冒眩，泽泻汤主之。""卒呕吐，心下痞，膈间有水，眩悸者，小半夏加茯苓汤主之。""干呕，吐涎沫，头痛者，吴茱萸汤主之。"更加紫石英、生龙牡、活磁石温肾镇冲，协调上下，实为本病特效疗法。李氏治此症约 200 多例，用此方者约占 2/3。

应用经验：内耳眩晕症相当于中医之"眩晕"。其病因、病机，古人有"无虚不作眩，无痰不作眩，无火不作眩"之论。根本之点，在一"虚"字。由虚生痰，为本病之主因。或肾阳虚，火不生土，脾失健运，痰湿内生；或肾阴虚，五志过极化火，津液熬炼成痰，痰既成则随气升降，无处不到。入于经络则疼痛、麻木、瘫痪、结核；入于肌腠则凝滞成痈；犯肺为咳、为喘；凌心则悸；犯胃则呕；冲于上则为眩晕；入于脑络则为痰厥、癫痫、痴呆、昏迷；流于下则为痿痹、鹤膝、骨疽。总之，痰生百病，怪病多痰，与《金匮》关于痰饮论治三方十分契合。

案例：曹某，62岁。1987年10月17日急诊。患者于昨晚1时许，睡梦中突然剧烈心跳惊醒，随觉脐下有气上攻，呕吐痰涎不止，头痛、眩晕，不能自持，觉整座房屋如走马灯相似，旋转不停，心中恐惧，闭目宁神亦无济于事。约十余分钟后稍好，移时又发作如前。天亮后请西医检查，心脏、血压正常，诊为梅尼埃综合征。询知患者一生嗜酒如命，痰湿内蕴。近来郁怒伤肝，致痰随气升，犯胃则呕，凌心则悸，上冲清窍则眩迷。且患者高年，肾亏于下，冲脉不守，冲气夹痰饮上攻，故见上症。诊脉沉滑，舌胖苔腻。考痰饮之为病，其本在肾。肾虚则命火衰，脾胃失其温煦，则饮食不化精微而为痰涎。饮属阴邪，子时阳气大虚，阴气独盛，故病作。因以上方浓煎，缓缓呷饮，日夜连服2剂。10月18日再诊，已能下床活动，腻苔退净，唯觉腰困如折，予原方去吴茱萸（性燥烈，为开冰解冻圣剂，只可暂用）加肾四味，滋养肝肾，又服3剂而愈，追访2年未犯。(《李可经验专辑》)

九、培元固本散

李可从 60 年代末开始试用以参茸胎盘治大病后久损不复得效。唯有的病人，用后有滞闷感。盖虚必夹瘀，蛮补反致气机滞塞。遂加三七，补中有通、有化，虚证用之，可以平稳收功。后读岳美中治老年病之人参、三七、琥珀方论，大受启迪，遂成本方。为李氏颇为常用之方。

组成：紫河车 1～2 具，鹿茸 30～50g，红参 50～100g，五灵脂 30～50g，三七 50～100g，琥珀 30～50g，共为细末。

服用方法：小量缓补，每服 1～1.5g，日 2～3 次，一周后渐加至每服 3g，日 2 次于饭前服为好。切忌贪图速效而用大量。

方解：肾为先天之本，久病必损及于肾，则生命根基动摇。万病不治，求之于肾，本固则枝荣，此即本方"培元固本"之义。本方以血肉有情之品，峻补先天肾气，健脾养胃，补中有通，活血化瘀，流通气血，有推陈致新之功。从而改善体质，促进生长发育，健脑益智，延缓衰老，却病延年。

功用：本方补中有通，活血化瘀，流通气血，有推陈致新之功。最早出现的效验为增进食欲，促进消化吸收，从而增强整体功能，使各种症状逐日减轻。随证加味，用治一切久损不复之大虚证，先天不足，衰老退化，免疫缺陷，及虚中夹瘀、夹痰、夹积等症，泛应曲当。

培元固本散有补肾健脾，强脑，益智，活血化瘀，推陈致新，改善体质，延缓衰老，却病延年之效。用治百余例冠心病、肺心病、哮喘皆治愈。（《李可经验专辑》）

应用要点：

1. 小儿疳积　小儿发育不良，骨软行迟，齿迟，食少便溏，消瘦潮热，尻臀无肉，肚大筋青，毛发枯焦，面色萎黄或苍白，已成小儿疳症者，先以补中益气汤加生龙牡、乌梅、山萸肉、焦三仙，服至潮热退净，能食易饥时服增损培元固本散1料可愈。方如下：全胎盘（含脐带）1具，鹿茸混片、蛋壳粉、鸡内金、红参、三七、炒二芽，制粉，每服1g，3次/日，少许红白糖水调服。

此法治愈小儿疳积重症200余例，轻症千余例。并治愈小儿大脑发育不全1例。患儿，女，2岁，以日夜抽搐不停、痴呆、流涎为主症，方如下：全胎盘、黄毛茸正头、蛋壳粉、羚羊角尖、全蝎尾、蜈蚣、熊胆、朱砂、麝香、琥珀各5g，此方服1周，抽搐停止，去羚羊角、熊胆、朱砂、麝香，加三七、白人参，服半年，诸症均愈。9岁上学，智力中等偏下，追访至结婚生育，余无异常。脑为髓海，补肾即是健脑，本方有添精益髓之功，对各类脑系疾患、老年性退化性脑萎缩导致之痴呆，服药百日以上，即见明显改善。

2. 肺系咳喘痼疾 久治不愈，直至发展为肺心病之各阶段，经对症调理病情稳定后，接服加味培元固本散，补肾气以强五脏：全胎盘1具，坎气（脐带）100g，茸片（中上段）、高丽参、灵脂各50g，三七、血琥珀、冬虫夏草、川尖贝、真沉香各30g，人工灵芝孢子粉100g，蛤蚧6对。上药共研细粉，第1阶段，日服3次，每次1.5g，热黄酒或温开水凋服，用药30天食纳大增，可使体质增强，不再罹患感冒。第2阶段，日服2次，每次3g，用药70天，可获临床治愈。

肺间质纤维化患者，可以不喘不咳。不必吸氧，体质增强，提高生存质量。有条件者本方可长期服用1年以上，以期逆转实质病变。遵春夏养阳之理，可于每年夏至节起至末伏终了，服药 2 个月左右，连续 3 年，除肺间质纤维化外，经治其他症 300 例以上，追访 5 年以上，疗效巩固。大部分患者，不仅治愈了咳喘痼疾，而且白发变黑，牙齿不再脱落，已浮动的渐渐稳固，面部皱纹消失，性功能恢复，抗衰老作用明显。

3. 各型肺结核 以补土生金法（补中益气汤，生芪 60g，加生龙牡粉、山萸肉、乌梅，切忌用清热养阴退蒸诸法，若损伤脾胃之阳，必致便溏食少，肺之化源先绝，为害甚烈。）治疗半月，潮热退净后服下方，可使浸润型于 40 日左右钙化，空洞型 60 日愈合，体质改变，终身不犯。基础方重用胎盘 2 具，坎气 100g，加龟鹿二胶、冬虫夏草各 50g，蛤蚧 6 对，咯血者加白及、川贝、煅龙骨、煅牡蛎各 50g，上药制 10g 蜜丸以增强润肺功效，日服 3 次，每次 1 丸。

4. 风湿性心脏病，心肌及瓣膜受损 全胎盘 2 具，三七、红参、灵脂、灵芝孢子粉、琥珀、炮甲珠、鹿茸片各 100g，藏红花、清全虫各 30g，大蜈蚣 100 条，喘加冬虫夏草、蛤蚧、沉香粉。心衰明显，水肿重者，先服破格救心汤合真武五苓半月，每剂加生芪 60g，服法同肺心病，每日另加生芪 60g，煎浓汁送服散剂。黄芪益气运血，化腐生肌，可促进心肌细胞新陈代谢及再生，对先天性心脏病、瓣膜缺损亦有效。服药百日，可使主要自觉症状消失，恢复劳动工作能力。长期服用本方，有望根治。

5. 各期冠心病 大三七、红参、灵脂、血琥珀、灵芝孢子粉各 100g，全胎盘 2 具，茸片、炮甲珠、血竭、生水蛭、藏红花、清全虫各 50g，蜈蚣 100 条。服法同风心病，服药半月，可使心绞痛不再发，服药百日，基本康复。治冠心病百例以上均愈。"其中一例心肌下壁梗死患者，服培元固本散 1 料（约百日）后经多次 CT 复查，无异常发现，说明培元固本散有活血化瘀、推陈致新、修复重要脏器创伤的殊效。"

6.脑梗死后遗症 三七、血琥珀、红参、灵脂、土元、水蛭、清全虫、大蜈蚣、血竭，共为末，以黄芪 60g，煎浓汁送服，每服 3g，2 次/日，弛缓性瘫痪加服制马钱子粉，每睡前温开水送下 0.6g，服药 7 日，停 3 日，以防蓄积中毒。气虚甚者服补阳还五汤 10 剂。合并高血压、高血脂者，加川贝、首乌、生山楂肉、羚羊角尖、天麻、僵蚕。

7.肝硬化 予本方加土元、生水蛭、清全虫、大蜈蚣各 100g，服完痊愈。追访至 80 高龄，甚健壮。此法经治重症肝硬化，有案可查者 17 例，均愈。

陈某，女，60 岁。患肝硬化 7 年，重度腹水，肚大如瓮，青筋外露，畏寒不渴，下肢烂肿，胸背四肢布满蜘蛛痣，面黧黑，肌肤甲错，便燥如羊粪球，三五日一行。左天枢压痛甚著，脉沉弦，舌淡齿痕，舌尖，舌左边瘀斑成片。予真武加红参、灵脂、麻黄各 10g，大黄䗪虫丸 2 丸（包煎），温通之。一服得汗，小便日夜 2000mL 以上，下瘀泥样黑便，日二行，稍见气怯。原方去麻黄，又服 10 剂，腹水消尽。因予本方加土元、生水蛭、清全虫、大蜈蚣 100g，服完痊愈。追访至 80 高龄，甚健壮。此法经治重症肝硬化，有案可查者 17 例，均愈。400

8.胃溃疡 服下方经治百例以上均愈。鱼鳔（蛤粉炒成珠，去蛤粉）、大贝、乌贼粉、煅牡蛎、人工灵芝、三七、琥珀、凤凰衣、红参、灵脂。一般服药 40 日大部根治。肾虚者加茸片，消化迟滞加内金，慢性出血加血竭，痛甚者加醋元胡。

9.子宫肌瘤、卵巢囊肿 二症共经治 70 余例，均于 2 个月内治愈，其中瘤体最大者 15cm。方如下：大三七、血琥珀、红参、灵脂、土元、生水蛭、清全虫、大蜈蚣、川尖贝、丹皮、桃仁、桂枝、茯苓。上药以夏枯草、漂海藻、甘草各500g，熬膏，加炼蜜为丸15g，日服3次，每次1丸，肾虚畏寒著者，加油桂。

10.老年性白内障 茸片、胎盘、三七、琥珀、川贝、夜明砂、沙苑子、乌贼骨粉、红参、灵脂、珍珠粉，上药以夏枯草、漂海藻、甘草各500g，熬膏，加炼蜜为丸10g，日服3次，每次1丸。其中之琥珀、乌贼、珍珠、夜明砂，最善退翳明目；川贝、夏枯草、海藻、甘草，软坚散结清肝明目。老年肾虚，以茸片、胎盘、沙苑子，峻补先天，经治10余例，重者均于2个月左右视力恢复。轻症服平补肝肾明目退翳汤（见前目疾医案）半月左右即愈。

此外，本方对各种老年性退化性疾患，各种骨质增生症，前列腺肥大症，慢性出血性疾病，再生障碍贫血，血小板减少紫癜，白细胞减少症，各种原因导致之肌萎缩，男女不孕症等多由整体虚衰，免疫力低下，导致之一切衰老退化性病变等皆有卓效。

老年性痴呆：脑为髓海，补肾即是健脑，本方有添精益髓之功，对各类脑系疾患、老年性退化性脑萎缩导致之痴呆，服药百日以上，即见明显改善。(《李可经验专辑》)

十、攻癌夺命汤

组成：漂海藻、生甘草、木鳖子、醋鳖甲、蛇舌草、夏枯草、蚤休、海蛤壳、黄药子、生半夏、鲜生姜、元参、牡蛎各30g，大贝15g，山茨菇、山豆根各10g，全虫12只、蜈蚣4条、明雄黄1g（研粉吞服）。

方解：本方脱胎于兰州已故名医董静庵先生之验方"海藻甘草汤"，原方主治瘰疬，由海藻、甘草各10.5g，全虫12只、蜈蚣1条组成，水煎服。李可师董氏意，加量3倍，虫类药研粉吞服，以加强药效。另加鳖甲、消瘰丸（元参、牡蛎、大贝）、夏枯草、生半夏、鲜生姜，加强养阴化痰，攻坚散结之力。

1961年后加木鳖子、蛇舌草、蚤休、黄药子、山豆根、明雄黄，基本定型。经临床运用40年，用治多种恶性肿瘤，竟获奇效。

方中海藻为消瘤专药，用时清水漂洗去盐。味咸性寒，入肺脾肾经。归纳各家本草论述，本品咸能软坚化痰，寒能泻热消水（包括癌性渗出物、癌性腹水），主治瘿瘤，瘰疬，积聚，水肿。与甘草同用，相反相激，增强激荡磨积、攻坚化瘤之力。木鳖子，苦微寒，有毒，为消积块破肿毒要药。历代多作外用，内服仅见于乳痈初起，焮赤肿痛。老母之食道癌，3年服药千余剂，每剂用量30g，未见中毒。生半夏为消痰核、化瘤散结要药，可止各种剧烈呕吐。仲景方中半夏皆生用，今以等量之鲜生姜制其毒，加强止呕功效，更无中毒之虞。蛇舌草、蚤休为治毒蛇咬伤要药，专治恶毒疔疮，善解血分诸毒。山茨菇、山豆根、黄药子皆近代筛选之抗癌要药。海蛤壳、浮海石最善化痰软坚，清热泻火，养阴利水，为治瘿瘤、积聚要药。夏枯草，苦辛寒，入肝胆经，清肝散结，主治瘰疬，瘿瘤，癥积，乳癌，宫颈癌之崩漏下血，肺结核大咯血，兼有补益血脉功用。鳖甲为历代用治癥瘕痞块要药，与消瘰丸相合，大大增强了养阴化痰、软坚破积之力。明雄黄可杀灭多种病毒、细菌，为历代辟秽防疫解毒要药，为古方犀黄丸、醒消丸要药，对癌毒扩散深入血分、血液中毒，有清除之效。

综上所述，本方以海藻、甘草相反相激，木鳖子、生半夏、雄黄以毒攻毒，合大队攻瘤破坚，清热解毒，化痰散结之品为君；以鳖甲、消瘰丸养阴扶正为臣；以活血化瘀虫类搜剔引入血络为佐使，直捣病巢，力专效宏。用治多种恶性肿瘤，有一举扫灭癌毒凶焰、夺回患者生命之效。全身中毒症状严重者，加大黄30g，扫荡血毒。胃癌之呕吐，多兼见大便燥结，此为痰毒结于中下，阻塞胃气通降道路，本方加赭石之质重下行，莱菔子之升降气机（凡用莱菔子生炒各半，生升熟降，服后多见上则频频打嗝，下则腹中雷鸣，频转矢气，此即气机旋转、激荡之明证，故古人谓其去痰有推墙倒壁之功），开结通便，便通则胃气下行，呕吐自止。

功用：攻坚散结，养阴化痰，通络止痛；对辨证属于痰核、痰毒，痰瘀互结，热毒炽盛，毒入血分，全身中毒症状严重之多种恶性肿瘤，稍加化裁，即可泛应曲当，尤对头颈部、淋巴系统、消化道癌肿有殊效。

应用经验：晚期病人大多邪实正虚，运用本方当调整攻补比例。癌毒炽盛，危及生命，攻邪为先；奄奄一息，无实可攻，但扶其正。攻与补皆为调动人体自身抗癌潜能，攻法运用得当，可以扫荡癌毒凶焰，拨乱反正，邪去则正安；补法运用得当，可以增强人体免疫力，养正积自消。攻邪勿伤正，本方大队苦寒之品，脾胃怯弱者可小其剂，并以上肉桂温热灵动之品反佐之，以保护脾胃为第一要义。久病伤肾，加肾四味鼓舞肾气，立见转机。

李氏用本方曾治愈甲状腺腺瘤24例，甲状腺瘤左锁骨上凹淋巴结肿大疑恶变5例，缺碘性甲状腺肿12例，颈淋巴结核4

例，泛发性脂肪瘤 5 例，脑瘤术后复发 1 例。多数在半月内痊愈，无复发。

全身中毒严重者，加大黄 30g，扫荡血毒。全方苦寒，可用肉桂反佐，保护脾胃为要。

案例：胃小弯癌 陈春发，男，60 岁，西安市大雁塔区农民。经西安医学院二院病检，确诊为胃小弯癌（4cm×4cm），已办住院。自知年迈患癌，生死难卜，故术前专程来峰，与胞姐见最后一面，顺便请我诊治。询知食入即吐，痰涎如涌。便燥，三五日一行，下结如羊粪球，落地有声。面色灰滞，消瘦，病未及 3 个月，体重下降 15kg。然神识清朗，同桌进餐，食欲颇佳。声若洪钟，喜笑言谈，颇饶风趣。我接触癌症病人可谓多矣，似此类性格者却百不见一。胸怀豁达，便易措手。诊脉弦滑，舌红，中有黄厚腻苔，边尖有瘀斑。问知一生嗜食肥甘，嗜酒如命，此必湿热酿痰，阻塞气机，日久化毒，积为有形癥积，所幸正气未衰，可以用攻。毕竟高龄，佐以扶正：

赭石末 50g，海漂藻、生甘草、元参、牡蛎、醋鳖甲、木鳖子、黄药子、生半夏、鲜生姜、蛇舌草、夏枯草、莱菔子各 30g（生炒各半），旋覆花（包）、醋柴胡、山茨菇各 15g，红参（另炖）、灵脂各 10g，全虫 12 只、蜈蚣 4 条、紫硇砂 3g，明雄黄 0.3g（研末冲服），煎取浓汁 400mL，兑入蜂蜜 100g、姜汁 10mL 煎 3 沸，日分 2 次服，30 剂。另，隔日冲服儿茶 2g。

上方服至 5 剂后，大便通畅，进食不吐，已与平日无异。自备槐耳，每日煎汤代茶。调养月余，在地区医院镜检，瘤体消失，食纳如常，体重恢复，已返家乡照常参加农事劳作。

攻癌夺命汤之多种变方，对辨证属于痰核、痰毒，痰瘀互结，热毒炽盛，毒入血分，全身中毒症状严重之多种恶性肿瘤，稍加化裁，即可泛应曲当，收到满意的近期疗效，尤对头颈部、淋巴系统、消化道癌肿有殊效。

晚期病人，大多邪实正虚，运用本方，当调整攻补比例。癌毒炽盛，危及生命，攻邪为先；奄奄一息，无实可攻，但扶其正。攻与补皆为调动人体自身抗癌潜能，攻法运用得当，可以扫荡癌毒凶焰，拨乱反正，邪去则正安。补法运用得当，可以增强人体免疫力，养正积自消。攻邪勿伤正，本方大队苦寒之品，脾胃怯弱者，可小其剂，并以上肉桂温热灵动之品反佐之，以保护脾胃为第一要义。有胃气则生，胃气一伤，百药难施。久病伤肾，加肾四味鼓舞肾气，立见转机。肾为先天之本，生命之根，万病不治，求之于肾。邪与正，一胜则一负。治癌是持久战，正胜邪却，暂时的缓解，瘤体的消失，不等于癌毒的彻底消灭。一旦人体正气有亏，癌毒又成燎原之势。"炉烟虽息，灰中有火"，故除恶务尽，不使死灰复燃。愚见，攻癌夺命汤用治晚期癌症，较放疗、化疗优势是显然的。如能进一步筛选精当，用现代科学方法提炼精华，改革剂型，静脉给药，估计对此类癌瘤的治疗，将会取得突破性进展。鄙见是否有当，仅供在肿瘤战线上从事攻关的同仁参酌。(《李可经验专辑》)

十一、攻癌夺命汤之减味方

组成：漂海藻、生甘草各15g，柴胡、白芥子各10g（炒研），夏枯草、牡蛎粉、炒王不留行、丹参、木鳖子各30g，桃仁、红花、泽兰叶、六路通各10g，全虫12只、蜈蚣2条（上二味研末冲服），鲜生姜5片，枣6枚。

方解：方中海藻、甘草等分，相反相激；以全虫、蜈蚣、水蛭、炮甲珠入络搜剔，直达病所；夏枯草、牡蛎粉、王不留行散结软坚；白芥子去皮里膜外之痰，木鳖子甘温微苦有小毒，为消肿散结祛毒要药。以柴胡引入肝经，疏解气郁，诸活血药化瘀消积。诸药相合，气通、血活、痰消，其症自愈。

若属阴寒凝聚者，加肉桂、细辛；坚积难消者加生水蛭 3g，炮甲珠 6g 研末冲服。

应用经验：上方通治一切痈肿、疮毒、瘰疬、痔疮。可治气滞、血瘀、痰凝所致之全身各部肿物，包括颈淋巴结核、甲状腺囊腺瘤、乳腺增生、包块型腺膜炎、风湿性结节、脂肪瘤（痰核）。多数 7 剂即消，痼疾 20 剂可愈。余用此药 40 余年，未见有中毒者。

案例：乳腺囊性增生症耿某，女，18 岁。右乳下方于 3 月前发现有一包块，约杏子大，逐渐长至鸡蛋大，表面光滑，边界清楚，可活动，无粘连。妇科诊为乳腺增生，请中医治疗：见症如上，个性愚拙，不苟言笑，爱生闷气。3 个月前正值经行暴受气恼，遂致经断。不久即觉左乳窜痛、憋胀，胁肋不舒，痰多，渐渐长块。曾服逍遥丸 6 盒无效。脉沉滑有力，苔白腻。证属气滞血瘀，痰气交阻。予疏肝化瘀，软坚散结：漂海藻、生甘草各 15g，柴胡、白芥子各 10g（炒研），夏枯草、牡蛎粉、炒王不留行、丹参、木鳖子各 30g，桃仁、红花、泽兰叶、六路通各 10g，全虫 12 只、蜈蚣 2 条研末冲服，鲜生姜 5 片，枣 6 枚，7 剂。

二诊：上方服后乳部有虫行感，服至第 4 剂时经通，下黑血块甚多。经期又服 3 剂，经净块消。（《李可经验专辑》）

十二、攻癌 2 号方

组成：漂海藻 45g，炙甘草 45g，生附子 30g，干姜 45g，生南星 60g，生半夏 65～130g，生禹白附 30g，白芥子（炒研）30g，生晒参（捣）45g，川尖贝（冲）6～10g，止痉散（全蝎 6 只，蜈蚣 3 条，冲），两头尖 45g，紫油桂 10g，麻黄 5g，辽细辛 45g，生姜 75g，大枣 25g。

加减法：①体质极虚者加服培元固本散；②汤剂加肾四味各 30g，核桃（打）6 枚；③元气将亡，大破格用至脱险；④中气虚羸，大桂附理中汤救胃气；⑤疼痛剧烈，为三阴冰结，加生川乌、黑小豆、防风各 30g，蜂蜜 150g；⑥阴证化阳，肿物燃赤肿痛，加木鳖子 45g；⑦发热，加乌梅 36g，黑豆、黄豆、绿豆各 30g。

近 10 年治肿瘤上千例，立足本气，破阴凝，散痰积，颇有捷效。（李可演讲稿"学用经方两大关"）

按：李可有时称本方为"攻癌夺命汤变方"，组成稍有变化，如多五灵脂 30g，少两头尖；"加减法"中，阴证化阳，肿物燃赤肿痛，加木鳖子 45g，蒲公英 45～120g，蚤休 30g。

十三、开道散

组成：火硝 10g，紫硇砂 10g，明雄黄 10g，冰片 1g，儿茶 10g。用法见下面"加味开道散"。

功用：散结软坚；主治食道癌饮食难下。（《跟师李可抄方记——肿瘤篇》）

十四、加味开道散

组成：火硝 30g，紫硇砂 15g，明雄黄 3g，硼砂 15g，真落水沉香 5g，枯矾 6g，柿霜粉 30g，煅礞石 5g，冰片 1.5g，乌梅肉 15g，共研极细粉，每次 1g，蜜汁调糊，缓缓含化，半小时许 1 次，日 10 余次，夜间停药。

功用：散结软坚；主治食道癌饮食难下。

案例："文革"后期，余被诬入狱，老母时年六旬，悲伤抑郁，于 1970 年 3 月患食道中段癌，9 月卧床，10 月并发梗阻，赴省三院求治，接受放疗 37 天。余往探视，病势危重，水米不入已 5 天，以输液维持生命。放疗科主任面告，病已晚期，血红蛋白 6g，体重 37.5kg，一身大肉尽脱，已无挽救希望，嘱速准备后事。于是先处以加味开道散一料，连续 5 天含化，每次均呕出痰涎甚多。因胸背疼痛，每日午时以梅花针叩刺胸背疼痛部位，以及相应之华佗夹脊穴。重叩出血后，以走马火罐吸拔瘀血，意图使血流畅通。第 5 日下午，可饮少许蜜水下咽。且因硇砂、火硝之腐蚀，舌体及口腔脱皮灼痛。乃每日减为含药 6 次，未敢间断。如此针药并施至第 15 日，试服牛奶 1 小杯，顺利服下，攻克了梗阻关。后经服药病情缓解，带癌生存 10 多年。(《李可经验专辑》)

十五、重定续命煮散

李可认为，"大小续命汤实是中风金方，由于受西化诸多似是而非观点的影响，今人久已罕用"。故而力主中风初发选用本方。大小续命汤主治相似，以小续命汤为常用，不同点是大续命汤主治"卒中之壮热如火者"。

方源:《古今录验》小续命汤（临证应用，流传二千年以上，有文献记载十三个世纪），孙思邈续命煮散（《千金要方·卷之八》，孙真人暴病中风，自拟效验方），通过临证验证，从数十首续命汤类方中筛选，改汤为散。

组成：麻黄、川芎、独活、防己、杏仁、炙草（干姜、天麻、九节菖蒲、生水蛭、生南星）各90g，油桂、生附子、茯苓、升麻、辽细辛、生晒参、防风（白芷、植物麝香，善通诸窍，止痉散）各60g，透明生石膏150g，白术120g。注：括号内药为重订新加。

服法：上药研极细粉，每服3g，日三夜一，蜂蜜一匙，温水调服，服后多饮开水，得微汗为佳。不效少加，最大剂量每次5g。

有表证者，加生姜45g，大枣12枚，核桃（打）6枚，黑小豆30g，葱白4寸，煮汤送服。

病机：本气先虚，寒邪直中三阴，寒热错杂，痰湿瘀浊阻塞络道。

主治：① 风痱，无故全身瘫软，不知痛痒；② 卒中风欲死，昏厥，口眼歪斜，半身不遂，舌謇不能语；③风湿痹痛。

现代应用：

（1）可适用于运动神经元疾病，本散照服，另加生芪500煮汤（可供三日）送服制马钱子粉（从0.6起，逐日渐加，最高量每日1g），服一周。马钱子中毒表现：阵发性痉挛，全身僵直感，毋须惊慌，喝一大杯凉开水即解。

（2）高血压，动脉硬化各期，从表现中风先兆（忽然一时四肢麻木，肌肉无故跳动，偶尔一时昏眩，舌根发硬，一过性失语等）直到发生急性脑危象，皆可应用。

按： 本方出自李可寄范金福信函，标题为"中风要方二则"，时间2012年2月4日。

十六、加味五生饮

方源：自创，临证应用40年以上。

组成：生芪500g，生半夏130g，生附子、生川乌各30g，生南星 60g，生禹白附、白芥子（炒研）各 30g，生晒参（捣）45g，麻黄 45g（先煎去上沫，得畅汗后保留 5g），辽细辛 45g，干姜 45g，云苓 45g，生萸肉 120g，三石各 30g，炙草 60g，麝香 0.6g（3 次冲服），生姜 45g，大枣 12 枚，核桃 6 枚，黑小豆 30g，葱白 4 寸，蜂蜜 150mL。

煮服法：加水 3500mL，文火煮取 300mL，3 次分服，3 小时一次，昏厥、丧失吞咽功能者，鼻饲给药。极重者，抢救生命时，开水武火急煎，待煮沸 20 分钟后，边煮边灌，小量多次，日夜不停。脱险后改为日一剂。

主治：寒邪直中三阴，肢厥或反发热，深昏迷，痰声辘辘，舌卷卵缩，屎尿自遗，上闭下脱，危在旦夕，六脉散乱或七怪脉。

现代应用：

（1）脑溢血重危急症抢救，高热不退者，加生石膏 250g，童子尿 100mL，热退即去；痰阻气逆者，加竹沥汁（每次 20mL），姜汁 5mL，苏和香丸 1 丸；脱险后改投生芪 500g（可用 3 日），送服煮散。

（2）癌症晚期，脏衰竭厥。

针刺急救：素髎、人中、涌泉三穴，重刺雀啄

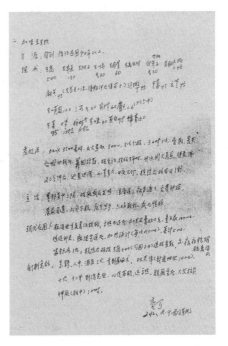

术；双尺泽（针管抽血 10mL）；十穴、十二井，刺泻恶血，以促苏醒，退高热。脱厥重者，大艾炷灸神厥（脐中）1 小时。

按：本方出自李可寄范金福信函，标题为"中风要方二则"，时间 2012 年 2 月 4 日。

十七、桂苓肌瘤方 *

组成：桂枝、丹皮、赤芍、桃仁各 15g，茯苓 45g，柴胡、红参（另炖）、灵脂、甘草各 10g，大贝 15g，土鳖虫 10g，生水蛭、山甲各 6g，蜈蚣 2 条（上三味研粉黄酒冲服）。

另可随症加入：香附、当归、益母草、泽兰、丹参、川牛膝、姜枣等。

方解：桂枝茯苓丸缓攻癥积，红参、五灵脂扶正化瘀，虫类（土鳖虫、生水蛭、山甲、蜈蚣）入络搜剔，柴胡疏达肝气，大贝消痰软坚。

功用：扶正化瘀，化痰通络；治疗子宫肌瘤。

应用经验：此方为李可治疗子宫肌瘤效方，"以上法治子宫肌瘤 17 例，除一外省患者情况不明，皆获痊愈"。凡瘀积重，面色暗黑，眼有黑圈，环口一圈紫暗，手足心、前胸后背发热者，为血瘀发热，加酒大黄 10～15g，三五日即退，此即大黄䗪虫丸意。正虚加党参、灵脂，虚甚者用红参。4 种虫类药，软坚散结，化瘀力强。生水蛭为破瘀第一要药，破瘀血不伤新血。可视瘤体之大小，病程之久暂，用 3～6g。炮甲珠穿透走窜之性无微不至，凡血瘀血凝皆能开，且有升高白血球作用，寓补于攻，妙用无穷。冲任隶属于肝，血瘀者气必滞，加柴胡疏达肝气。大贝消痰软坚，缩短病程。

另拟丸方缓攻方：桂枝茯苓丸各 30g，归须、土鳖虫、大贝、炮甲珠各 30g，太子参 60g，灵脂 30g，生水蛭 15g，蜈蚣 30 条，制成 10g，蜜丸，每次 1 丸，3 次/日。

案例：燕某，44 岁，1983 年 7 月 13 日初诊：经晋中二院妇检，确诊为子宫肌瘤（9cm×8cm），建议手术切除，患者畏惧，特来门诊求治。腹诊：少腹胀大如怀孕 5 月状，脐下有拳头大之圆形肿物。痛经 5 个月，每月经行不畅，色黑稠黏，块屑甚多，淋漓不断，常延续 10 日以上不止，经期绞痛胀急。面色暗，舌淡红，脉弦。有形癥积，已非一日，予桂枝茯苓丸加虫类搜剔缓攻之：桂枝、桃仁、丹皮、赤芍各 15g，茯苓 45g，柴胡、红参（另炖）、灵脂、土鳖虫、甘草各 10g，大贝 15g，生水蛭、炮甲珠各 6g，蜈蚣 2 条（研粉黄酒冲服），10 剂。

8 月 11 日二诊：少腹膨隆之状大减，胀势已松。今适值经期，腹未痛，黑块已少，脉沉滑，舌色暗，因势利导，通经化瘀为治：桂枝 15g，茯苓 45g，赤芍 25g，桃仁、丹皮各 15g，坤草、归须、丹参各 30g，柴胡、酒香附、泽兰叶各 12g，川牛膝 30g，甘草 10g，生水蛭、炮甲珠各 6g，蜈蚣 1 条（研粉黄酒冲服），鲜姜 5 片，枣 10 枚。

8 月 16 日三诊：上方连服 3 剂，经行畅通，下瘀块甚多，少腹如孕之状已消，腹痛已除。近日白带多，脉舌如前。予初诊方 5 剂，加生山药 30g，车前子 10g（包）。

8 月 31 日四诊：少腹平软如常人，丸方缓攻：桂枝茯苓丸各 30g，归须、土元、大贝、炮甲珠各 30g，太子参 60g，灵脂 30g，生水蛭 15g，蜈蚣 30 条，制成 10g 蜜丸，每次 1 丸，3 次/日。

9 月 16 日五诊：丸药服约过半，超声探查，子宫 5cm×8cm×5cm，肌瘤基本消失。(《李可经验专辑》)

十八、阳和抗痨方 *

组成：生芪、九地各 30g（砂仁 10g，拌捣），山萸肉 30g，生山药 60g，红参（另炖）、灵脂各 10g，麻黄根 30g，白芥子炒研 10g，鹿角胶（化入）10g，油桂（研吞服）3g，姜炭 10g，生半夏、云苓各 30g，五味子、细辛、炙草各 10g，鲜生姜 10 片。

功用：温阳散寒，化痰通滞，兼以扶正；用治各类结核病兼夹寒饮者。

方解：本方似由阳和汤合小青龙汤加入红参、生芪、山萸肉、生山药、灵脂等化裁而成。阳和汤温阳通滞，小青龙汤散寒化痰，参芪、萸肉、山药益气敛阴以扶正。

应用经验：李氏"以本方治各类结核病 10 余例，均在短期内治愈"。他总结道："历来视痨瘵为死症，有'风劳气臌膈，阎王座上客'之谚。以余浅见，治虚损痨瘵，当遵'劳者温之，虚则补之'之旨，师仲景血痹虚劳之意，在调补肺脾肾之中，佐以活血化瘀之法，把定脾胃元气一关，凡一切有碍脾胃元气之品，皆摒弃不用。阴分有亏者重用山药，或以鲜山药佐餐。选乌梅、山萸肉酸甘化阴，敛阴固脱……凡用滋阴退蒸、苦寒泻火之法而治痨瘵之虚热者，'十死不救，医之罪也！'"（喻嘉言语）

案例：剧团教练赵某，女，44 岁。1984 年 3 月 26 日初诊：1983 年 11 月 X 片示：两上肺均显示有点片状、云雾状新老病灶，以右上肺为著，两肺结核（浸润型）。患者工作繁重，日夜排练剧目，随团下乡演出，40 岁后体质渐虚，劳倦内伤，积劳成损。1983 年 9 月，因潮热盗汗服知柏六味加秦艽鳖甲 6 剂。热退后渐变五更泄泻，食少神倦，动辄自汗喘促，咳嗽痰多，有明显的咸味，喉间有水鸣声，腰困如折，整日怠惰思卧，日渐消瘦，4个月体重减5kg。今春以来，特殊怕冷，三天两头感冒，每排练一场戏，全身汗出如洗，遂病休一个月。服抗痨药引起呕吐厌食，每日午后发热一阵，出冷汗，夜夜盗汗。面色萎黄，眼圈发黑，手指、膝盖发凉。脉沉细而弱，极数，每分100次以上。舌淡胖润，齿痕累累。纵观脉证：数脉主热，此为常；数则为虚为寒，此为变。肺痨脉皆数，无一例外。数至七急八败，阴阳气血皆欲脱，非虚寒而何？误用苦寒，胃气先伤；盗汗5个月，阴损及阳；喘咳不休，肺病及肾。虽有中午一阵潮热，亦属肝虚失敛，疏泄太过。虚证、寒证、阴证显然。此为肺痨之本质，其他皆为假象。劳者温之，虚者补之。拟用本方，甚为合拍。连服5剂，多年喉间水鸡声消失，喘汗减，食纳佳，去生半夏、细辛、五味子，3剂。

4月13日三诊：诸症向愈，痰又多，晨喘重，腰困甚。加生半夏、细辛、五味子；加青娥丸（盐补骨脂、核桃肉），冬虫夏草4g，蛤蚧尾1对、红参10g（三味研末吞服），沉香磨汁（兑入）3g，5剂。

4月25日四诊：稳步好转，晨泻止，便成形，精神食纳已如常人。加三七、胎盘各5g，（研末冲服），补先天肾气，缓化血瘀。上方加减进退共服30剂，至6月初拍片，双肺结核钙化，体重回升，超过病前，恢复排练演出。（《李可经验专辑》）

十九、黄芪保肺膏

组成：生芪500g，猫爪草250g，百合、百部、白茅根、生山药、山萸肉各200g，野党参、二地、二冬、鸡内金、杏仁、茯苓、沙参、玉竹、煅龙骨、煅牡蛎、功劳叶、三七粉（另入）各100g，紫菀、五味子、甘草、川贝粉（另入）各70g，龟鹿阿胶（另化）各50g，油桂粉（另入）10g，冰糖1500g，梨2500g（榨汁兑入），姜汁100g（兑入）。虚甚者，加高丽参另煎浓汁100g（兑入），咯血重者加白及粉100g，空洞形成者加全河车粉1具（兑入）、冬虫夏草研粉50g（兑入）。

本膏方以黄芪鳖甲散去鳖甲，合百合固金汤化裁加减而成。重用生芪为君，甘温益气而退虚热，合山萸肉、煅龙骨、煅牡蛎之敛固元气，止盗汗，定喘息，退骨蒸；以肉桂之辛甘大热，补脾肾真火，引浮越之假热归肾，更加姜汁暖脾胃，二药合力，监制大队养阴药之寒凉腻膈，养肺阴而不伤脾阳。复以内金之助运化，健脾胃，共奏补土生金之效。猫爪草、百部为肺痨专药，功劳叶凉润强壮协生芪退蒸。又以血肉有情之三胶、河车阴阳并补，上下四旁皆受益，肺痨自愈。

制法：以多个容器分装，宽水浸泡一夜，文火煎取浓汁3次，混匀，浓缩至多半脸盆，粉剂以药汁调稀糊状溶入，勿使凝结成块，入梨汁、姜汁，煎沸3分钟；冰糖另熬至滴水成珠时合三胶汁混匀微煮收膏，装瓶密封，埋入2尺深土中7昼夜。服时振摇均匀，加温，日服3次，每次10mL。

应用经验：本膏方通治各期肺结核，经治约百人，皆平稳向愈。肺结核是一种慢性消耗性疾病，难求捷效。膏剂服用很方便，病人乐于接受，见效亦快。本病虽在肺，但上下四旁皆受波及。尤以久病气血耗伤甚，损及脾肾元气，则根本动摇，危及生命。历来治劳瘵，多从阴虚火旺立论，甘寒养阴润肺，已成定法。不知即使百合固金汤这样四平八稳的方子，脾阳虚者连服5剂以上，胃口即倒，大便即稀，生机渐萎。此犹为害之浅者，等而下之，则苦寒泻火，清热退蒸，直至胃气颓败。母气一伤，肺之化源先竭，离生愈远，十难救一。（《李可经验专辑》）

二十、攻毒承气汤

李可"在自学中医的第 6 年，终于研制出破格救心汤、攻毒承气汤，救治各类型心衰危症及多种危重急腹症，竟获成功"。(《李可经验专辑》)

如果说，破格救心汤是为阴证而设，那么攻毒承气汤则是针对阳证的重点方剂。

组成：金银花 90～240g，生大黄 10～45g（酒浸一刻取汁入药），丹皮 15g，桃仁泥 15g，冬瓜仁 60g，芒硝 10～30g（另包分冲），芙蓉叶 30g，生槟榔 30g，生苡仁 30～45g，皂角刺、炮甲珠各 10g，广木香、沉香（磨汁兑入）各 3g。

本方"即《金匮》大黄牡丹皮汤加味而成之攻毒承气汤，方中破格重用疮毒圣药金银花，善治一切大小痈疽、肿毒恶疮；消肿排脓止痛之芙蓉叶；更加苡仁、冬瓜仁及透脓散（甲珠、皂角刺），清热解毒排脓。并以广木香、沉香磨汁兑入，行气消胀、利水消肿之槟榔"。(《李可经验专辑》)李可投用时多根据具体病情加味，如连翘、枳实、厚朴等。

应用经验：施用于多例危重急腹症、急性胰腺炎、重症肺脓疡、可疑肝痈、外科创伤毒血症，"余一生治愈此等急险重症却不计其数，且全部成功，无一例失败……由于本方是从农村配药困难角度出发，从 1 剂药在 20 小时内解决一个大症设计，故用量过大。90% 以上病人，不待一剂药服完已基本痊愈。"

治疗肠梗阻，本方"配硝菔汤以破滞气，腑实一解，毒随便泄，沉疴立愈"。

治疗急性胰腺炎，本方"与大柴胡汤合方，重用柴胡 125g，加金铃子散（冲服），可于 40 分钟之内，阻断病势，使急性胰

腺炎痛止、肿消，血象基本复常，有效挽救患者生命"。(《李可经验专辑》)

以下案例摘自《李可经验专辑》。

1. 阑尾脓肿合并肠梗阻　任某，女，48岁。其子邀诊，乃一路急行，午前抵村。诊见患者取右侧位卧于炕上，痛苦呻吟，频频呕吐秽臭黏涎并夹有粪便，豆粒大之汗珠从头部淋漓滴下。右腿弯曲不敢稍伸。阑尾部有包块隆起约馒头大，外观红肿，痛不可近；扪之灼热，有波浪感。腹胀如瓮，阵阵绞痛，已3日不便，亦不能矢气，小便赤热刺痛。高热寒战，叩齿咯咯有声。腋下体温39.5℃。口气秽臭，舌黑起刺、干涩。仅从外观，已可断为肠痈脓成，热毒壅闭三焦、阳明腑实之关格大症。乃建议护送县医院手术治疗，但患者畏惧开刀，宁死不去。全家又苦苦哀求，设法抢救。乃电话授方，嘱人送药上山：

（1）生白萝卜2.5kg，元明粉120g，上药加水5000mL，置饭锅内同煎，分3次入萝卜，待煮熟一批，捞出再换一批，得汁浓缩至500mL，备用；

（2）金银花240g，连翘、生苡仁、赤芍、桃仁泥、厚朴、生槟榔、芙蓉叶、芦根各30g，冬瓜仁60g，生大黄45（酒浸一刻取汁入药），丹皮、枳实各15g，皂角刺、炮甲珠、白芷、甘草各10g，广木香、沉香各3g（磨汁兑入）。加水过药2寸，加白酒100mL，浸泡40分钟，加速药物分解，然后以武火急煎10分钟，取汁混匀得1000mL，与方一混合，每隔2小时服300mL，连续服用，以通为度。

（3）先予舌下金津、玉液、尺泽（双）、委中（双）刺泄黑血；阑尾、足三里、内关提插捻转泻法，强刺留针。待药取回，呕吐已止，绞痛减轻。下午6时，顺利服下300mL。2小时后腹中绞痛，上下翻滚，腹中阵阵雷鸣，频频打嗝矢气。幸得三焦气机升降已复，乃一鼓作气，再进 500mL，患者欲便，取针后仍未便下，但痛胀已大为松缓。于夜 11 时又进 300mL，至夜半 2 时，便下黑如污泥，极臭，夹有硬结成条、块状粪便及脓血状物一大便盆。随即索食细面条 1 碗（已 2 日未进食），安然入睡。余在病家守护一夜，次晨诊之，阑尾部之包块已消，仍有压痛。舌上黑苔通净，六脉和缓从容，体温 37℃。予《辨证奇闻》清肠饮，倍苡仁加芙蓉叶、甲珠、皂角刺以清余邪：金银花 90g，当归 50g，地榆、麦冬、元参、生苡仁、芙蓉叶各 30g，黄芩、甲珠、皂角刺、甘草各 10g，3 剂而愈。

2. 急性子宫内膜炎　郭某，女，31 岁，急诊。患者于经净次日去公共澡堂洗澡，当晚即感少腹胀痛如针刺，黄带秽臭、灼热，腰痛，夜半时开始寒战高热如疟，体温 39.5℃，自服镇痛片、四环素 6 片后得汗，入睡。今晨起床后头痛呕吐，体温回升至 39.7℃。矿医院注射青霉素 80 万单位 10 支，安乃近 2 支，又得缓解。12 时起头痛如破，喷射状呕吐，高热达 40℃。黄臭带增多，夹有血水，少腹绞痛不可近，神识昏迷，牙关紧闭，时时抽搐。脉滑数搏指，苔黄厚腻，口中恶臭。矿医院诊为急性子宫内腹炎，盆腔脓肿，已发展为脓毒败血症。症情险重，建议迅速送县医院抢救，患者之夫坚持中药治疗。乃先以二棱针? 重刺十宣出血，双尺泽抽取黑血 10mL，针泻素髎、合谷，患者全身透汗，苏醒，呕吐亦止。症由经后洗澡，秽浊不洁之物侵入前阴，湿热化毒，结于胞宫血室，热极动风，上犯神明。拟攻毒承气汤扫荡热毒，以刹病势而挽危急：金银花 240g，芙蓉叶、连翘、生大黄、柴胡、生苡仁各 30g，苍术、黄柏、蚤休、丹皮、紫草、桃仁各 15g，冬瓜仁 60g，漏芦 12g，炮甲珠、甘草、车前子各 10g（包），川楝子 30g，醋元胡 6g（研粉冲服），芒硝 30g（另包），白酒 100g，冷水浸泡 1 小时，急火煎沸 10 分钟，得汁 3000mL，每服 300mL，2～3 小时 1 次，每次冲化芒硝 10g，冲服元胡粉 1.5g，得泻 2 次，去芒硝不用。一鼓作气，不分昼夜，按时连服，以阻断病势。患者于晚 7 时服药 1 次，8 时许畅泻恶臭便 1 次，腹痛止。9 时继服 1 次，11 时体温降至 38.5℃，黄带变稀。夜半 2 时，体温 37℃，患者入睡。余守护观察一夜，至次日天亮，共服药 6 次，约 1 剂的 2/3 弱，诸症已愈八九，嘱余药弃去不用，改投清肠饮 3 剂。余于 9 时返回保健站，患者已能出门送行。患者自开始服药，至基本痊愈历时 12 小时，药费不足 10 元。

3.耳源性脑炎 卫生局王某，患左耳痛 10 余日，每日打针输液不停，病势日重。上午突然剧烈头痛伴喷射状呕吐，血象：白细胞 19.5×10^9，中性 90%。脉沉滑数实，舌红苔黑燥干。口苦，时时欲睡，左耳不断排出脓液，极臭。寒战、高热达 39.5℃，二便艰涩，里急后重，小便急痛。内科、五官科云、赵二位大夫拟诊"耳源性脑炎"，请余协治。断为肝胆胃湿热久蕴，上攻于耳，失治酿脓，火毒入血，上攻清窍。表证未罢，里热成实。以拙拟攻毒承气汤增损，急急大剂频进，以阻断病势：金银花 90g，连翘 30g，柴胡 25g，黄芩 30g，生半夏 30g，木鳖子 30g，元参 30g，生大黄 30g，元明粉 20g（冲），车前子 15g（包），丹皮、紫草各 15g，甘草、白芷、皂角刺各 10g，白酒 100mL，冷水浸泡 1 小时，急火煮沸 10 分钟，滤汁，3 小时 1 次，不分昼夜连进 3 剂。

10 月 8 日二诊：得畅泻，诸症均退，继续调理至痊。

二十一、辟秽解毒汤

组成： 金银花 60g，白头翁 30g，香薷、藿香、佩兰、川连、肉桂、牛蒡子（炒捣）、甘草各 10g，白芍 30g，炒扁豆 12g，菖蒲 12g，酒大黄 15g。加冷水 750mL，浸泡 1 小时，急火煮沸 10 分钟，滤汁，多次小量频服，中病则止，不必尽剂。

本方重用大队芳香化湿辟秽之品，透邪于外；重用金银花、大黄、白头翁、黄连扫荡于内。且运用一鼓作气、大剂频投、日夜连服之法，使盘踞三焦之病毒，荡涤尽净，多可救人于顷刻。

应用经验： "余当年自创辟秽解毒汤，经城关公社推广运用，经治皆愈，无一例死亡……凡遇此症，即投此方，疗效可靠。轻症 1 剂可愈，重症 2 剂必愈，极少有用 3 剂者。且费用低廉，患者均可承受，似较现代医学方法为优。"

案例： 田某，男，3 岁。1975 年 8 月 8 日 16 时突然昏厥，高热达 40℃，腹痛哭闹，泻下秽臭脓血，手足抽搐，已昏迷 2 小时。先以三棱针重刺十宣、十二井出血，患儿全身透汗，随即苏醒。验舌黄腻，紫纹直透命关，口中臭气熏人。当时正值中毒性痢疾流行，即疏辟秽解毒汤，晚 20 时服药 1 次，约 10 分钟，汗出，热退，神清，随泻下秽臭便 2 次。于当晚零时许约服 1 剂的 2/3，痢止病愈，余药弃去不用。(《李可经验专辑》)

二十二、涤痰清脑汤

组成： 生石膏 200g，丹皮、紫草各 15g，大黄、芒硝（冲）、黄芩、黄柏、煅礞石、生铁落、夜交藤各 30g，菖蒲、郁金各 15g，生地 45g，黄连 10g，天竺黄、胆南星、甘草各 10g，竹沥1瓶（兑入），人工牛黄2g（冲）。

应用经验：主治精神分裂症（狂躁型），"原方有犀角，因价昂，遂以石膏、丹皮、紫草代之亦效。治约40余例，多数在1周内康复，无复发。本型病人，多由五志过极化火，夹痰上攻神明所致，用药寒凉攻泻无所不用其极，愈后当调理脾胃以杜生痰之源，愉悦情怀，以免复发。"（《李可经验专辑》）

案例：杨女，20岁，经前突然发狂，打闹怒骂，不避亲疏。目神昆浊、呆滞、目赤、舌尖赤、苔黄厚，舌左瘀斑成条，脉沉滑。县医院内科诊为"青年期精神分裂症，狂躁型"，用强力安眠镇静剂无效。从心火亢盛，夹瘀血、痰热上攻，予拙拟涤痰清脑汤加去瘀之品：生石膏200g，丹皮、紫草各15g，大黄、芒硝（冲）、黄芩、黄柏、煅礞石、生铁落、夜交藤各30g，菖蒲、郁金、生桃仁、红花各15g，生地45g，黄连10g，天竺黄10g，胆南星10g，甘草10g，竹沥1瓶（兑入），人工牛黄2g（冲），青黛15g（包）。

上方服2剂，经通，下黑血块甚多，神清，打闹止，夜可安睡，又连服7剂，每次泻下胶黏状大便3～4次，恢复学业，追访至参加工作，未犯。

二十三、偏正头风散

李氏在头痛秘方偏正头风散的基础上，吸收了历代医家治疗头痛及一切暴发性神经痛的成功经验，集古今治疗痛症经验之大成，重订研制了偏正头风散，用治各类各型头痛痼疾，收到药到病除之效。"经治各类头痛3千例以上，其中病程10年以上，历经中西诸法无效者，占90%以上……当日见效，7日痊愈者可占98%，无一例超过20日者。无一例失败，无一例

复发……经治各类暴发剧烈痛症 5 千例以上，服本方 4g，2 次 /
日，淡茶水加蜜 1 匙调服，半小时内入睡，2 小时睡醒，痛即霍
然而愈，继服本方 3g，2~3 次 / 日，多数半月即可根治，病情复
杂者，加服对症汤剂。勿忘辨证求本，则可攻无不克。"

功用：本方有通行十二经表里内外之功，对暴感外淫六邪
或外风引动内风，全身各部一切突发性、神经性眩晕、麻木，
剧烈痛症，1 小时即可止痛。对风、寒、湿、痰、火瘀多种伏邪，
皆有透发之效。但凡痼疾，必是寒热胶结，湿痰死血深伏血络，
正可泛应曲当。

药物组成：（红参、五灵脂、制首乌、炒白蒺藜）、制川草
乌、生石膏、天麻、川芎、白芷、甘草各 12g，细辛、荆芥穗、
防风、羌活、（辛夷、苍耳子、苍术）、全蝎、（蜈蚣）、僵蚕、
地龙、天南星、制白附子、明雄黄（另研兑入）、乳香、没药各
6g（括号内药品为李可所增）。

本方经 42 年临床应用，未发现任何毒副反应。方中剧毒
药川、草乌，占全剂的 16.6%，而解毒药甘草、防风、白芷以
及反佐监制药石膏则为川、草乌之两倍。加之服用时间在饭后、
睡前，更以淡茶水送下（茶性苦、甘、凉，最能泻火清头明目，
除烦渴，利小便，可制其燥烈……）正是本方配伍巧妙处。唯
方中之雄黄含砷化物，火煅或粉碎过程磨擦发生高热，则成红
砒，误见火即可杀人，故应单味乳钵另研兑入。

服用方法：上药共研细粉，日服 2 次，每次 3g，加一匙蜂
蜜，饭后、睡前淡茶水调服。

方解：本方以人参、天麻、定风丹（首乌、白蒺藜）补元
气，生津液，补肝肾，益精血，扶正托邪于外；川草乌大辛大
热通行十二经表里内外，破沉寒痼冷，驱逐伏邪外透；芎、芷、

荆、防、羌活、辛夷、苍耳、苍术，芳香透窍，辛散开表，疏风燥湿，开门逐盗；天麻、南星、白附，化痰定风；石膏甘寒清热，监制辛热燥烈诸品；雄黄、苍术，解毒辟疫；乳香、没约，化瘀定痛；诸虫深入血分，搜剔伏匿之邪；白芷一味，号称植物麝香，芳香浓烈，善通诸窍，与川芎之专理头痛者相配，可引诸药上达头部直入脑窍，破其巢穴。诸药相合，对风、寒、湿、痰、火瘀多种伏邪，皆有透发之效。本方性味燥烈，偏于攻邪，故对热病及脏腑内伤所致头痛则非所宜。

本方重订之后，突破了原方的主治范围，主治下列各症：

（1）久年各类型头痛痼疾，血管性、神经性、眼源性、鼻源性、外伤性脑震荡后遗症、脑瘤之头痛如破及现代一切机理不明之偏正头痛，每日 2 次，每次 3g，饭后、睡前淡茶水加蜜调服，当日止痛，1 周痊愈。病程 10 年以上者，20 日可获根治，无一例失败，无一例复发。

（2）面神经麻痹，病发 1 周内就诊者，日服 3 次，每次 3g，早、午、晚饭后 40 分钟，淡茶水调服，10 日痊愈。迁延失治 5 年以上者，以补阳还五汤原方，加肾四味（枸杞子、菟丝子酒泡、补骨脂淡盐水炒、仙灵脾）各 20g，白芷 10g，煎汤送服散剂，一月可愈。

（3）多发性神经炎之肢端麻木疼痛，辨证多属气虚失运，兼夹湿痰死血。服用本方，中病即止，不可过剂。后以补阳还五汤加肾四味各 10～30g，稀莶草 30g，白芥子 10g，炒研，治本，以杜再发。

（4）急性风湿热关节剧烈肿痛，以苍术白虎汤（苍术 15g，生苡仁 45g，黄柏 30g，稀莶草 50g，饭红豆、生山药、知母、炙草各 30g，生石膏 250g，赤白芍各 45g，下肢加川牛膝 30g，煎汤送服散剂 3g，3 次 / 日，蜜水调服，10 日内可以痛止肿消。后以豨莶草 500g，黄酒拌，九蒸九晒，研粉蜜丸 10g 重，日服 3 次，每次 1 丸，服完即获根治，并可避免演化为风心病。

（5）急慢性风寒湿痹、急性坐骨神经痛、腰椎间盘突出急性期，轻症单服散剂 4g，2 次 / 日，饭后睡前淡茶水加蜜 1 匙调服，当日止痛，10 日痊愈。此外，本方与培元固本散（胎盘 1 具，大三七、血竭、炮甲珠、琥珀、红参、茸片各 30g）合方，加九制豨莶草，变散为丸，对类风湿性关节炎有卓效。

（6）中风后遗症之关节变形，肌肉萎缩，痿废不用，以本方 1 次 3g，3 次 / 日，淡茶水加蜂蜜 1 匙调服。另备制马钱子粉 198g（与本方等量）另包，单服，以准确掌握剂量。每睡前温开水送下 0.6g，10 日后渐加至 0.8g，极量 1g。服后以感觉全身肌肉筋骨紧张有力为验，即以此量为准服用。如出现强直性痉挛之苗头，即为过量。无须惊慌，服凉开水 1 杯即解，然后调整至适量。服药初期，医者应密切观察，以定准有效剂量。服药期间，忌食绿豆及汤。服药 10 日，停药 5 日，以防蓄积中毒。对本病之康复，大有助益。此法对癫痫亦有效。

案例：某 60 岁老妇，晚期溶骨肉瘤，日夜剧痛，服镇痛片 30 片不能止痛，已卧床 1 月。从骨病治肾，双补肾之阴阳以治本。主方用熟地、附子、川乌、黑豆、骨碎补、核桃肉、肉苁蓉、肾四味、龟鳖甲各 30g，地骨皮 60g，盐巴戟肉、二冬、云苓、狗脊、杜仲、防风、细辛、干姜各 15g，炙草 60g，蜂蜜 150g，鲜生姜 30g，大枣 12 枚，加冷水 2500mL，文火煮取 600mL，3 次分服，每次冲服本散剂 3g，茸粉、炮甲珠各 3g，当日痛缓，白天停服镇痛片，3 日后痛止起床，可到邻家串门。（《李可经验专辑》）

二十四、加味生化汤

组成：当归24g，川芎9g，桃仁14粒（研），炮姜、炙甘草各1.5g；益母草30g，红花10g，泽兰叶12g，生乳灵（炮甲珠粉12g，绵核桃仁4枚连壳点燃，去壳取仁加红糖30g，共捣如泥，药前嚼服），黄酒、童便适量，水煎服。

生化汤为傅青主所制名方，流传民间数百年，为专治产后诸症名方。李氏另加益母草30g，红花10g，泽兰叶12g，生乳灵，成为加味生化汤，较原方有更强的推陈致新、缩宫化瘀功效，并能于短期内强壮生乳。

生化汤原方具活血化瘀、温经止痛之功，主治产后瘀血腹痛、恶露不行、小腹冷痛及缺乳等症。另加益母草为活血通经、利水消肿要药，可使子宫收缩频率、幅度、紧张度增强，成为产后缩宫专药。泽兰叶活血祛瘀、行水消肿。二药相合，可有效消除产褥期感染之炎性渗出物，使弛缓之子宫迅速复原。

应用经验：产后即服此汤3剂，可在3日内宫缩复原，乳汁畅通。李氏治疗产后病约千余例，凡产后即服加味生化汤3剂者，无一例发生产褥感染或乳腺发炎者，可见本汤可以增强妇女免疫力，消除产褥期隐患。(《李可经验专辑》)

案例：

1.宋某，24岁。因乳汁不足求治。产后已8个月，未服生化汤，从产褥期至今，少腹时觉胀痛，呕恶食少，时有带下如恶露。脉弦涩，面部有黄褐斑，舌右侧有瘀斑，苔腻。证由产后恶血未净，致瘀浊留阻，上攻为呕，下则为恶露；且败血不去，新血难生，故乳少。当治其本，予加味生化汤：益母草、当归各30g，川芎10g，炙草、姜炭、炮甲珠、公丁香、郁金、红花各 10g，桃仁泥、泽兰叶各 12g，黄酒、童便各 1 杯（兑入），2 剂。

前方服后恶露、瘀血畅行，诸症已愈八九，乳汁大增，已足够哺婴。唯少腹仍觉胀痛，嘱原方再服 2 剂善后。

2. 裴某，27 岁。1979 年冬，产后半月，少腹痛，恶露不净，乳汁不下，脘胀不能饮食。追询病史，知素体瘦弱，食纳不馨多年。产后仅服生化汤丸 2 日，汤者荡也，丸者缓也。为图省事，反而误事。妇科确认为子宫收缩不良，予加味生化汤：益母草、当归各 30g，川芎、桃仁泥、红花、炙草各 10g，泽兰叶、炮甲珠各 12g，黑姜 15g，核桃肉 4 枚，红糖 30g，童便、黄酒各 1 杯（兑入）。

上方连服 3 剂，诸症均愈。食纳倍增，每餐吃 1 海碗。半夜饥不能眠，再吃馍片 5 两许，始能入睡，乳汁如涌。百日之后，体重增加 10kg。

二十五、乌蛇荣皮汤

组成：生地（酒浸）、当归各 30g，桂枝 10g，赤芍 15g，川芎、桃仁、红花各 10g，丹皮、紫草各 15g，定风丹 60g，白鲜皮 30g，乌蛇肉 30g（蜜丸先吞），炙草 10g，鲜生姜 10 片，枣 10 枚。

方解：方中桃红四物合桂枝汤，养血润燥，活血祛瘀，通调营卫。定风丹（首乌、白蒺藜）滋养肝肾，乌须发，定眩晕，养血驱风止痒；丹皮、紫草凉血解毒；白鲜皮苦咸寒，功能清湿热而疗死肌，为风热疮毒、皮肤痒疹特效药。服之可使溃烂、坏死、角化之皮肤，迅速层层脱落而愈，脾胃虚寒者酌加反佐药。本品对湿热黄疸，兼见全身瘙痒者，对症方加入 30g，一剂即解。乌蛇肉一味，味甘咸，功能祛风、通络、止痉。治皮毛肌肉诸疾，主诸风顽癣、皮肤不仁、风瘙隐疹、疥癣麻风、白癜风、瘰疬恶疮、风湿顽痹、口眼歪斜、半身不遂，实是一切皮肤顽症特效药。诸药相合，可增强体质，旺盛血行，使病变局部气血充盈，肌肤四末得养则病愈。(《李可经验专辑》)

应用经验：本方通调营卫，养血润燥，驱风止痒，活血祛瘀。可用治多种皮肤科顽症。

1. 鹅掌风　苏某，女，22岁，1977年6月7日初诊：右手鹅掌风4年零3个月。龟裂，痒痛，出血，冬季加重。每月经行2次，色黑不畅。正值经前，面部满布红色丘疹，奇痒难忍，脉数苔黄。症由脚癣时时搓痒传染，湿热内蕴，血热而瘀，不荣肌肤。予基本方加黑芥穗、皂角刺各10g，入血清透。

6月17日二诊：上方服5剂，下黑血块屑甚多，面部红疹已退，右掌龟裂愈合，皮损修复，仍感痒痛。久病营卫阻塞，加麻黄5g，桔梗10g，开表闭以通皮部之气；日久顽疾，加狼毒3g攻毒；黄带阴痒，加生苡仁30g，黄柏15g，苍术15g，川牛膝30g，蛇床子30g，以清湿热。

7剂后诸症皆愈，追访5年未复发。

田某，25岁，农妇。患鹅掌风5年，手足掌枯厚失荣，燥裂肿胀，流黄水，痒痛难忍，百治不效。面色萎黄不泽，经量仅能淹湿卫生纸少许，月月超期，近半年来二三月始一行。脉细弱，舌淡齿痕。濒临血枯经闭之险，皮肤微恙，已属细枝末节。所幸后天健旺，能食易饥。当从调补五脏气血入手。基本方生地易熟地，砂仁拌捣以防滋腻害脾；加生芪45g，红参10g(另炖)，焦白术、茯苓各30g。肺主一身大气，以黄芪运大气，黄芪又主"大风"(一切皮肤顽症的总称)且能化腐生肌敛疮。

脾主四肢,以四君健脾运中而溉四旁,充养气血以荣四末。7 剂。

上方服后,诸症均减,效不更方,7 剂。

三诊:肿消,患处每隔 2~3 日脱皮一层,龟裂愈合,皮损修复。面色红润,月经复常。肌肤微感痒麻,乃表气未通。加麻黄 5g,又服 7 剂痊愈。追访至 31 岁,健康如常。

2. 牛皮癣 刘某,女,29 岁,农民。1976 年春,患全身泛发性牛皮癣 2 月余,头面颈项、胸背四肢,无一处完好。皮损如老树皮,燥裂出血,瘙痒无度,搔破则流黄水。经西医脱敏、静注钙剂 40 余日不效,后继发感染,颈部、耳后、鼠蹊部淋巴结均肿大如杏,夜不成寐。追询病史,知其症由产前过食辛辣发物,产后过食鸡鱼致血燥化风,且产后未服生化汤,舌边尖瘀斑成片,胞宫留瘀,经前腹痛。古谓:"治风先治血,血行风自灭。"此症毒郁血分,非彻底透发于外,很难痊愈。乃疏基本方加金银花 90g,连翘 30g,清热解毒;加皂角刺、牛蒡子、黑芥穗各 10g,入血透毒于外。

药后,头面部新发出皮疹几乎满脸,额上结痂。肿大之淋巴结消散。原方又进 4 剂,不再发。去金银花、连翘又服 7 剂,凡病处皆脱壳一层而愈。愈后,其皮肤较病前细嫩、红润,黧黑之面色变为白嫩,人皆惊异。

韩某,男,22 岁。患牛皮癣 2 年余,近因搔破感染,外科用抗菌消炎,抗过敏,溴化钙静注 1 周无效。痒痛夜不能寐,双手背肿胀青紫,血痂累累,右腿内侧上 1/3 处粗糙溃烂,焮赤肿痛,腹股沟淋巴结肿硬疼痛,举步艰难。心烦口渴,舌红无苔,脉沉滑数。症由嗜酒无度,湿热深伏血分,蕴久化热化毒。

基本方生地重用 120g 清热凉血,加金银花 45g,连翘 30g,木鳖子 15g,僵蚕 10g,解毒散结消肿;日久顽疾,加狼毒 3g

攻毒；以牛蒡子、皂刺、黑芥穗透发血中伏毒；蝉衣 10g，引诸药直达皮部。

上药服 5 剂诸症均愈。

3. 神经性皮炎 王某，17 岁，中学生。因颈两侧、双肘外侧对称性皮损 8 个月求治。患处皮肤燥裂出血，奇痒难忍，结痂厚如牛皮。头眩，口渴，舌光红无苔，舌中裂纹纵横如沟，脉弦数。患者个性内向，木讷寡言。被老师训斥，情怀抑郁，不久发病。肝郁气滞，五志过极化火灼阴，血燥化风。阴伤颇甚，侧重养阴，少佐疏肝：基本方生地重用 120g，加女贞子、旱莲草、黑小豆、粉葛根、阿胶各 30g（化入），柴胡 3g，狼毒 1.5g，7 剂后诸症均愈。

张某，女，41 岁。全身瘙痒 18 个月，其面颊部、耳垂部、手腕外侧呈对称性皮肤干燥脱屑。病起产后，自汗，汗出当风，则患部肿起脱皮，痒痛如锥刺。唇色紫绛，舌色紫暗，边尖有瘀斑。便燥，三日一行，脉沉涩。证属肺卫失固，血虚内燥夹瘀，复感风毒。基本方当归重用 90g，加玉屏风固卫（生芪 30g，白术 20g，防风 10g）。

上药连服 7 剂，服 4～5 剂时，正值经行，下紫黑血甚多，经净，诸症皆愈。

4. 花斑癣 王某，45 岁。因全身瘙痒来诊，病已 3 年，百治不效。山医二院诊为花斑癣。其症全身起红色小丘疹，瘙痒无度，搔破后流血水，结痂。双手掌部皮损暗红、枯厚、脱屑。脉滑数，苔黄腻。证由嗜酒无度，内蕴湿热，复感风毒，伏于血络所致。类似《金鉴》在外科中所描述之"血风疮"。法当凉血化瘀，清利湿热。基本方加苦参 30g，苍术 15g，以皂角刺、黑芥穗各 10g，入血透毒。难症痼疾，加肾四味调补先天。上方连服 6 剂，痒止，不再起疹，手部脱壳一层而愈。追访 7 年未发。

5. 白癜风 高某，男，20 岁。病程 6 年，面颊双侧斑驳如花脸，四肢满布斑块，中心苍白，周围红晕，痒感，口渴，舌绛而干，脉沉数。证属血虚内燥化风，肌肤失养。基本方白蒺藜重用 90g，加沙苑子 30g，女贞子、旱莲草各 30g，狼毒 3g。经治 34 天，服药 31 剂，服至 10 剂后，每隔 2～3 日面部即脱皮一层，面目四肢病区已了无痕迹。唯觉腰困如折，原方去狼毒，加青娥丸（盐补骨脂 30g，核桃肉 5 枚）7 剂补肾固本而愈，追访 3 年未复发。

6. 疣 疣为赘生物，俗名"瘊子"，可出现于全身各部。现代分为传染性疣、扁平疣等，余曾治数十例。以基本方合麻杏苡甘汤：麻黄 10g，生苡仁 45g，杏仁泥 10g，白芷 10g（后下），炮甲珠 5g（研末冲服），少则 3 剂，多则 7 剂，皆自行脱落而愈。兹举一例：

甄某，女，34 岁。患左颊部、左手背扁平疣两年多，挑、刺、禁（以丝线扎紧瘊子根部，使之缺血坏死）、涂（鸭胆子）及内服中药数十剂皆无效。日见增多，面部有黄褐斑，痛经，舌质紫暗，脉涩，黄带。断为湿热内蕴，瘀血内阻，营卫阻塞，不荣肌肤四末。予基本方合麻杏苡甘汤加白芷通窍，炮甲珠 6g（研冲服）。7 剂后瘊子全部自行脱落，黄褐斑亦退净。

7. 过敏性湿疹 白某，女，35 岁。患过敏性湿疹 52 天。初病右头维穴处起红疹，瘙痒极重，搔破后流黄水，浸淫成片。继而背部及少腹起大片风团，搔破后流黄水。日轻夜重，奇痒不能入睡。近 1 周来继发感染，泛发性脓疱疮布满少腹及背部。腹股沟及耳后淋巴结肿硬剧痛。脉细数，舌尖部有瘀点。经抗菌、抗过敏治疗20日不能控制，湿热化毒深伏血分，拟方清透。基本方加金银花90g，连翘、木鳖子各30g，苡仁45g，苍术、黄柏各15g，全虫12只（研末冲服），蜈蚣2条（研末冲服），土茯苓120g，煎汤代水煎药，3剂，日3夜1服，因剂量大，共服5日，痊愈。大剂量土茯苓对重症湿疹，确有覆杯而愈之效。

8. 黄水疮　温某，女，27岁。后发际、右耳后黄水疮11年，右颈淋巴结肿大如杏核。每年打针服药、外治皆无效。痒痛难忍，搔破则流黄色黏液，所到之处即浸淫成疮。近来由于淋巴肿大，颈项僵硬，转动不灵如"斜颈"。脉沉滑，两关弦劲。积久顽疾，血分必有伏毒。基本方：白鲜皮加至90g，木鳖子30g，狼毒3g，黑芥穗10g，土茯苓120g（煎汤代水煎药），葛根60g，苍术15g。上方连服3剂而愈。

9. 斑秃　孙某，男，21岁。患斑秃3个月，隔几天脱发一块，呈圆形。满头黑发，几乎脱光。头皮痒，脱屑。除烦躁外别无所苦，脉舌如常，唯便干，2～3日一行。盖亦湿热阻塞营卫，血虚内燥，不荣皮毛所致。乌蛇主须眉脱落，定风丹养血去风，桃红四物养血清热化瘀，当属对症。发为血之余，肾其华在发，加骨碎补30g，病在头部，少佐白芷5g通上窍，加入基本方内，嘱服5剂，不料服后不及1周，其脱发处已长出新发。

10. 皮肤划痕症　王某，34岁，患本病7年。由产后风寒入络所致，久治不愈，今年入夏痒甚，夜不成寐。面部见风则肿，肌肤顽麻不仁。带多清稀如注。腰困如折，起立则眩晕。舌淡润，脉弱。基本方去生地、丹皮、紫草、白鲜皮，加生芪30g，白术20g，防风10g，麻黄、附子、细辛各10g，脱敏灵（苏叶、浮萍、蝉衣、地龙）40g，肾四味 120g，3 剂。

治风先治血，基本方养血活血润燥祛风，通调营卫，乌蛇主大风益肌肤，麻附细解久伏之风寒，玉屏风固表，肾四味固护肾气，脱敏灵脱敏。如此中西医理大杂烩组成一方，此病竟获治愈，实属侥幸。

11. 臁疮（下肢溃疡症）　王某，女，66 岁。双下肢内侧溃疡 3 个月，皮色青紫，滋水淋漓，痒痛不能入睡。右寸关细弱，舌淡有齿痕。高年气血虚衰，脾虚气陷，湿毒下流。基本方加生芪 45g，白蔹 12g，益气化腐，生肌敛疮；白鲜皮 30g，清热燥湿去死肌；生苡仁 30g，黄柏、川牛膝各 10g，苦参 30g，土茯苓 120g 煎汤代水煎药，3 剂。

二诊：上方每剂两煎内服，药渣煎汤一盆冲洗。另外贴臁疮膏。2 剂后痒痛止，已无渗出液，3 剂后患处结痂，又服 3 剂痊愈。

12. 过敏性紫癜　曾治 7～13 岁儿童 20 余例。本病为过敏性疾患，多因小儿先天肾气未充，免疫力低下所致。邪之所凑，其气必虚。故当辨证求本，不可见血止血。大约禀赋强者，从阳化热，表现为肝不藏血，血热妄行。证见面赤气粗，口苦目眩，溲赤便干，急躁易怒，紫癜成团、成片，色紫黑，脉多滑数，约占患病小儿的十之七八。借鉴温病发斑之理，以桃红四物汤加丹皮、紫草、大蓟、青黛，清热解毒，凉血化斑，多数在半月内痊愈。腹痛者加白芍甘草汤、地榆、白蔹清肠解毒敛疮；加三七粉 3g，行瘀止血；重用大蓟 30g，贯彻始终，清热解毒，利尿止血，可有效保护肾脏。迁延失治，肾功受损者，亦可迅速消除蛋白尿。紫癜消退之后，改方桃红四物汤加阿胶、三七粉，养血柔肝善后。

禀赋弱者，从阴化寒，表现为脾不统血。证见面黄肌瘦，食少便溏，气怯汗多，精神萎顿，紫癜色淡或鲜红如妆，脉多细弱。约占患病小儿的十之二三。治当补气，温脾摄血。补中益气汤重用生芪60g，加姜炭、三仙炭各10g，三七3g；腹痛者加吴茱萸、肉桂各10g解痉；大便潜血阳性者，三七加倍，以化瘀止血。腰困膝软者，加肾四味各10g，以固护肾气。方中姜炭、三仙炭为温脾止血要药。凡用此法治愈的小儿，无一例复发。上述二型，可互为演变。肝不藏血者，过用苦寒，损伤脾胃之阳，可虚化为脾不统血，亟亟改弦易辙，温脾统血。脾不统血者，正气来复，阴证转阳化热，大是佳兆，予补中益气汤内加知母20g，大蓟30g即可。

张某，52岁。患过敏性紫癜37年。14岁时，适值经期正在洗头，被母追打，赤身跑出野外，遂致经断。当晚腹痛阵作，下肢发出青紫斑块多处。3日后喝红糖生姜末，全身燥热，发际、耳、目、口、鼻、喉、前后阴，痒如虫钻，发一身点、片、条状红疹而解。此后，年年不论冬夏发病3～5次、7～8次不等。连生8胎，2胎产后服生化汤3剂，竟1年未发。今次发病3日，正在出疹之际，腹痛如绞，抓搔不已。视之右腿有紫斑4处，左腿2处，脐上到胸，背后至胯，红云片片。抓耳挠腮，揉眼，奇痒如万虫钻心。诊脉沉数，舌红苔黄，边尖瘀斑成片。

此症之来龙去脉已清：初病经期风寒外袭，邪入血室，暗结病根。日久化热，湿热与血凝结成毒，正邪相争则病作。2胎服生化汤，和营活血，推陈致新，恰中病机，故1年未发。今病又作，是邪有外透之机，当因势利导以乌蛇荣皮汤进治，加地榆30g，白蔹15g，清肠解毒敛疮；以黑芥穗、皂角刺深入血络，透发伏毒；三七10g破瘀，直捣病巢。上方连服10剂，数十年痼疾竟得治愈。追访 3 年零 7 个月未复发。

13. 黄褐斑　王某，女，26 岁。产后面部生出黄褐斑，双颊、鼻眼交界处、额部，呈多个 "井" 形图案，腰困多梦，年余久治不愈。脉涩，舌双侧瘀斑成条，面色灰滞欠华。基本方加肾四味120g，白芷、降香各 10g，师通窍活血汤意，以黄酒半斤入水共煎。上方连进 6 剂，经行，下黑血块甚多。隔 10 多天后一照镜，已全部退净。上方经治本病约 300 例以上，皆一诊而愈。

14. 局限性皮肌炎　张某，男，27 岁。上唇木肿，2 个月不消。初病上唇左侧肿如大米粒，误作唇疔，以三棱针局部放血后，半小时内肿延全唇，次日肿齐鼻翼，半月后肿势蔓延至双颧骨，右眼肌麻痹，不能闭合。刻见唇肿外翻，多处迸裂出血，麻木不知痛痒。愈冷愈觉木厚而胀。晋中二院外科诊为 "局限性皮肌炎"，嘱患者找中医寻求治法。脉浮弱，舌淡胖，齿痕累累。考患者系马车工，经年累月，饱受风霜雾露外袭，营卫阻塞，大气不运，卫外失固，寒邪趁虚袭络，法当益气和营活血为主。基本方去生地、丹皮、紫草、白鲜皮。加生芪 30g，白芥子 10g 去皮里膜外之痰凝，3 剂。

二诊：唇部变柔软，口已可闭合。左嘴角有 1 结块如杏大，质硬。自汗而凉，气怯。加红参 10g（另炖），"炮甲珠 3g，麝香 0.15g"（研末冲服），通络化瘀散结。

三诊：上方连服 6 剂，结块已消，全唇变软，有皱纹出现。患者家庭困难，已带病上班，晨起见风寒则唇部发木，发痒，劳累一日，入夜腰困如折，尺部脉极弱。想必青年不慎房室，久病及肾，固本为要。补中益气、阳和、桂枝汤、玉屏风合方，加肾四味鼓舞肾气。上方共服 10 剂，诸症皆愈。追访至 1989 年无异常。

15. 高年全身瘙痒顽症　本法曾治愈 60 岁以上、75 岁以下男女老人 16 名之全身瘙痒顽症，乃高年气血虚衰，内燥化风，不荣四末，基本方加生芪 60g，少则 3 剂，多则 6 剂皆愈。

二十六、贯众石膏汤

组成：生石膏 250g，贯众、黑小豆各 30g，苍术 15g，明雄黄 0.3g（研末吞服），甘草 10g，丹皮、紫草各 15g，青黛（包煎）、炒黑芥穗各 10g。

功用：清热辟秽，化斑解毒，治疗瘟毒发斑。

此方在《李可经验专辑》中仅见一次，且与其他方合用，不多介绍。

二十七、银翘蚤牛方 *

组成：金银花、连翘、生苡仁各 15g，苍术、黄柏、生栀子、柴胡、青黛（包）、牛蒡子、车前子（包）、苦参、甘草、蚤休各 10g，白芷 5g，煎取浓汁 150mL，日分多次频灌，热退脓止，余药弃去。

本方主治急性化脓性中耳炎，方以银翘蚤牛清热解毒透邪，柴栀青柏泻肝胆之热，三妙散合苦参车前子清化湿热而排脓，小量白芷既能透窍排脓，又可引诸药直达病所。加用蚤休，既可增强清热解毒之力，又可清热息风，阻断惊厥动风之变。热势亢盛者，加生石膏清肺胃；里热已结者，加大黄釜底抽薪，表里双解，收效更速。

应用经验：以上方治婴幼儿本病，多则 2 剂，少则 1 剂，经治约 30 余例，均治愈。凡 5 岁以下皆用本方；5 岁以上，金银花、连翘均增为 30g，但小儿脏腑娇嫩，脾胃气弱，似乎剂量過大。然小儿又有凡病传变迅急的特点，穷乡僻壤，配药不易。故宁可多备少服，中病则止，余药弃去不用，不可急用无备，延误病机。关键在服法上应掌握分寸，自无药过病所之弊。凡经上法治愈者，追访 10 年以上，无一例发生耳聋，可有效保护病孩听力。

案例：女婴杨某，6 个月。患急性中耳炎，双耳流脓味臭，面红目赤，高热寒战，体温 39℃，哭声尖亮刺耳，指纹沉紫，直透命关，已输液一日，未能控制病情，恐邪毒内攻，动风惊搐。急以三棱针点刺十宣、十二井出血，病孩出汗，热势少刹。拟清热解毒透邪于外，清泻胆火以靖内热，投以本方，煎取浓汁 150mL，日分多次频灌，热退脓止，余药弃去。次日诊之，药尽 1 剂的 2/3，已全好。嘱再煎 50mL，以清余邪。(《李可经验专辑》)

二十八、克白散

组成：沙苑子 750g，九制豨莶草 500g，乌蛇肉 250g，定风丹 300g，三七 100g，藏红花、乌贼骨、白药子、苍术、蚤休、降香、紫草、甘草各 50g，制粉，每服 5g，3 次/日。

功用：白癜风专用。"余参酌古今论著，创制克白散，经治多人皆愈。方中之沙苑子补益肝肾，从近代药理研究得知，确是一味宝药。含有多种稀有微量元素，能增强人体免疫功能，助长发育抗衰老，抗癌。可增强内分泌激素的生成，增强新陈代谢。对一切整体失调类疾病，均有调补作用。"(《李可经验专辑》)

案例：王某，女，41 岁，患白癜风 20 年。面部斑驳，白一片，红一片，黑点，黄褐斑点缀其间，犹如京剧脸谱。渐渐发展至体无完肤，睫毛、眉毛亦变白。皮痒脱屑，脉细数，舌边瘀斑成片。从血燥化风，气虚夹瘀不荣肌肤论治。积久顽疾，乌蛇荣皮汤加狼毒3g，生芪100g。服10剂，痒止，病变部位苍白处逐渐变红。再投克白散一料，服至45天时，皮肤色素基本均匀复常。全部服完，面部之黑点、黄褐斑亦退净。

二十九、明目退翳汤

组成：熟地、首乌、刺蒺藜、当归、赤白芍、枸杞子各15g，夜明砂（包）、桃仁、红花、菊花、川芎、菖蒲各10g，夏枯草、沙苑子、决明子、生石决明、谷精草、活磁石各30g，柴胡6g，蝉衣10g，甘草5g。

本方以杞菊八味、四物汤滋养肝肾，加大队明目退翳药，化裁加减而成。

舌红无苔者，重用熟地；腰困重者合肾四味；脾虚不受补者加砂仁、焦三仙助运化；接近成熟期者，刺蒺藜加至30g。方中尤以沙苑子为补虚退翳要药，夜明砂明目退翳是其专长。刺蒺藜善行善破，专入肺肝，宣肺之滞，疏肝之瘀，最善磨翳。其余蝉衣、菊花、石决明、决明子，皆明目退翳之品。诸药相合，其功甚著。

应用经验：老年性白内障为临床常见、多发病。肾主藏精，肝主藏血而开窍于目，五脏六腑之精华，皆上注于目，故本病关键在肝肾之虚。本方补益肝肾，明目退翳，佐以活血化瘀，曾治多例早期白内障，均获治愈。轻症服之，半月左右即愈。（《李可经验专辑》）

案例：田某，女，61岁。经县医院眼科检查，患双目白内障二期已半年，经用滴眼剂无效。黄昏后即因视力模糊，不敢外出。头晕而痛，目珠夜痛，口干烦躁，腰膝酸软，体质素虚。45 岁时，曾患乙肝，55 岁后境遇坎坷，精神郁闷。舌红少苔，脉弦细数。证属肝肾阴虚夹瘀，予本方服 10 剂，头晕痛、目珠夜痛已止。效不更方，又服 10 剂，以药渣煎汤熏洗双目，肉眼观察，混浊的晶体，大为清晰，夜晚外出也亦可看清道路。原方又服 7 剂，经县医院复查，为正常晶体，痊愈。追访 5 年未复发。

三十、小半夏止呕方 *

组成：赭石 45g，生半夏、茯苓各 30g，鲜生姜 30g，姜汁 10mL。

本方系《金匮》小半夏加茯苓汤重用生半夏，加赭石末、姜汁而成。

用治各种原因所致剧烈呕吐，当属治标之剂。"此法余一生应用上万例，通治一切肝胃气逆之呕吐，如妊娠恶阻剧吐，水米不入；胃出血狂吐不止；现代医学确诊之脑膜刺激征；寒热错杂之胃肠痉挛等，皆有捷效。轻症服两口即止，稍重则服二三次即愈，极重症者 10 小时余过关。标症一除，再缓图治本。不论何种呕吐，皆由胃气上逆。胃为气机升降之中枢，胃气不降，则诸经之气皆逆。方以赭石、生半夏、鲜生姜降胃，则气机升降复常，何呕吐之有？正是执简驭繁，以不变应万变之法。"

案例：妊娠恶阻：赵某弟媳，28 岁。怀孕 1 个月，剧烈呕吐 35 天，随夫返乡调养。从天津至灵石，旅途劳顿，已形成脱水，眼眶深陷，气喘多汗，水米不入，脉细如丝。予生半夏、茯苓、红参（另炖）、鲜生姜各 30g，炙草 15g，姜汁 10mL 兑入，浓煎，小量多次呷服，1 剂而愈。（《李可经验专辑》）

三十一、大柴胡汤变方

组成：柴胡 125g，黄芩 45g，生半夏 60g，杭白芍 45g，枳实、丹皮、大黄（酒浸后下）、生槟榔、甘草各 30g，桃仁 15g，冬瓜仁 60g，金银花 90g，连翘 45g，芙蓉叶 30g，芒硝 40g（分冲），生姜 75g（切），大枣 12 枚。加水 2000mL，浸泡 1 小时，急火煮沸 10 分钟，取汁 600mL，化入芒硝，加入姜汁 10mL，3 次分服，3 小时 1 次，日夜连服 2 剂，以阻断病势。

功用：清热解毒，通腑泻热，扫荡血毒。主治胆道系统疾病（胆蛔症、急性胆囊炎、胆石症）及胰腺急性炎变，以大柴胡汤为核心组方。"经治急性胰腺炎 6 例，急性胆囊炎、胆石症、胆绞痛 70 余例均愈。"（《李可经验专辑》）

急性胆道蛔虫症并发急性胰腺炎：刘妻，46 岁，1983 年 12 月 2 日急诊入院，经内、外科紧急处理，不能控制，请中医会诊。患者于昨日早饭后右上腹绞痛，频频呕吐，下午 4 时，吐出蛔虫 1 条，剧痛部位扩展至右上腹，疼痛剧烈，一度休克，注射哌替啶 1 支未效。今日持续性、阵发性绞痛加剧，满腹拒按，手不可近，反跳痛，寒热如疟，体温 39℃，经查血象：白细胞 18.5×10^9，中性 90%。初步诊断：急性胆道蛔虫症合并急性胰腺炎。已给予大剂量青霉素静滴，亢热不退，剧痛呕吐不止。当时，本院未能做血清淀粉酶测定，但已见急性胰腺炎之三大主症，病势险重，如果转院，势必延误病机，决定中西医结合进行抢救。

询知嗜食肥甘酒酪，内蕴湿热，诊脉沉弦数实，苔黄厚燥，口苦、口臭。近日食滞，7 日不便，复加蛔虫内扰，窜入胆道，胰腺发炎。邪热壅阻脾胃肝胆，已成热实结胸、阳明腑实重症，拟方如下：

（1）舌下金津、玉液穴刺泻黑血，双尺泽穴抽取黑血2mL，左足三里，右阳陵泉透阴陵泉，提插捻转泻法，留针半小时。以上法疏泻胆胃瘀热而止痛，针后呕吐止，剧痛缓解。

（2）拟以大柴胡汤为核心组方，清热解毒，通腑泻热，扫荡血毒：柴胡125g，黄芩45g，生半夏60g，杭白芍45g，枳实、丹皮、大黄（酒浸后下）、生大白、甘草各30g，桃仁泥15g，冬瓜仁60g，乌梅30g，川椒、黄连各10g，细辛15g，金银花90g，连翘45g，芙蓉叶30g，芒硝40g（分冲），鲜生姜75g（切），大枣12枚。

12月3日二诊：昨从11时40分开始服药，至12时半，腹中雷鸣，频转矢气，呕止，痛去十之七八，仍无便意。令所余2次药汁一并服下，至下午2时40分，畅泻黑如污泥，极臭、极热，夹有如羊粪球大便1大盆及蛔虫3条，痛全止，热退净。嘱其第2剂药去芒硝，于夜12时前分3次服完。至夜10时又畅泻2次，泻下蛔虫1团，安睡一夜。

化验血象已无异常，热退痛止，全腹柔软，患者要求出院。脉仍滑数，予上方1/4量2剂，以清余邪。

原按： 胆道系统疾病（胆蛔症、急性胆囊炎、胆石症）及胰腺急性炎变，所出现的症状，如胸胁剧痛、手不可近、呕吐不止、寒战高热等，与《金匮》蛔厥、《伤寒》"热实结胸""结胸发黄"及大陷胸汤证、大柴胡汤证之论述基本合拍，故以大柴胡汤为核心组方，正是最佳方案……本例合并胆道蛔虫症，故加乌梅、川椒、黄连、细辛、蜂蜜为引。

按： 李可未为本方命名，根据他将另一方剂命名为"大柴胡汤变方之二"（排石汤），推断本方为大柴胡汤变方。

三十二、排石汤（大柴胡汤变方之二）

组成：柴胡125g，杭芍90g，炒枳实30g，黄芩45g，黄连15g，吴茱萸30g，生半夏130g，大黄45g，辽细辛45g，炙甘草30g，木香15g，醋元胡15g，大叶金钱草120g，生姜75g，大枣25枚。水7500mL，急火煮沸15分，2次分服，3小时一次。

主治：急性胆囊炎，胆绞痛（石阻），症见右胁下绞痛，服一次后如疼痛加剧，为排石之兆，可即时送服通淋散1包。体壮者，可日服2剂。"经治数十例急性胆囊炎，均一次治愈，无复发。胆石症有的可以彻底排除，有的仍有结石，或溶解为泥沙后再缓为排除，但经治后临床症状消失，全部免除了手术。"本方同时可以用于急性坏死性胰腺炎，加金银花250g，木鳖子45g。

注意与阑尾炎鉴别：剧痛逐渐集中于右下腹部，用攻毒承气汤。

胆石症胆绞痛：景某，男，45岁，1985年8月17日夜邀诊。患者剧烈右胁痛3日，县医院B超确诊为胆结石，胆囊内有大小不等之结石6个，大者如玉米粒，小者如红豆。已定手术，本人要求先服中药试治。刻诊患者痛发正剧，便结腹胀，尿频急痛。先以针刺清泻胆经郁火，予阳陵泉透阴陵泉，行泻法，约10分钟剧痛缓解。患者嗜酒，喜食肥甘，脉滑数搏指，苔黄厚。证属湿热积久化火，胆石阻滞胆道。予清热利胆排石：柴胡25g，白芍45g，赤芍30g，枳实、郁金、滑石、海金沙、大黄各30g，黄连、栀子、木香各10g，桃仁泥、甘草各15g，川牛膝30g，乳香3g，鸡内金10g，醋元胡5g（研粉冲服），芒硝

15g（分冲），大叶金钱草120g。煎取600mL，早晚分服，3剂。

8月21日二诊：上方服后每日泻下胶粘、灼热大便2、3次，痛止。去芒硝，大黄减为10g，继服3剂。8月25日三诊：共服药6剂，B超复查结石化为泥沙状，食纳精神已如常人。嘱每日服鸡内金粉21g，以金钱草60g煎汤分3次送服，10剂痊愈。追访至1997年，一切如常。（《李可经验专辑》）

按：本方系李可给弟子范金福亲笔书信所拟，时间2012年2月23日。

三十三、加味五味消毒饮

组成：金银花、公英、地丁、蚤休、夏枯草各30g，皂角刺、白蔹各10g。

主治：本方系李可"治疗经效方，脓成即溃，未成立消。白蔹为疗毒要药，内服外敷皆故。"

唇疗走黄：王某之女，16岁。某日起床后，觉右上唇痒痛麻木，肿势迅急，至7时半，已延伸至右侧半边脸肿。频频喷射状大吐，心烦头晕嗜睡，目赤，舌红苔黄厚腻，口臭，脉沉滑数。证属心脾积热上攻，疗毒走黄，毒气攻心。速予刺泄恶血，右无名指螺纹正中、中指指甲根部以及少泽点刺出血，刺毕，立时消去大半，目已能睁，神清呕止。内服加味五味消毒饮，2剂，上药3小时服1煎，9小时内连服2剂，痊愈。（《李可经验专辑》）

三十四、小儿高热惊风方 *

基本方：生石膏30g，麻黄、杏仁、甘草、丹皮、紫草、天竺黄各 10g，芦根 30g，蚤休 15g，竹沥 20mL，葶苈子 10g，大枣 10 枚。

是方以麻杏石甘汤为主，生石膏、丹皮、紫草，三药合用可代犀角，退高热奇效。蚤休为清热解毒，息风定惊要药，可治一切毒蛇、毒虫咬伤、疔疮恶毒，解毒力最强，可清除入血之病毒而护心醒脑，又独有止痉功效，故为方中主药。竹沥、竺黄、葶苈清热泻肺涤痰，芦根清热养阴。

另配羚麝止痉散为余急救小儿高热惊风开窍醒脑常备药。轻症单服立效，不必配服汤剂。若有窒息之险，另加麝香 0.3g 立解其危。

功用：清热息风，宣肺涤痰，开窍止痉。治小儿高热惊风。

应用经验："经治本病数百例，多数在 10 小时内痊愈，无一例有后遗症。若因乳积化热而致本病，则与保和丸合方化裁；里实者，釜底抽薪，加大黄 5g 另泡汁兑入，得泻则去之。小儿急惊，不外风、热、痰、食为祟，上方加减可以通治。"

案例：

王儿，出生 4 个月。深夜 2 时，夫妻二人抱患儿来家求治。手持医院病危通知，跪地不起。询知因急性肺炎高热抽风入院，历一昼夜不能控制。患儿高热昏迷，体温 39.7℃，牙关紧闭，角弓反张，两目上翻，痰壅鼻翕，频频抽搐，5～6 分钟 1 次。唇指青紫，四肢厥冷，体若燔炭，紫纹直透命关。证属风热犯肺，痰热内结，热极动风，邪陷心包。急以三棱针点刺手足十指（趾）尖等穴位出血。大哭出声，全身汗出，四肢回温，以毫针飞针点刺涌泉等穴位约 1 分钟，患儿苏醒，抽搐亦止。令先服羚麝止痉散 1g，加麝香 0.3g 为疏上方。

3 时许，余亲为煎药，此时患儿已能吮乳。3 时 15 分取药汁 60mL，至天亮服药 35mL，散剂 3 次而愈。所剩药汁弃去不用。给散剂 2 次量，以防余热复炽。夫妻欢天喜地而去。（《李可经验专辑》）

原按：急惊风为儿科四大症之一，属儿科常见急危重症。若处置不当，轻则转为慢惊，演变为癫痫、弱智痴呆，重则危及小儿生命。本证多属实证、热证。小儿稚阴稚阳，脏腑娇嫩，脏气轻灵，传变最速，一拨便转，瘥愈亦快，故宜急症急治。先以针刺解热开窍止痉，阻断病势传变。针刺一毕，病退一半。辨证既准，方剂宜大。小量多次，按时给药，以保持血药浓度。

三十五、小儿慢脾风方 *

基本方：生芪 100g，山萸肉 90g，当归 15g，高丽参 15g（另炖），附子 10g，生龙牡粉各 30g，活磁石 30g，白芍 15g，龟鹿二胶各 10g（烊化兑入），肾四味 120g，炙草 15g，麝香 0.15g（分次冲服），鲜生姜 5 片，大枣 10 枚，连皮核桃仁 4 枚（打）。

是方由当归补血汤重用生芪，合参附龙牡救逆汤加活磁石之吸纳上下，合张锡纯氏来复汤救脱，更加血肉有情之品补五脏，肾四味鼓舞肾气。小量麝香救脑缺氧，振奋呼吸中枢而解窒息、止痉挛，不论闭脱皆有卓效，且能恢复小儿智力。

功用：主治小儿慢脾风。

应用经验："余数十年以上方加减，治各种原因导致之小儿慢脾风证不计其数，无一例有后遗症。"

温女，7 岁。夜半 2 时，突然手足抽搐，角弓反张，牙关紧闭，两目天吊，约 5 分钟发作 1 次。起病下痿，两腿不能站立，着地则外翻跌扑。入我院内儿科，观察治疗3日无效。怀疑破伤风，查无外伤痕迹，疑脑及脊髓病变，急转晋中二院住院3日，治疗无效，发作更频，多次发生窒息。会诊认为，本病大脑缺氧时间过长，病情危急，不易挽救。即使治愈，难免变为痴呆，建议转院。患孩家属连夜赶回灵石，邀余作最后诊视，以尽人事。

患孩气息微弱，冷汗淋漓，面色萎黄无华，唇色发青，神情萎靡、呆钝，二便失禁，脖颈左右倾倒。呼之可醒，两目无神，手足四肢不停抽搐，约10分钟大发作1次，发则角弓反张，呼吸窒息，脉象微弱模糊。询知生后缺奶，自幼体弱多病。显系先天不足，后天失调，脾肾两虚。肾主骨生髓，脑为髓海，肾虚精怯则不能作强；脾主四肢，脾气虚不达四末，故痿弱不能站立；病发于子夜，为营卫不固，暴感寒邪，寒主收引，故频频抽搐不止；况重病10日，小儿脏气怯弱，气血耗伤殆尽，大汗不止，时时欲脱；天柱骨倒，二便失禁，为肾气败亡死证。唯峻补气血，以救暴脱，令先服高丽参粉5g，麝香0.3g，以救呼吸衰竭而止痉。服后约20分钟，抽搐停止，神识转清。遂疏上方一剂，煎取浓汁500mL，分作5次服，2小时1次。

次日再诊，抽搐已12小时未作，汗敛，呼吸和匀，开始进食。上方小其剂，又连服6剂而愈。(《李可经验专辑》)

三十六、加味芪桂五物汤

组成：生芪45g，当归30g，白芍90g，桂枝、红参（另炖）、肾四味各10g，黑木耳30g，炙草10g，鲜生姜10片，枣10枚，核桃肉20g。

是方乃在经方黄芪桂枝五物汤基础上加味而成。

功用：益气养血，补肾益精，柔肝缓急。"曾治愈多例鸡爪风"。

案例：宋某，女，26岁。产后9个月，春末忽觉四肢麻木，气怯神倦，腰困如折，劳累或气候突变则加重。近1个月来，麻木一旦发作，手脚便频频抽搐如鸡爪状，内科诊为缺钙性抽搐，补钙亦不能控制。视其面色萎黄欠华，脉细舌淡。断为产后血虚，肝失所养，故挛急，遂予加味芪桂五物汤益气养血，补肾益精，柔肝缓急：予本方7剂。

二诊：药后精神健旺，面色红润，气怯腰困麻木均愈，而遇冷仍有抽搐，洋询病史，知患者产后未及满月，淘菜洗衣不避冷水，致寒湿深入血分，正虚不能鼓邪外达。继以改良乌头汤治愈。（《李可经验专辑》）

第二节　赏用方

一、温氏奔豚汤

本方被李可视为"一首重要方剂"，为其书中有专题论述的6个方剂之一。此为山西省中医学校温碧泉老师方，李可取名"温氏奔豚汤"，与《金匮》奔豚汤名同方异。此是一首纯阳益火，救困扶危妙方。温热灵动，彻上彻下，通行十二经表里内外。功能温养先天命门真火，救元阳之衰亡，固元气之厥脱；补火生土，化湿醒脾，补土制水，而消水肿；纳气平喘，安养冲脉；引火归原，制伏奔豚；消五脏寒积，逐六腑冷凝，除骨脉寒痹，破沉寒痼冷，散寒行气治诸痛。于大队辛热燥药之中，重用一味山药之性润，健脾和胃益肺，补肾强精益阴之品为佐，滋阴配阳，共奏益火之原、以消阴翳之效。

组成：附子，轻症温养10g，大病阳衰15～30g，危重急症，斩关夺门，破阴救阳100～200g；山药30g；红参平剂10g，急救暴脱30g，加山萸肉90～120g；炙甘草平剂为附子的两倍，当附子破格重用时，保持60g；肉桂平剂10g，火不归原用小量（3g去粗皮研粉，小米蒸烂为丸，药前先吞）；沉香、砂仁用小量3～5g（2005年冬，与刘力红教授切磋，觉三阴寒证加用干姜则其力更雄厚，因增干姜一味），余药随证酌定。

煎服法：小剂，加冷水1500mL，文火煮取600mL，3次分服。大剂，加冷水2500mL，文火煮取750mL，日3夜1服。上有假热，热药冷服，偷渡上焦。

原方主治：肝脾肾三阴寒证；奔豚气；寒霍乱，脘腹绞痛；气上冲逆，上吐下泻，四肢厥逆，甚则痛厥；寒疝；水肿鼓胀等症。本方运用要点，以"厥气上攻"为主症，即取方名"奔豚"之意。"奔豚"为一种发作性疾病，属冲脉病变。冲为血海，其脉起于小腹，循腹上行，会于咽喉。隶属肝肾，又隶属阳明。当肾阳虚衰，寒饮内停，冲脉即不安于位，夹饮邪上逆奔冲，便成本证。当发作时，患者自觉一股冷气从少腹直冲胸咽，使其喘呼闷塞，危困欲死而痛苦万分。其证时发时止，发则欲死，止则平复如常，与《金匮》描述一致。方中肉桂、沉香直入肝肾，破沉寒痼冷，温中降逆，为治奔豚之专药，故投治辄效。余运用本方34年，临证加减变通，扩大应用范围，用治一切沉寒痼冷顽症、临床罕见奇症，皆能应手取效。尤对危急重症，有起死回生之功。(《李可经验专辑》)

"凡见脐下有冷气上攻，气不能续，喘呼闷塞欲死，此为阳衰，冲脉不能下守，肾气夹冲气上奔，寒水上凌心肺，投温氏奔豚汤。"

"本方妙用甚广，不及备述。""凡一切定时发作性又顽固难愈之症，统属奇经频发痼疾，本方投剂而效。本方治疗范围极广，风心病、肺心病垂危阶段，可救生死于顷刻。寒霍乱之上吐下泻，脘腹绞痛；寒疝，水肿鼓胀，男子缩阳，女子缩阴，鸡爪风，伏寒奇症，高血压，肥胖症，梅尼埃综合征，噎膈……把定三阴寒证一关，多能应手取效。"（《李可经验专辑》）

"减肥是本方发现的一个意外功效。从20世纪60年代中期至今约有百例全数治愈。因为本方主治三阴沉寒痼冷，无端发胖，正是阴寒痰湿凝阻气化，像一座冰山，本方犹如烈日当空，阴霾自消。太原女青年曹某，21岁，10岁时父母双职工，每日上班把孩子锁在家里，冰箱里准备了足够的饮料、夹肉面包、蛋糕，每月喝十多箱可乐、健力宝，40～50斤蛋糕之类，年余变成一个小胖子。2007年初并发高血脂、高血压。第一疗程服药21剂，自己逐日叠加附子量，小便特多，发臭（坚冰消融之象），附子加至200g后又服15剂，不足二月减重26kg，所有旧衣服全部报废。由一个粗胖臃肿的人，变为苗条活泼，所有症状全部消失。"（李可演讲稿"思路与方法"）

案例：

1.心脏扩大　张某，男，50岁，青岛远洋公司船长，每年在海上生活7个月以上，寒湿内侵。2005年体检，发现心脏扩大二分之一以上，有气上攻，心动神摇（室早）。在灵石服药45日，用温氏奔豚汤，附子从45g叠加至450g，服后诸症均退。

又到青岛医学院复查，两片对照，心脏已完全复位，CT主任大为吃惊，说原先误诊了，心脏器质性改变不可逆转，不可思议！（李可演讲稿"思路与方法"）

2. 风心病垂危 郝某，男，50岁。患风心病12年，近2年出现全身肿胀，腹大如鼓，脐凸胸平，下肢烂肿如泥。山医一院诊为"风心病心衰，心功Ⅲ级，心房纤颤"。心悸气喘，畏寒特甚，盛夏犹穿棉袄。已卧床3月余。端坐呼吸，面色青惨，唇指青紫。口鼻气冷，冷汗淋漓，四肢厥冷。六脉似有似无，或如雀啄，至数模糊。唯下三部之太溪脉尚微弱可辨。舌紫胖水滑，齿痕多。腹诊脐下筑动应衣，时觉有冷气从关元穴处沿腹正中线向上攻冲奔迫，冲至咽喉，人即昏厥。家属已备棺木。神识昏蒙，似睡非睡。

少阴亡阳诸症悉见，唯太溪根脉尚微弱可辨，是为一线生机。勉拟一方，破阴救阳固脱，得效再服10剂：附子100g，生山药60g，油桂3g（冲），沉香3g（磨汁兑入），砂仁5g，云苓、泽泻各30g，红参20g（另兑汁），煅紫石英、生龙牡、肾四味各30g，山萸肉90g，炙草60g，怀牛膝10g，鲜生姜10片，大枣10枚，核桃仁4枚（打）。加冷水2500mL，文火煮取750mL，日三夜一服。患者服药3剂后，奔豚气未发，10余年之心悸亦止，纤颤消失。服至7剂时小便增多，日夜可达2000mL。食纳增，喘定，可平卧。全身落屑如脱一层壳，可到户外散步。服完10剂，水肿全消，精神健旺，秋收大忙时节，给生产队护场。（《李可经验专辑》）

3. 缩阳症 靳某，男，21岁。1984年11月1日22时许，忽觉脚背麻如电击，有一股冷气从双小腿内侧中线直冲至阴茎根部，随即全身寒战，嘎齿有声。头汗喘促，阴茎阵阵收缩入腹，恐惧异常，于2日晨急诊入院。内科用镇静剂不能控制，邀余会诊。四诊未毕，突然发作。仓促之间，急令患者卧床解衣，即以手中之纸烟头，对准关元穴着肤火灼，约2秒钟，立解其危。见证为阴寒直中厥阴，肝主筋，其脉过阴器，寒主收引，故阴茎收缩入腹。以温氏奔豚汤用附子30g，加吴茱萸（开水冲洗7次）15g，山萸肉、生龙牡各30g，鲜生姜10大片，大枣20枚，逐在里之阴寒，温肝肾而固元气，3剂后病愈出院。（《李可经验专辑》）

4. 癔病　赵某，女，45岁。1983年11月16日晚8时，忽觉舌根部如电击样麻辣，抽搐，口不能言，继而双腿从踝部以上，震颤抖动不止，寒战嘎齿，不能自制，10余分钟后渐止。此后，每晚8时，准时发病，心荡神摇，恐惧殊甚。脉急而细，120次/分。舌红、口渴喜热饮。内科诊为癔病，用药3日不能控制，请中医协治。询知患者5年前暴崩几死，久病耗伤，损及于肾，肾阳虚不主温煦，寒由内生。肾之经脉络舌本，寒主收引，故舌根麻而抽搐；肾在变动为"栗"，在志为恐，故震颤抖动，无故恐惧；肾精不充，血海空虚，八脉失养，故有此变。予本方加芪归阿胶益气养血，龟鹿胶填充八脉，生龙牡活磁石摄纳上下而定志。重用附子50g，油桂10g，壮命门之火。煎取浓汁300mL，于每晚7时病发前1小时顿服。药进1剂，发作停止，3剂后痊愈，予培元固本散1料治本。（《李可经验专辑》）

5. 肝硬变腹水　郭某，男，40岁前患急性无黄疸型肝炎。医者套用茵陈蒿汤数十剂，收效甚微，转氨酶居高不下，又加贯众、板蓝根、金银花、连翘服 60 余剂，经治 4 个月，渐渐食少、腹胀、便稀、倦怠思睡，经县医院内科复查，又发现乙肝，遂定为"慢性迁延性甲、乙混合型肝炎，肝硬变腹水"。听人胡诌"风劳气鼓膈，阎王座上客"，心灰意冷，整日闷头大睡。患者一生嗜酒，面色黯，肝区刺痛不移，肝在肋下二横指强，质硬，拒按。不渴尿少，色如浓茶，腰困膝软，食入胀加，瑟缩畏寒。舌淡胖，左边有瘀斑，脉弦迟，60 次 / 分，证属饮酒伤脾，湿热聚于中焦；过用苦寒攻下，热去湿恋，变为寒湿。湿困脾阳，水蓄于中，延久损及于肾，肾阳一衰，蒸化无权，气化不行，气滞血瘀而成有形癥积的单腹胀大症。拟本方加味为治：附子 15g，肉桂 10g，沉香 3g（磨汁兑入），砂仁 3g，生山药 30g，云苓 30g，泽泻、川牛膝、红参（另炖）、灵脂、公丁香、郁金、桃仁、红花、藿香、佩兰、炙草各 10g，炒麦芽60g，柴胡 10g，鲜生姜 5 片，枣 6 枚。

煎取浓汁 300mL，日分 3 次服。服至食纳大增时，加肾四味各 10g，核桃 4 枚，鼓舞肾气。煎取浓汁 600mL，日分 3 次服，10 剂。

上方服至 5 剂后，小便日渐增多，色转淡，腹胀大松，时时觉饿。10 剂服完肝疼轻微，肝回缩至肋下一横指弱，腰困畏寒除，病退强半。原方再服 10 剂，诸症悉除，肝肿在肋下稍能触及，日进食半斤多。精神健旺，恢复工作。嘱终生戒酒，慎饮食，节房室。培元固本，散剂缓图：三七 100g，藏红花 30g，琥珀、高丽参、灵脂、茸尖、炮甲珠、土元、内金、葛花、焦建曲各 50g，全河车 1 具，制粉装胶囊，每服 6 粒，2 次 / 日。上药服 1 料，复查肝功阴转，腹水尽消，追访至 66 岁，健康无

病。(《李可经验专辑》)

6.高血压 胡某，女，46岁。患肾性高血压5年，低压在110～120 mmHg之间。近3年异常发胖，食少便溏，呕逆腹胀，头晕畏寒，足膝冰冷。近一月服羚羊粉后，常觉有一股冷气从脐下上冲至咽，人即昏厥。(按：此症多有过服寒凉药史)约三五日发作一次，其眩晕如腾云驾雾，足下如踩棉絮，形胖而无力。腰困如折，小便余沥，咳则遗尿，时有咸味痰涎上壅。常起口疮，头面自觉轰轰发热，中午面赤如醉。舌淡胖，苔白腻，脉洪不任按，久按反觉微细如丝。脉证合参，认为阴盛于下，阳浮于上，上热是假，下寒是真。治当益火之原，以消阴翳。投予奔豚汤，附子用30g，另加吴茱萸15g，肾四味60g，生龙牡、灵磁石、煅紫石英各30g，山萸肉30g。加冷水1500mL，文火煮取600mL，日三服。3剂后，尿量增多，矢气较多，腹胀大减。头已不晕，不再飘浮欲倒，腹中觉暖，已无冷气上攻。继服10剂，诸症均愈，血压正常。(《李可经验专辑》)

7.梅尼埃综合征 "余治此症约百例以上，少则3剂，多则5剂必愈。"本方功能温阳化饮，观药后小便利可证。痰饮为病，随气升降，无处不到。迷路积水既是病理产物，则浊阴僭居清阳之位，亦痰饮之类，故治之愈。

案例：赵某，女，38岁。素瘦，近3年发胖，体重增加10kg。1979年10月28日凌晨5时，突然头眩而呕涎沫，眼睛不敢转动，左右上下不能看，头不敢转侧，稍一动时觉周围房舍飞速旋转，身若坠于深渊之下，吐出痰涎后稍好。汾局医院诊为梅尼埃综合征。3日后同一时间，忽觉脐下关元穴有一股冷气直冲入脑，随即舌下涌白沫不止而昏厥。据其婆母追述，患者发病时如羊羔风，四肢冰冷。曾服涤痰汤、旋覆花代赭石汤无效。按脉沉滑，形寒肢冷，面色灰滞，舌淡胖有齿痕。证属肾阳虚衰，火不生土，脾不运湿，痰饮夹冲气上攻。予本方，附子用30g，加生龙牡、活磁石、煅紫石英、吴茱萸，温肾逐寒而镇冲逆，3剂后痊愈。

还曾治老妇右目暴盲，查见视神经乳头水肿，以本方小剂5剂，药后小便特多，3日后视力恢复。目疾多火，然阳虚者亦不少见。(《李可经验专辑》)

二、引火汤

组成：熟地90g，天麦冬各30g，巴戟天30g，五味子6g，云苓15g。

李可擅用本方治肾阴下亏，龙火上燔，离位上奔，可见种种上热见证：头痛，头晕，牙痛，齿浮，鼻衄，面赤，目赤，心悸暴喘，耳鸣如潮，口舌生疮，咽痛如灼等。治以引火汤，导龙归海；或肾水寒极，逼真火浮游于上，成火不归原之证。本方加肉桂1.5g，饭丸先吞，引火归原。

龙雷之火为脏腑内生虚火，与六淫外邪实火大不相同，以下五点，可资鉴别。

1. 双膝独冷，上下温度如常。

2. 来势急暴，如迅雷闪电般突变，而外感多渐变。

3. 天人相应，冬至发病，春季转重；日出发病，日中病重，日落而缓。

4. 烘热上攻，由足底、脐下而上攻头面，外感无此象。

5. 不渴尿多，渴喜热饮。舌光红无苔。

按： 引火汤最早见于陈士铎《辨证录·咽喉痛门》，方中并无天门冬一药，后至顾世澄《疡医大全》加之，用治阴虚喉痛。应用时，多加油桂以引火归原。陈士铎解释："方用熟地为君，大补其肾水；天门冬、麦门冬、五味为佐，重滋肺金，金水相资，子母原有滂沱之沛，水旺足以制火矣；又加入巴戟之温，则水火既济，水趋下，而火已有不得不随之势；更增之茯苓之前导，则水火同趋，而共安于肾宫，不啻有琴瑟之和谐矣，何必用桂附大热之药以引火归原乎？夫桂附为引火归原之圣药，胡为弃而不用？不知此等之病，因水之不足而火乃沸腾，今补水而仍用大热之药，虽曰引火于一时，毕竟耗水于日后，予所以不用桂附而用巴戟天，取其能引火而又能补水，则肾中无干燥之虞，而咽喉有清肃之益，此巴戟天所以胜桂附也。"

案例：

1. 卒中前兆 赵某，女，65岁。10年前诊为原发性高血压（低压偏高，持续在100～110mmHg之间）、脑动脉硬化。长期服用降压剂及清脑泻火中成药。入冬以来，眩晕加重，手指麻木，膝软，足下如踏棉絮。曾多次跌扑，以致不敢下炕走动，舌短语涩。近来口舌生疮，口渴，饮多尿多，舌体热如火燎，双膝独冷如冰。脉弦劲而大，舌红无苔面干。脉证合参，属阴虚阳浮，龙火上燔。法宜大滋真阴，引火归原：熟地90g，盐巴戟肉、二冬各30g，云苓15g，五味子6g，油桂1.5g（冲），3剂。

二诊：诸症皆愈，已扔掉拐杖，健步如常。患者步行来家，面色清朗，谈笑自如，唯觉耳鸣如蝉声。仍是肾水亏于下，初春阳升，龙火不能潜藏。拟引火汤合耳聋左慈丸加菖蒲启窍：

引火汤加柴胡 6g，活滋石、生龙牡各 30g，菖蒲 10g，上方服 3 剂，耳鸣亦愈，已无不适。

2. 鼻衄奇症 邢某，女，51 岁。1971 年 1 月 8 日，从黎明前 4 时起鼻腔大出血，至晚 8 时不止，已出血 5 中碗，约 3 千 mL，仍滴沥不断，头晕不能起床，心悸而喘。其面色不仅毫无苍白之色，反红彤彤如醉酒状，脉大无伦，按之空软，实即"芤"脉之如按葱管。遇血证无数，"芤"脉则是首次亲见。双膝独冷，不渴，舌红无苔。血压正常。患者从 42 岁起发病，一年数发，已历 10 年。此由阴虚不能抱阳，肾中真火离位上奔，予大剂引火汤：熟地 90g，盐巴戟肉、天麦冬各 30g，云苓 15g，五味子 6g，山萸肉、阿胶各 30g（化入），本人头发制炭 3g（冲服），怀牛膝 30g，油桂 3g（米丸先吞）。上方服 1 剂立止，又连服 2 剂，痊愈。1984 年 1 月 18 日，即 13 年之后，又大衄盈碗。自按 1971 年旧方，连服 3 剂，又愈。

3. 倒经衄血 翟某，女，18 岁，经前鼻衄 5 月，自觉面部轰轰发热，外观如醉。服凉血、止血药数十剂，非但无效，反增心悸，目赤如鸠，热势如焚，目珠热痛。自感脚底有冷风阵阵吹入，双膝冷痛，尿多不渴。脉大寸盛，舌红少苔。细观之，面部红色鲜艳，知是火不归原，误服凉剂，予引火汤加油桂 1.5g，4 剂而愈，追访 10 年未犯。

4. 舌衄 赵某，女，62 岁。舌疮数月，外科、五官科怀疑恶变。其疮色赤，在舌右侧从舌尖至舌根约一韭叶，剥蚀无苔，干裂出血，入睡则血流于枕头上，剧痛钻心。曾用抗菌消炎、维 B、C 和导赤散养阴清肺无效。夜不成寐，面赤如醉，气促似喘，膝冷如冰。脉洪，尺部按之如无，愈治愈剧。拟大剂引火汤加油桂 1.5g（米丸先吞），壮水之主，以制阳先，兼有引火归原之意，3 剂。

服药后舌疮愈，剥蚀部已平复如初，仍稍有红痕。渴甚而小便多，此为下焦阳微，不主气化，加附子温肾，则水升火降，诸症当愈。熟地 90g，盐巴戟肉、二冬各 30g，茯苓 15g，油桂 1.5g（米丸吞），附子 10g，五味子 6g，服 3 剂后随访已愈。一女教师 62 岁，患干燥综合征 8 年，先用激素疗法无效。口干无津，饮水愈多，干渴愈甚，终致舌干不能转动，不仅无唾液，亦无涕泪，阴道干皲，大便干结如羊粪球，舌光红如去膜猪腰子，唇干裂，口舌疮频发。曾服省内及洛阳名医中药数百剂，大率皆养阴增液之类，或辛凉甘润，或养胃阴、存津液，历年遍用不效。诊脉沉细微弱，面色萎黄无华，四肢不温，双膝以下尤冷。遂以大剂参附汤直温命火，以蒸动下焦气化之根，令阳生阴长，附子通阳致津液，使水升火降，佐以大剂引火汤大滋真阴以抱阳，小量油桂，米丸吞服，引火归原，10 剂后诸症均退，舌上生出薄白苔，津液满口。

三、来复汤

组成：山萸肉 60g，生龙牡粉各 30g，白芍 18g，党参 12g，炙草 6g。

应用：张锡纯所制名方，"寒温外感，虚汗淋漓，势危欲脱，或喘逆……诸证若见一端，即宜急服。"张氏盛赞："萸肉救脱之功，较参术芪更胜。凡人身之阴阳气血将散者，皆能敛之。故救脱之药当推萸肉为第一。"

李可盛赞本方"确是扶危救脱神剂"，"暴痢致脱危证，临床并不少见，余以此法治愈者，不可胜记。"运用本方，常"以红参易党参，山萸肉加至90g。"（《李可经验专辑》）有时还加生黄芪、山药、肾四味等药。

痢疾脱症：温某，女，50岁。1975年8月7日发病，起病即噤口，饥不能食，渴不能饮，水米不入，频频呕逆。痢下赤白相杂，腹痛后重，日夜不休，约10分钟1次，喘汗如油，脱肛不收，面赤如妆，心悸躁扰不宁，热势方张（39.5℃），声低神萎，舌胖齿痕，中有黄腻苔，脉大如波涛汹涌，重按则似有似无。询知患者已病休10年，素有晨泻之疾，时时昏眩倾倒，稍触风寒即感冒缠绵病榻，显系脾肾元气大亏，暴感时邪作痢，起病正气先溃，已见脱象。古人谓"痢疾脉大身热者死"，盖即邪毒盘踞，精血下夺，正气不能内守而外越，油尽焰高，倏忽将灭，确是危候，亟亟固脱为要：

生山药120g，当归、芍药各30g，山萸肉90g，生山楂30g，红参（另炖）、石莲子、黄连、肉桂、炙草各10g，生龙牡粉30g，三七粉6g（冲），红糖、白糖各30g（冲入），姜汁1小盅（兑入），2剂。

服法：第1剂两煎混匀，浓缩至300mL，小量多次频服，至呕止时，1小时50mL，连续服用。第2剂两煎混匀，分3次服，2小时1次。末服前先点刺舌下金津、玉液，双尺泽放血，以泄其毒，呕势已平，服药安然入胃，至夜半子时，脉敛痢止，安然入睡，次晨全好。（《李可经验专辑》）

四、补阳还五汤

补阳还五汤为王清任治疗中风名方，李可用于治疗多种脑病，予人启迪颇多，认为："补阳还五汤益气活血化瘀，加速脑

部之血循环，配合麝香修复长期脑缺氧造成之损伤，对大脑病变确有治疗作用。"(《李可经验专辑》)

以下案例摘自《李可经验专辑》。

1. 中风脱症　装卸工温某，52 岁。凌晨 5 时，突觉胸中气不上达，随即昏厥。自汗，遗尿，右半身偏瘫。脉弱不上寸，尺部亦虚。以毫针刺人中后苏醒，语声低微如蚊蚋。此人一生困顿，当装卸工几十年，难求温饱，劳倦内伤，肾元久衰。昨夜装车到零时，已觉气喘汗出，湿透内衣。法宜大补气血，温肾敛肝固脱。补阳还五汤变方合张锡纯氏来复汤加减：生黄芪 120g，山萸肉 60g，红参 10g（另炖），当归 30g，白芍 15g，炙草 10g，肾四味 120g，生龙牡各 20g，赤芍、川芎、地龙各 10g，桂枝 10g，桃仁、红花各 3g，鲜生姜 10 片，大枣 10 枚，核桃仁 4 枚，7 剂。

二诊：服 1 剂，汗敛喘定；服 3 剂，可拄杖学步。服完 7 剂，已可弃杖行路，嘱其再服 7 剂。5 月下旬，遇于百货公司，扛包装车已如常人，追访至 62 岁，继续当装卸工，健壮逾于往年。

2. 中风偏瘫（脑血栓形成）　张某，男，69 岁。高大肥胖体型，一月来腰困如折，夜甚。小便余沥，昨晚睡前觉右肢麻木，今晨醒来已偏瘫。嘴向右歪斜，漏气，漏饭。舌短，语謇，头晕气短，按脉浮软，舌淡胖有齿痕，舌左瘀斑成片。县医院内科诊为脑血栓形成。年近古稀，形盛气衰，肾元久亏，肝失滋荣，气虚失运，发为偏枯。拟补阳还五汤加减，益气固肾，祛痰化瘀，虫类通络：生黄芪 120g，当归 30g，赤芍 15g，川芎、桃仁、红花、地龙、白芥子、天南星、白附子、天麻、僵蚕、土元、桂枝、炙草各 10g，生龙牡各 30g，鲜生姜 10 片，枣 10

枚，核桃4枚，3剂。

二诊：药进三剂，每日针灸曲池透少海、合谷透后溪、阳陵透阴陵、风市、足三里，面部牵正穴。口眼歪斜已愈，语言饮食已无碍，手脚可抬举，患手握力恢复。效不更方，原方3剂。

三诊：生活已能自理，舌下瘀斑退净，予三七、琥珀、红参、全河车、止痉散各30g，研粉，每服3g，2次/日，痊愈。追访5年，一切如常。

3.顽麻怪症 刘某，女，31岁。病已13个月，由产后失调引起。其症入睡则梦魇，挣扎至四肢麻木而醒，醒后活动10多分钟始能恢复知觉。曾注射营养神经、强壮针剂，不效。又服补中益气、八珍、十全辈，皆不应。近来日见加重，白昼亦觉左半身忽然一阵麻木，虽午睡片刻亦不能免。今夏虽酷热至36℃～37℃，亦畏寒。夜睡必右侧卧，仰卧则气不能上达。诸多见症悉属气血两虚兼阳虚，湿痰留滞经络之证。脾主气，肝主血。脾虚则痰湿内生，流于四末而为麻木；产后肝血已亏，卧则血归于肝，四末失养则不仁；入睡则营卫气血运行迟滞，故病作。前医遣方，本属对症，惜用药无分主次，失却统领，故不能达于病所。今当重用气药为帅，以气统血、运血、化湿，佐虫类入络，搜剔湿痰死血，油桂温阳，木香流气，气旺湿去血活，其症当愈：生黄芪120g，当归30g，红参（另炖）、赤芍、川芎、桂枝、白芥子、生半夏、天南星、油桂、僵蚕各10g，止痉散（全虫12只、蜈蚣2条研末冲服），黑木耳30g，肾四味60g，炙草10g，木香、桃仁、红花各3g，鲜生姜10片，枣10枚，核桃仁4枚，10剂。

二诊：已11日未麻木，微觉头晕，面白不泽，食纳大增。原方去半夏、南星，加制首乌、白蒺藜各 10g，阿胶 15g（烊化）。

两个多月后遇于街头，知已痊愈。曾赴京办事，虽奔波劳累，吃睡不好，亦未犯病。

4. 脑外伤性精神病　续某，男，45 岁。7 年前车祸撞伤右头部，昏迷两昼夜。脱险后精神失常，四处乱跑，无片刻安静，或无故哭笑，答非所问。经山医二院脑血流图示：脑动脉搏动薄弱，大脑储血量不足。用药年余不效。渐渐项强不能转侧，形成"歪脖子"已三年多。近来左半身麻木，头痛，头皮麻木，下肢凹陷性水肿；面色如醉，隐隐有青色；脉细涩，舌淡润。此乃外伤瘀阻脑部所致。唐容川云："一切不治之症，皆由不善祛瘀所致。"谨遵教言，予益气活血化瘀法：生芪、粉葛根各 100g，当归、川芎各 30g，赤芍、炙草、桃仁、花红、地龙、僵蚕、桂枝、白芷各 10g，车前子 10g（包），麝香 0.15g（冲），生姜 10 片，枣 10 枚，水与黄酒各半煎服，5 剂。

二诊："歪脖子"状已愈，肿消，头痛未发。自觉 7 年来第一次感到头脑清楚，许多受伤前忘记之事，忽然想到好几起，自身感觉亦较好。目前腰困极重，原方加肾四味、骨碎补各 30g，7 剂。

三诊：除多梦外，诸症均愈。

5. 煤气中毒性精神病　薛某，男，29 岁。1981 年 1 月 7 日上午，因急性煤气中毒入院，昏迷四昼夜，反射消失，经抢救脱险后出院。29 日突然神志不清，不识家人。上厕所后不知归家，跌入壕沟，丧失记忆。时而狂呼乱叫，时而木呆不语。下肢僵硬，不能站立。赴省二院诊为"严重的意识障碍，智能减退症状群",无法治疗而退。诊脉滑大搏指,舌尖赤,苔黄厚腻。断为痰浊蒙蔽心窍,体气壮实,予礞石滚痰丸加味:礞石、大黄各30g,黄芩15g,沉香10g,菖蒲、郁金各10g,竹沥100mL(兑入),麝香0.3g(冲服),3剂。

上药服后,每日泻下胶黏状大便二三次,第三日中午清醒,记忆恢复,催促妻子做饭。唯右手麻木,气短,下肢痿软不能站立。改投补阳还五汤加味:生黄芪120g,当归30g,赤芍、川芎、桃仁、红花、地龙、白芥子、肾四味、桂枝、炙草各10g,红参10g,全虫12只(研冲服),蜈蚣2条(研冲服),麝香0.15g(研冲服)。上方连服10剂后康复,未留任何后遗症。后用上法又治公安局毛建慈等4例煤气中毒后遗症,均在短期治愈。

五、防风通圣丸

防风通圣丸为寒凉派鼻祖刘河间先生所创。主治风热壅盛,表里俱实,三焦郁热。汗、下、清三法并用,以荆防麻薄疏风解表,使热从汗解;硝黄滑石通便利湿,使热从二便而解,上下分消;膏芩翘梗清肺胃之热,以四物汤(去生地)养血,加白术甘草鲜生姜,健脾和中,顾护胃气。全方汗不伤表,下不伤里。变丸为汤,取效更速。上至五官七窍,下至前后二阴,内则五脏六腑,外则皮肤肌表,伤寒时疫,内外妇儿各科,一切风、火热证之表里俱实者,皆可随宜施用。

暴聋:李某,男,41岁。暴聋三日,火车鸣笛亦听不见。面赤气粗,目赤眵多。舌绛,中根灰黑燥裂,瑟缩畏寒,神情痴呆。因其耳聋,无法回答询问。乃取笔谈方法,得其大略。

曾患外感，头如裹，项背强痛，五日不大便，尿若浓茶，滴沥涩痛。恶心口苦，极渴，冷水一喝一大碗，左胁痛，肌肉关节亦痛。五日彻夜不寐，烦躁易怒。诊脉弦实搏指。外有太阳、少阳见证，内有阳明里实见证。盖由风寒郁闭表气，失予疏解，入里化热成实。表里三焦，肺胃肝胆皆被热邪熏灼，上则窍闭，下则便闭，乃选防风通圣丸变汤，加龙胆草、葛根、芦荟，毕开表攻里于一役：生石膏粉120g（另包），荆防、连翘、麻黄、薄荷、川芎、当归、赤芍、白术、生栀子、生大黄、黄芩各15g，元明粉40g（另包），滑石30g，桔梗、龙胆草、甘草各10g，芦荟12g，葛根60g，葱白5茎，生姜10片，

上药冷水浸泡1小时，急火煮沸10分钟，得汁1200mL，分作4次，每次服药汁300mL送下石膏粉30g，元明粉10g，3小时1次，待汗出、便通，余药弃之不用。

次日患者一大早跑来门诊，言及昨晚8时服药1次，浑身躁热，皮肤如针刺，约20分钟后汗出畅，1小时后腹中雷鸣，但未便。于11时服第2次，午夜1时大便干粪球数粒。随即服第3次，不久睡去。黎明时痛痛快快大便一次，极臭，极热，耳内忽然一下通了窍，今已一点也不聋了。(《李可经验专辑》)

六、海藻甘草汤

组成：海藻、甘草各10.5g，全虫12只，蜈蚣1条，水煎服。

本方系兰州已故名医董静庵先生之验方，原方主治瘰疬。李可师其意，加味加量而成攻癌夺命汤及攻癌夺命汤之减味方。

七、贯众辟瘟饮

组成：贯众 30g，苍术 15g，明雄黄（透明无杂质者，研末）10g，黑大豆 30g，甘草 30g。

用法：上药纱布包，置入饮、食用水缸中（城市无水缸，可以能容 50kg 之塑料桶代替），浸泡 24 小时后启用，每日备餐、熬汤、饮水均用此水（用后加水）。七日换药一包，连用三包，可有效预防一切急性传染病。此法可供家庭、机关、团体、军队、学校、工厂使用，超过百人的团体，用量加倍，农村有水井者，加三倍量置水井中，21 日后取出，可保一村平安。

方源：此方流传于陕甘两省，20 世纪 50 年代中期，在全国中医大采风运动中献出。据知情人介绍，献方人一家三代中医，应用此方数百年，使方圆百里人家赖以躲过了清朝、民初多次瘟疫大流行的劫难。60～80 年代期间，笔者曾以此法有效预防了三年自然灾害后期的瘟疫及此后的流脑、乙脑，多次各型流感、麻疹大流行及暴发型疫痢，凡饮此水人群无一人患病。推测机理，服用此水三周后，潜伏体内的病菌、病毒已被杀灭，自然增强了免疫力。

方义浅析：本方由五味药组成，综合历代诸家本草论述及近代实验证实，各药性味功效如下：

贯众：解毒辟疫杀虫要药。味苦，性微寒，入肝脾经。功能清热解毒杀虫，止血，治热毒疮疡，时行疹腮。近代用作预防麻疹、乙脑、各型流感。

苍术：芳香化湿辟秽要药。辛、苦、温，入心肝脾经。功能防疫辟秽，解湿浊之毒，燥湿健脾。主治湿邪外感，寒热头痛、疟疾、风湿痹痛。与艾叶配制成烟熏剂，可杀灭病菌。

雄黄：解毒、防疫、治疫、杀虫要药。辛温有毒，入心肝经。功能解毒防疫辟秽，白酒涂口、鼻，蛇虫不敢近。本品与青黛等分研末调服，可治急性白血病。古代铃医将本品与苍术等分研末，油调涂于鼻腔中部，在疫区走家串户为人诊病，不受传染。本品含有三硫化二砷，忌用火制，火煅则成红砒，剧毒杀人，亦不宜高温煎煮，故以水浸剂为宜。

黑大豆：解毒要药。甘平，入脾胃经。功能养阴补肾，祛风，活血，利水，善解乌头、附子毒。本品所含植物蛋白，可增强人体免疫力，有效抗御温邪热毒。

甘草：解毒要药。善解百毒，甘平入脾胃经。本品 30g，加防风、黑大豆各 30g 煎浓汁，调入生蜜 100g，送服绿豆粉 30g，可立解乌头、附子之毒；上方加生大黄 30g，可解砒毒。多种变方可解救诸种药物、食物中毒，号称"解毒之王"。蜜炙后，解毒功能不减，具有补益脾肺之气，增强人体免疫力之功。

本方来自民间，药仅五味，配伍精当，力专效宏。五味乃善解百毒之大将，集成方阵，对各种时邪寒热疫毒，秽浊不正之戾气，有很强的抵御与杀灭功效。更加黑大豆之养阴补肾，使先天健旺；甘草之调和诸药，健脾益气，保护脾胃，虽有雄黄之毒，不至于为害。凡本草书中明言杀虫、辟秽诸品，皆具杀毒、杀病毒之功效。全方相配，增强人体免疫力，杀灭体内潜伏之病毒，可使人类在疫毒侵犯时立于不败之地。此法简单易行，价廉易得，效果可靠。笔者个人实践有限，本方在历史上究竟成功抗御了何种瘟疫，已无可考证，留待后人再实践。（给弟子徐汝奇的信——介绍几则流传于民间的防疫秘传验方）

八、贯众辟瘟饮与乌梅苏叶白糖汤合剂

组成：即上方甘草改为蜜炙，明雄黄粉5g（另包），加乌梅30g，苏叶3～10g（视当时当地时气寒热增减：偏于寒闭，加大其量；偏于燥热，去之不用）生姜10g，大枣12枚。

用法：凡已发现"非典"病例，有扩散流行之势，改上方浸泡为水煎，以增强防疫功效。每剂煎3次，得汤3000mL，雄黄粉另以煎沸之水泡1小时半，滤汁兑入，加白糖半斤即可（若时气偏寒湿，红糖、白糖各半）。每剂可供5口之家饮用2日，连用3剂，6日服完。若人口众多之单位，可加大剂量，熬汤一大锅，人人服之。若疫情猖獗，则连用5剂，10日以杀其势。若旅游胜地，可预制成高压消毒饮料，酸甜可口，又能防疫，使游人来去平安放心。选用本方请留意个体特异性，因人而异，灵活变通。

方源方义：乌梅苏叶白糖汤，又名梅苏丸（乌梅肉8枚，苏叶3g，白糖30g制成丸剂，日服30～60g，可治瘟疫高热不退），为清末民初彭承祖先生所创。20世纪初，太原一带瘟疫大流行，当时气候偏于凉燥，温病学派用银翘散不效，服本汤者多数得救。"非典"本质为燥热疫毒，但今春华北地区时气不正，应温反寒，雨雪较多，寒湿偏重。天人相应，华北之人必营卫不和，故加姜枣以和之，加苏叶以通表气之闭，重用苍术以芳化湿浊之气，正与时气节令异常之变合拍，有助于人体的抗病能力，可供防疫之用。若已罹病，则瞬息万变，当谨守病机，随证立方，不可拘执成法。（给弟子徐汝奇的信——介绍几则流传于民间的防疫秘传验方）

九、加味雷击散

组成：猪牙皂 10.5g，麝香 lg，朱砂 7.5g，明雄黄 7.5g，辛夷 6g，辽细辛 4.5g，薄荷 g，防风 6g，白芷 4.5g，桔梗 6g，苍耳子 6g，苍术 9g，藿香、贯众、陈皮、生半夏（捣烂，姜汁浸泡 24 小时，焙干入药）、枯矾、甘草各 6g，研极细面，装瓶密封。

主治：一切瘟疫、鼠疫及各种不知名的烈性传染病。日寇侵华之 30 年代末，察哈尔发生鼠疫，用此法者无一死亡。大灾后必有大疫，亦以此法防治。抗战时期，晋察冀边区曾推广应用。

用法：以药粉 5g，甘油 30g 调匀，浸泡 1 夜，再用消毒细纱布过滤，将滤出之甘油装入玻璃瓶内，塞紧瓶口，勿令走失药味。用消毒棉签，蘸绿豆大之甘油一滴，涂于双侧鼻腔中部，每七天点一次，共点 4 次；若瘟疫已开始流行，则每日点鼻 1 次，连点 7 天；若瘟疫大流行，医生及疫区人群改为口服，每日 1.5g，姜汤送下，连服 7 天，可保不受传染。

本方为清代医家陈修园收集民间防治一切痧症（其中有绞肠痧症之描述，如上吐下泻，腹痛如绞，手指罗纹瘪陷等，类似真性霍乱之主症）、瘟病、时疫之秘验效方，抗战时期晋察冀地区使用的实践证实，其可杀死鼠疫杆菌及各种滤过性病毒。

温邪上受，首先犯肺。口鼻为呼吸之门户，瘟疫侵入的要道，用具有辟秽解毒作用的雷击散在要道上设防把关，可有效抗御杀灭外来病毒。疫毒流行期，医务人员首当其冲，建议制备此药，以保护自己。若用于治疗，当配合对症汤剂，必有奇效。且价廉易得，值得推广应用。目前世界风云变幻莫测，一旦战争狂人发动细菌战，则本方可以成为人民手中的秘密武器，有效扑灭多种细菌病毒。（给弟子徐汝奇的信——防疫治疫效验方三则）

十、简易防疫方

明雄黄、苍术等分为细末，每早以甘油或凡士林膏调稀膏，涂于双鼻腔中部1次，医务人员及疫区人群用此法，可有效防止传染。（给弟子徐汝奇的信——防疫治疫效验方三则）

十一、小儿清瘟散

20世纪50年代，在全国中医大采风运动中，收集的秘传验方。笔者应用48年以上，疗效可靠。通治小儿一切时疫，瘟毒斑疹，高热神昏，谵语惊风，肺热鼻扇，咽喉肿痛，乳蛾发颐，一服立效。曾用于流脑、流感、急重肺炎、急重扁桃体炎、腮腺炎、原因不明之亢热不退，重症麻疹合病肺炎等，治愈率为百分之百，治愈过程不超过12小时，"非典"小儿患者可以借鉴。

组成：羚羊角尖3g，犀角3g，牛黄1g，明雄黄1g，蚤休3g，川贝12g，川黄连3g，丹皮3g，栀子3g，大麦冬6g，元参6g，枳壳4.5g，金银花6g，桔梗4.5g，连翘3g，生地6g，黄芩6g，赤芍6g，化橘红3g，郁金3g，硼砂2g，薄荷2g，知母2g，牛蒡子炒（捣）3g，天花粉3g，朱砂3g，麝香1g，珍珠粉1g，冰片0.5g。

上药各研细粉，混匀备用。

服法及剂量：周岁患儿，每日 0.5g，分 3 次服；2～3 岁，每日 1g，分 3 次服；4 岁以上患儿，每日 1.5g，分 3 次服。（给弟子徐汝奇的信——防疫治疫效验方三则）

十二、特效骨质宁

主治颈、腰、脚部骨质增生、腰椎间盘突出症、肩凝、一切骨与关节因气滞血瘀所致疼痛麻木等症。最重可一月痊愈。对椎管狭窄、腰椎骶化、强直性脊柱炎、股骨头坏死、静脉炎、梨状肌损伤、骨折等均有效。

组成：印尼产血竭、川芎、桃仁、红花、当归、土元、厚杜仲（炒断丝）各 10g，乳香、没药各 6g，净地龙 6g，骨碎补、正品川牛膝各 15g。

共研细粉，装 0.5 胶丸，每次 3g，每日 3 次，黄酒送服

方义：此方由王清任身痛逐瘀汤改进而来，加入补肝肾、强筋骨之品，并加重活血化瘀、通经活络之品而成。若加入炮甲珠 10g，白芷（号称植物麝香）10g，效会更好。

此方为山西科技出版社总编辑郭博信创制，应用 20 年以上，经治病例近万，无效者低于 6‰。此类病人极多，聊供临证小助。郭为人忠厚，医学根基比我深厚，也算是我的门人之一。（给弟子徐汝奇的信）

十三、狂犬病验方

据《健康报》2003 年 7 月 17 日载，在上半年和 2004 年疫情中，狂犬病均居死亡率第一位。据某专家说，狂犬病一旦发

病，死亡率为百分之百。

可是中医治狂犬病疗效高，既经济又简便，我们不应该蔑视。文献中有很多记载，其中最有效的当推浙江象山县癫狗病验方：用大黄10g，桃仁7粒，地鳖虫7只，蜂蜜10g，酒1碗，不饮者用水兑，空腹服。早期使用时，服后即见小便如苏木汁，大便如鱼肠、猪肝色。此为排毒现象，连服数次，至大小便如常为度。

该方即《金匮》的下瘀血汤，盐山张锡纯首先用于治狂犬病，颇见效，继象山县狂犬病流行，遂将该方广为宣传印发，称为"癫狗病验方"。

抗战前，江浙一带狂犬病流行，死亡者甚多，严苍山老中医用此方百发百中；《江苏中医》于1979年二期报道用此方治愈2例；《浙江中医》1984年10期，用"狂犬灵"，亦即此方治疗，痊愈45例，均无复发。可见此方疗效确实可靠，全方五味药中，大黄是主药，用大黄就是增强解毒与排毒的抗病能力，所以必须早期使用。

中医治疗狂犬病成功的经验至少有几十年，为什么现在的专家还是认为其发病的死亡率为百分之百呢，病人往往在西医措手无策之际，坐视其惨遭死亡，并不求治于中医药，深感痛惜。其原因：

一是现行的医疗体制，既然是传染病，就必须在疾控中心指定医院，西医不谙中医，不信中医，哪怕无效也只能坐以待毙。

二是一般的中医确实也难以担此重任。浙江台州牟允方老中医为了使西医相信、接受，提出对该方进行动物实验，但没人能做。我们的古人已经做了这么多的实验，难道还要小白鼠点头才能认可吗？

当前，治狂犬病一方面中医有"百发百中"的经验，一方面是西医治狂犬病百治百死的现状，真是人间的悲哀。今天特别推荐此验方，并呼吁中医，特别是民间中医，要敢于担责，救人于危难之际。（给弟子范金福的信）

第三节　简方药对

除了上述方剂，李可还发明了一些简方和药对，当然也从前贤或民间吸收了若干成果，一般在二三味药之间，主要是针对某个症状，配合汤药投用，颇有效果，如三畏汤、肾四味等已广为弟子、传人所用，影响较广，本节特予介绍。

擅用反药、畏药是李可用药配伍的一个特点，即擅长应用反药、畏药，组成特定药对，如人参配五灵脂、丁香配郁金、肉桂配赤石脂、海藻配甘草等，"未见相畏相害，且有相得益彰之效"，在医林影响很大。如"破格救心汤的加减法中，加入了十八反的成分，相反相激，启动人体自我修复功能，助正驱邪，破围脱困。"（李可演讲稿"思路与方法"）

一、三畏汤

组成：人参10g，灵脂10g；肉桂10g，赤石脂30g；公丁香、郁金各10g。

红参与灵脂相配：一补一通，用于虚中夹瘀之证，益气活血，启脾进食，化积消瘤，化瘀定痛，化腐生肌。曾治一例肝脾肿大，服药13剂即消；曾治数百例胃肠溃疡，二药等分，为散吞服，当日止痛，半月痊愈。气虚血瘀型冠心病的心绞痛发作，加麝香 0.3g，覆杯而愈；结核性腹膜炎、肠结核，15～20 天痊愈。

《张氏医通》曰："古方疗月闭，四物汤加人参五灵脂，畏而不畏也。人参与五灵脂同用，最能浚血，为血蛊之的方也。"李中梓治一噎症，食下辄噎，胸中隐痛。先与二陈加归尾、桃仁、郁金、灵脂，症不衰。因思人参、五灵脂同剂善于浚血，即于前剂加人参二钱，倍用灵脂。2 剂而血从大便中出，10 剂而噎止。李氏叹曰："两者同用，功乃益显！"（《医宗必读》）

公丁香与郁金相配：丁香辛温芳香，温肾助阳，消胀下气；郁金辛凉芳香，清心开窍，行气解郁，祛瘀止痛，利胆退黄。二药等分相合，有温通理气，开郁止痛，宽胸利膈，消胀除满，启脾醒胃之功。对脘腹、少腹冷痛胀满，或寒热错杂之当脘胀痛，煎剂入胃不及一刻，即可气行、胀消、痛止（无胀感者无效）！对脾肾阳虚、五更泻（包括部分肠结核）兼见上症者，效果最好。

肉桂（油桂为佳）与赤石脂相配：肉桂补命火，益阳消阴，开冰解冻，宣导百药，温中定痛，引火归原；赤石脂甘温酸涩收敛，为固下止泻要药，现代药理研究认为内服能吸附消化道内之有毒物质及食物异常发酵的产物等，可保护胃肠黏膜，消除瘀血水肿，止血、生肌、敛疮。二药相合，对脾肾虚寒导致之久痢、久带、慢性溃疡出血、五更泻、久泻滑脱不禁、脱肛、各型溃疡性结肠炎，一服立效，一月痊愈。

"三对畏药，见一症用一对，三症悉俱则全用。余使用本方 42 年，以平均日用 3 次以上，则已达 4 万次以上，未见相畏相害，且有相得益彰之效。对难症、痼疾，一经投用，便入佳境。"（《李可经验专辑》）

案例：

1. 糖尿病 李某，女，55 岁，糖尿病 7 年。便溏 4 个月，面色灰暗，不渴，少腹坠胀，若痢疾之里急后重。食入难化，嗳腐吞酸。舌质红，有白腐苔，脉沉微。用理中辈不效。火不生土，责其釜底无火，当温肾阳，予三畏汤加味：红参（另炖）、灵脂、公丁香、郁金各 10g，油桂 3g（研吞服），赤石脂 30g，附子、三仙炭、姜炭、炙草各 10g，生山药 60g，3 剂而愈。后以培元固本散连服百日，得以巩固，已 5 年不服降糖药。

2. 乳汁缺少 王某之儿媳，23 岁，产后 45 日。昨因夫妻大闹争吵，今早乳汁点滴全无。头胀痛，左肋窜痛，乳胀，胸闷，目赤气粗，面赤如醉，口苦，脉沉涩。证由暴怒伤肝，气机郁结化火，肝失疏泄，故尔乳汁不行。径投丹栀逍遥小剂，加炮甲珠、郁金之通络解郁，服药一煎，乳汁如涌。嘱其将二煎弃之勿服，恐苦寒之剂有碍产后诸虚也。

一月之后，患者又因乳少求治。询之，则过食油腻荤腥而致黎明作泻。腰困神倦，食少腹胀，脉大不任重按。证由饮食不节，损伤脾胃，脾失健运，生化无权。且五更泻为釜底无火，较脾胃阳虚更深一层。当予温肾，以复肾开合之常，中州得命火之温煦，健运自复，生化有权则乳汁自多。予拙拟三畏汤：红参（另炖）、灵脂、公丁香、郁金各 10g，油桂 5g（研粉冲服），石脂 30g，附子 10g，3 剂。药后晨泻止，食纳增，乳汁渐多而愈。（《李可经验专辑》）

二、肾四味

枸杞子、酒泡菟丝子、盐水补骨脂、仙灵脾各 30g。

"四药入肝肾，药性和平，温而不燥，润而不腻。益肾精，鼓肾气，温阳无桂附之弊，滋阴无熟地之弊。阴中有阳，阳中有阴，合乎景岳公"善补阳者，须从阴中求阳，则阳得阴助而泉源不竭；善补阴者，须从阳中求阴，则阴得阳升，而生化无穷"之妙。笔者凡遇下元亏损，肾阳虚未至手足厥逆，肾阴亏未至舌光无苔而属肾气、肾精不足之症；凡有腰困如折，不能挺直，甚则腰弯如虾状，头目昏眩，记忆衰退，体虚感冒，阳痿遗精，小儿遗尿，老人小便余沥，夜尿频多，足膝酸软而属肾不纳气（加核桃仁与补骨脂为青娥丸），久病及肾之症。万病不治，求之于肾，用之效若桴鼓。贫穷病人可代价昂之鹿茸。"

上四味合盐巴戟肉、盐杜仲、骨碎补、川断、仙茅、沙苑子为"肾十味"，对男女不育、骨质增生、老年前列腺退化性病变、更年期综合征等，随症选用，疗效满意。（《李可经验专辑》）

虚馁过甚者，酌加小量血肉有情之品，如鹿茸粉、胎盘粉、龟鹿二胶以补先天。

三、三石潜阳方 *

生龙骨、生牡蛎、活磁石粉各30g。主要用于虚阳上浮外越诸症。（《李可经验专辑》）

四、代犀角药对 *

生石膏、丹皮、紫草，三药合用可代犀角，退高热奇效。

五、止痉散

全蝎3g，蜈蚣4条，研粉冲服。或全蝎6g，蜈蚣3条打粉冲服。广泛用于筋骨肌肉疼痛拘挛诸症。

此外，李可有时将山甲、水蛭亦合入本方中。如炮甲珠 5g，生水蛭 3g，全虫 3g，蜈蚣 2 条，研粉分冲。（《李可经验专辑》）

六、羚麝止痉散

羚羊角 3g，麝香 1g，蝎尾 12 只，蜈蚣 2 条为末，分 3 次服。"为余急救小儿高热惊风开窍醒脑常备药。轻症单服立效，不必配服汤剂。若小儿有窒息之险，另加麝香 0.3g，立解其危。因麝香不仅能兴奋呼吸中枢，且能辟秽醒脑，缓解大脑缺氧。"）（《李可经验专辑》）

七、甲麝散 *

炮甲珠 3g，麝香 0.15g，研末，随中药早晚以热黄酒冲服。功能通络化瘀散结，此对药穿透攻破无微不至之性，直捣病巢，而消囊肿，化瘀积。

炮甲珠、麝香对药，穿透攻破，无微不至，辟秽化浊，引诸药直入肺窍，清除湿痰死血。诸药相合，似有修复、激活受损肺实质病变之效。案例用于特发性肺间质纤维化病症。（《李可经验专辑》）

八、参灵山甲散 *

山甲 6g，红参、灵脂各 10g，研末冲服，对虚中夹瘀证有奇效。可缩肝。曾治一例产后阴黄重症，自加红参、灵脂、炮甲珠散剂冲服 13 天，每服必有肋下走窜如虫行，或咕咕作响，肝已回缩肋沿，稍能触及，脾大已消，面色红润。（《李可经验专辑》）

九、硝菔通结汤

芒硝 120g，生白萝卜 2500g。白萝卜性温，生升熟降，一物而兼升降气机之能，又为食疗上品。生食下咽，立即嗳气打嗝，升气宽胸，上焦先通；熟食则转矢气，肠鸣辘辘，下气极速，通利二便，中下二焦可通。芒硝与萝卜同煮，软坚润下，以萝卜浓汁善下气者推荡之，肠蠕动加速，开结最速而不伤正，故治重症、虚症肠梗阻最理想。

《医学衷中参西录》硝菔通结汤，其软坚润下通便之功甚为卓著，且无伤正之弊，虚人、老人之肠梗阻用之最宜。曾治疗阑尾脓肿合并肠梗阻、老年性高位肠梗两案，均配合应用。(《李可经验专辑》)

十、三及止血糊 *

三七 5g，白及 10g，研粉煮糊，加红糖、白糖服。治疗肺结核大咯血案，曾配合汤药投用。(《李可经验专辑》)

十一、化铁丸

楮实子 30g，威灵仙 10g。古方化铁丸，软坚散结之力甚强，兼补肝肾。

威灵仙合楮实子号称"化铁丸"，对一切坚结难化肿物、结石，有消散作用，治各种"疣"亦有效，曾用治鼻硬结症、足跟痛（跟骨骨刺)、脊髓神经胶质瘤等。(《李可经验专辑》)

十二、五虎汤

黑小豆、红糖、生姜、大枣和葱白，滋胃助汗。表闭过甚，在服辛解表药时，可加服本方，例同桂枝汤之加啜热稀粥。

此外，曾以鲜生姜末、红糖、胡椒粉煮汤 1 碗，取意同上方，热服以助药力。（李可演讲稿"小青龙汤治重危急症举要"）

十三、解毒汤

黑小豆 30g，防风 30g，甘草 30g，蜂蜜 150g，绿豆（粉冲服）30g。专用于服用乌附等药中毒或有剧烈反应者。

1965 年，曾参与川乌中毒濒危 2 例的抢救，以生大黄、防风、黑小豆、甘草各 30g，蜂蜜 150g，煎汤送服生绿豆粉 30g，均在 40 分钟内救活。由此也可反证，使用新定乌头汤，绝无中毒之虞。（《李可经验专辑》）

十四、乌头药对 *

川乌较附子毒性大，为确保安全，医圣用蜜煮乌头。在 20 世纪 60 年代中期，凡用乌头必加入黑豆、防风、甘草、蜂蜜。（李可演讲稿"小青龙汤治重危急症举要"）

十五、通淋散

川牛膝 30g，乳香 3g。利尿通淋，引诸药直达膀胱窍道。（《李可经验专辑》）

十六、脱敏灵

苏叶、浮萍、蝉衣、地龙各 10g。用于过敏性皮肤病。

十七、定风丹

首乌、蒺藜各 30g，滋养肝肾，养血祛风止痒，乌须发，定眩晕。所制乌蛇荣皮汤即含此药对。首乌、蒺藜对药，余定名为定风丹，养血祛风，治血虚晕眩，诸般瘙痒极效，久服可根治白癜风。(《李可经验专辑》)

十八、民间治痢方

山楂、红糖、白糖各30g，为民间治痢效方。(《李可经验专辑》)

十九、生乳灵

炮甲珠粉12g；绵核桃4枚，连壳点燃，去壳取仁，加红糖30g，共捣如泥，药前嚼服。

生乳灵秘方系来自灵石城关一位民间接生员。其中炮甲珠味腥微咸性平，入肝胃，善能活血通经、下乳、消肿排脓。此药用于下乳，不但取其"透经络而直达病所"之功，据现代药理研究，并有升高白细胞作用，而且又有补益气血之功，寓通于补，虚实皆宜。核桃仁为食疗妙品，味甘性温，入肾肺大肠经，补肾固精，温肺定喘，养血润燥。(《李可经验专辑》)

二十、不孕症验方

老鹳草、决明子各30g，为叶橘泉先生治不孕症之验方。机理不甚明了，但用之多奇效。(《李可经验专辑》)

二十一、透脓散

甲珠，皂角刺各10g，清热解毒排脓。(《李可经验专辑》)

二十二、丹参饮

丹参 30～60g，檀香、降香、砂仁各 10g。凡心绞痛必用。

第四节 中成药

李可临床上主要运用汤药，但偶尔也配合中成药，投用指征比较明确，可供借鉴，归纳如下：

一、苏合香丸

北京同仁堂苏合香丸，一天 1～2 丸，用于冠心病心绞痛发作或急性心肌梗死。

二、大黄䗪虫丸

肝硬化多用。大黄䗪虫丸 2 丸（包煎），温通之。

三、安宫牛黄丸

日进 2 丸，捣为糊。脑溢血、蛛网膜下腔出血配合汤药投用。

四、半硫丸

半硫丸治寒积便秘，半夏降肺、胃、胆经之上逆，辛润通便，硫黄大热破寒积，甚效。（李可演讲稿"小青龙汤治重危急症举要"）

第六章 临床经验

李可对诊治若干常见病和疑难病症，积累了丰富的临床经验，疗效较为可靠，在理、法、方、药四大环节中，属于理法内容，其重要性不言而喻。

本节着重介绍李可临床中反复应用而显效（文中用黑体字标示）的经验。基本已成套路者，一般有大宗病例观察；仅用一次或仅治一案者，一般不予收录。

第一节 治疗经验

一、头面热毒擅用普济消毒饮

关于普济消毒饮，李可总结道："东垣先生此方，原治大头瘟毒。余用此方加味，凡在上之风热疫毒，如流脑、流行性腮腺炎、急性扁桃体炎、化脓性中耳炎，头、耳部疮毒等，投治立效。唯需制大其剂，重加清热解毒群药。"（《李可经验专辑》）

案例：

1. 秋季结膜炎重症

1979 年秋，灵石南关一带结膜炎急性流行。张女，13 岁，染病后病情奇重。初起痒痛难忍，热泪如注。次日上下眼睑不能睁。撑起其上下眼皮，只见一团泡状血红肉团，充塞全眼，看不到眼球。泪液带有脓性、血性、稠黏分泌物，与盲人无异。饮食需人喂，行动需人引领，又恐致盲，哭闹不休已 5 日。我院眼科拟行手术剥离，恐日久引起角膜病变。家长恐出意外，来中医科求治。诊脉滑数搏指，苔黄厚燥，头部蒸蒸汗出，大渴喜冷，5 日不便，溲若浓茶、灼痛，浑身燥热难耐。红眼病大流行，必有时毒疫气。两睑属脾胃，白睛属肺，内眦属心。见证属风热疫毒，犯肺侵脾，热毒炽盛，深入血分，热结肠胃所致。拟本方加味，清热解毒，表里双解。急症急治：板蓝根、金银花、蒲公英、连翘、元参各 30g，透明生石膏 90g，酒芩、黄连各 10g，丹皮、紫草各 15g，柴胡、升麻、桔梗、薄荷、马勃、僵蚕、牛蒡子、陈皮、大黄（酒浸）、甘草各 10g，上方 2 剂，冷水浸泡 1 小时，急火煮沸 10 分钟，3 次分服，3 小时 1 次，日夜不停。

次日下午，服药 2 剂后大便通，热痛止，又得全身出汗，肿胀随消。中午服完最后一次药，"肉团"亦已消失不见，能睁眼视物。(《李可经验专辑》)

按：普济消毒饮原方：板蓝根、连翘、元参、酒芩、黄连、柴胡、升麻、桔梗、薄荷、马勃、僵蚕、牛蒡子、陈皮、甘草。李可加味：金银花、蒲公英、丹皮、紫草、生石膏、大黄。

2. 小儿痄腮

武某，女，2岁，1976年10月22日初诊。患流行性腮腺炎2日，左耳下肿大如小儿拳头，嫩赤肿痛，发热呕吐，体温39.5℃，口不能张，吮乳难，手足时时抽动，紫纹直达命关。此属痄腮重症，热毒壅聚少阳，已见热极动风之兆。先以三棱针点刺十宣、十二井穴出血，得汗，神清。为疏普济消毒饮加蚤休、钩藤防痉厥：金银花30g，板蓝根、夏枯草、土贝母、芙蓉叶、蚤休各10g，马勃、钩藤、柴胡、升麻、桔梗、牛蒡子、陈皮、僵蚕、薄荷、赤芍、甘草各6g。上药，冷水浸泡1小时，急火煮沸7分钟，日夜连服2剂。

10月24日二诊：热退呕止，肿消强半，嬉戏如常，予原方2剂。

10月26日三诊：腮肿消至杏核大，予原方3剂。

11月4日四诊：服药后仍如杏核大，坚硬色白，且增痰声辘辘，食少便稀，面色萎黄欠华，指纹淡。小儿脏腑娇嫩，气血未充，虽系温毒重症，亦当中病则止。三诊寒凉过剂，损伤中阳，致外邪冰伏，阴凝不化。予辛散软坚以救误，尤不敢过用辛温，恐炉烟虽灭，而灰中有火。干姜、元参、牡蛎、大贝、漂海藻各10g，生甘草、柴胡、桔梗、羌活、蝉衣各5g，木香1.5g，甲珠1g（研，冲服）。

3剂后全消。见病治病，医家大忌。证对方对，亦须掌握分寸。若药过病所，便是诛伐无过而生变症，慎之。（《李可经验专辑》）

二、三叉神经痛倡用引火汤

李可认为，本病为临床常见疑难病之一。各家多从风、寒、痰、火、瘀论治，或可见效于一时，后必复发。盖本病正虚为本，病机在肾，当从肾论治。《素问·五脏生成》云："头痛颠疾，下虚上实，过在足少阴、巨阳，甚则入肾。"纵观历年病例，约在百人之数，悉属肾阴下亏，龙雷之火上燔，无一例外。病程愈久，病机愈显。

盖肾为先天之本，内寄命门真火，为水火之脏。水火相抱，阴平阳密。若因外感内伤，致水亏于下，则火失其制，古人喻为水浅不养龙，于是离位上奔；或肾水寒极，逼真火浮游于上，致成火不归原之证；且肝肾同源，肾水既亏，肝失滋荣，肝中所寄雷火，势必随肾中龙火上燔而成燎原之势，故见种种上热之证。

三叉神经痛必夹雷火，因颠顶之上唯厥阴可到。肝火暴虐，在大滋真阴引火归原之中，必佐柔肝宁络之品为妥。全方组成如下：熟地黄 90g，盐巴戟肉，天麦冬各 30g，云苓 15g，五味子 6g，白芍 100g，炙草 30g，细辛 15g，全虫 12 只（研末冲服），蜈蚣 3 条（研末冲服）。脾胃虚弱者，易致滑泄，加姜炭 10g，砂仁 10g（与熟地黄拌）。龙雷之火上奔无制者，加油桂粉 1.5g（刮去粗皮研粉，蒸烂小米为丸，药前先吞），引无根之火降而归肾，见效尤速。（《李可经验专辑》）

案例： 裴某之妻，55 岁。1984 年 3 月 26 日初诊：患原发性三叉神经痛 8 年，迭用酒精封闭、针灸，服中药百剂皆无效。近年来发作频繁，外受风寒、大喜大怒、过度劳累、高声讲话、咀嚼食物、洗脸刷牙、打呵欠皆能触发。8 年前仅下颌支患病，2 年之后累及上颌支。1983 年冬，眼支亦病，以为龋齿作痛，牙已拔光，病势日见严重。不敢进食咀嚼，以流质食物维持不饿，致消瘦脱形，弱不禁风。此次发病已 3 日，病前无故右眼赤如鸠目，泪如泉涌，日夜不止，右耳鸣如潮声。因大声呼唤幼子起床，冷风拂面，突觉畏寒。同时觉有热气从右脚心沿腿之内侧上攻头面，迅如闪电。旋即整个右头部如蛇咬蝎蜇，火灼电击，剧痛号哭，惊扰四邻。每发作1次，约5分钟，频发30余次，已历3小时之久。诊脉洪大无伦，舌干红无苔。头晕脚软，足膝冰冷，口干，便燥，3～4日一行。患者年逾五旬，肾气已衰，肾阴下夺，阴不恋阳。时值春令，阳气升发。脚底为肾经循行始发部位，龙雷之火不能下安宅窟，循经上攻，上奔冲击无制。拟引火汤合芍药甘草汤大剂，滋阴恋阳，引火归原，柔肝缓急，以制雷火：熟地黄90g、盐巴戟肉、天冬、麦冬各30g，云苓15g，五味子6g，白芍100g，炙草30g，枣仁30g，葛根60g，3剂。

二诊：药后脚底上冲之气已敛，发病次数逐日减少。每有发作，一闪即过，已可耐受。洪象已敛，目赤、耳鸣均愈。考虑多年痼疾，久痛入络，佐以虫类搜剔，更加细辛引入少阴而驱伏寒而兼寓火郁发之之意。原方加细辛15g，全虫12只，蜈蚣2条研末冲服。

三诊：上方服1剂，发作停止，已4日未发。全家人大喜过望，裴某戏云：真如死囚遇大赦，不用提有多高兴了。嘱原方再服3剂巩固。追访10年，未复发。（《李可经验专辑》）

三、咽、扁桃体肿痛治以苦酒汤

苦酒汤为《伤寒论》方："少阴病，咽中伤，生疮，不能语言，声不出者，苦酒汤主之。"原方用生半夏洗破14枚。洗，即沸水冲洗多次，以去其辛烈之味；破，即打碎，使有效成分易于溶解。14枚大小平均约5g强。苦酒即醋。本方半夏经沸水冲洗7次后辛烈大减，绝无害，若用制半夏则疗效逊色很多。

本病痰涎甚重，非生半夏难去此缠喉之痰，况又有醋之酸以降火敛疮，鸡子白之清肺发声音，三味相合，配伍巧妙，效如桴鼓。本方治咽痛、咽壁有滤泡而致声哑者，效亦速。对急性食道炎，汤水食物下咽时痛如火灼刀割症，2剂即愈。(《李可经验专辑》)

案例：县长郭某之子，12岁，1967年秋患急性扁桃体炎，迁延失治，致成脓肿，邀余往诊。病孩语声不出，不能讲话。双侧扁桃体红肿化脓，喉中只有如麦杆细一条缝，痰涎壅盛，时时漱口，不能清理。只能喝一点凉藕粉，热势7日不退，恐有窒息之险。因思救急之法，快不过针刺。遂取双侧少商、商阳、十宣，三棱针重刺出血，病孩得汗，热势稍缓。上病下取，针泻涌泉，行针半小时，5分钟行泻法1次，针毕，病孩已能讲话。遂留六神丸10粒，5次嗜化。次晨诊之，肿大化脓之扁桃体已缩小约1/3，热退，痰涎仍多，舌苔黄腻。遂疏两方：①苦酒汤：生半夏5g（打碎，沸水冲洗7次），以好醋60g，水30g，煎三沸，去渣，待稍冷，冲化蛋清1枚，缓缓呷服，每日1剂，连服2剂。②连翘、金银花、元参、夏枯草各30g，蚤休15g，山豆根、射干、桔梗、皂角刺、甘草10g，3剂。上方服后，化脓之双蛾竟完整地脱壳而愈。

四、口舌疮顽症治分阴阳

口舌疮顽症，或称"复发性口腔溃疡"。总结李可治验案例，分为阴阳两途论治。通常阴虚倡用引火汤，治愈本病120余例，多数一诊痊愈，无复发；阳虚倡用理中汤加肾四味等，凡遇火不归原证而脾胃虚弱之病人，即投上方，皆效。

案例：

1. 陈某，男，68岁，复发性口腔溃疡30年，百治不效。其症初起舌尖部发出针尖大之红疹，灼痛。1周内蔓延至两腮、下唇内侧、舌两侧，1周后由红变白，渐成玉米大之凹洞性溃疡，20日后又渐变红色，1月左右渐愈。或劳累过甚，或饮酒过多，或食辛辣食物，其病即作。尤以突然气恼，暴怒，几分钟内便满口一齐发病。轻则一月一发，重则一月数发。最重时溃疡扩展至咽喉部，则只能喝一点凉奶或流质食物，痛如火灼，寝食俱废，苦不堪言。四处求医，除西医对症疗法外，曾服中药导赤散、凉膈散、连理汤、调胃承气、丹栀逍遥，皆无效。刻诊脉洪大，面赤如醉，双膝独冷，夜多小便。证属高年肾阴下亏，阴不抱阳，龙雷之火上燔。予引火汤大滋真阴，油桂小量引火归原：熟地黄90g，盐巴戟肉、天麦冬各30g，云苓15g，五味子6g，油桂2g（米丸先吞），3剂。

药服1剂，症退十之七八，3剂服完痊愈。追访半年，虽偶尔饮酒或情志变动，亦未发作。

2. 女工燕某，29岁。患口舌生疮6年，1月数发，时愈时作。近1月来，因流产后恣食瓜果生冷，复因暑热，夜睡不关电扇，门窗大开，又遭风寒外袭，遂致身痛呕逆，食少便稀。外感愈后，今晨口舌突发白色丘疹一圈，灼痛不可忍。按脉细弱，舌淡欠华，面色萎黄，腰困膝软。此属肾虚脾寒，虚火上僭。《证治准绳》治此类口疮，用四君七味（六味加肉桂）合方加元参、细辛，极效。其立方之义，以四君培土敛火，以七味引火归原，加细辛火郁发之，更加元参之善清浮游之火，治热以热，凉而行之，治火不归原证有覆杯而愈之效。但本例病人，脾胃气弱殊甚，寒凉滋腻不可沾唇，变通如下：红参（另炖）10g，焦白术、云苓各30g，炙草、姜炭、细辛各10g，油桂1.5g（饭丸先吞），肾四味各15g，3剂。

二诊：诸症均愈。予补中益气汤加肾四味，另用紫河车粉5g 冲服，10 剂，培元固本，以杜再发。(《李可经验专辑》)

五、鼻病痼疾投以麻附细加味

李可对鼻病痼疾如过敏性鼻炎、鼻不闻香臭等症，即投麻附细加味方，皆获奇效。此证之关键，多属肾中元气不固。肾为先天之本，生长发育、强壮衰老之所系。所谓种种过敏性疾病，皆责其先天不足，亦即自身免疫力低下。从肾论治，可谓治本之道。益气固表，脱敏止痒，隔靴搔痒而已。

案例：张某，女，47 岁。因爱人车祸重伤受惊，闻讯当日突然鼻塞，不闻香臭 7 个月。五官科查见副鼻窦、额窦发炎，嗅神经麻痹，服中西药半年多无效。刻诊：头痛如破，鼻塞流清涕，月月感冒 2～3 次，腰膝酸软。脉沉细涩，右寸尤沉，舌淡苔白滑。此本麻黄汤证，正气本虚，大惊猝恐，惊则气乱，藩篱失固，寒邪深入少阴，正虚不能鼓邪外透。处方：辛夷、苍耳子、白芷、麻黄、附子、细辛，桂枝各 10g，杏仁泥 12g，炙草 10g，麝香 0.15g（冲），鲜生姜 10 片，葱白 3 节，3 剂。上药服 1 次，次晨已闻韭菜香味，连服 3 剂而愈。

以上方治多例嗅觉失灵患者均愈。病程长者加肾四味，鼓舞肾气；中气虚则九窍不利，去附子，加生黄芪 30g，柴胡、升麻、红参各 10g；初病，邪未入里，去附子、细辛；重症鼻窦、额窦炎甜瓜蒂研粉，吸入少许，流尽黄水即愈。此法寓解表、解毒之意，对鼻息肉亦有效。急性黄疸型肝炎加用此法，可大大缩短病程。(《李可经验专辑》)

案例：战友郭某，1950 年夏患过敏性鼻炎，整日喷嚏连连，其声达于户外。1982 年 10 月，遇于甘肃西峰镇，询其旧恙，竟缠绵 32 年不愈。每年夏初必犯，至秋凉渐渐减轻而愈。服中西药不计其数，无效。今年体质下降，腰困如折，气短懒言，畏风畏寒，感冒不断，鼻流清涕不止，鼻中痒如虫行，频频喷嚏不止，声音较 32 年前已微弱许多。年仅 54 岁，弯腰驼背，俨然一老人矣。诊其脉沉细微弱，舌淡欠华。询知近 2 年，小便余沥，咳则遗尿，50 岁后阳事亦废。

考本病初病在肺，久病及肾。已非益气固表，疏风散寒所能见效。万病不治，求之于肾，遂拟一方嘱服 3 剂：附子 30g，麻黄、细辛、红参（另炖）、炙草各 10g，肾四味 120g，鲜生姜 10 片，枣 10 枚，葱白 3 节，麝香 0.3g（冲服），加冷水 1500mL，文火煮取 500mL，2 次分服。另配《金鉴》碧云散：鹅不食草、细辛、川芎、辛夷、青黛各 5g，研粉少许吸入鼻内，日 2 次。

5 日后，其为余饯行，一路上竟未闻喷嚏声。久年痼疾，3 剂而愈，大出意料之外。体质怯弱如此，难保来年不犯。为预防之计，疏：全河车 2 具，鹿茸、红参、三七、琥珀各 60g，蛤蚧 3 对，冬虫夏草 50g 制粉，日服 2 次，每次 3g，热黄酒送下。1984 年夏，老郭偕夫人、长子登门造访，知其痼疾已 2 年未发，且体质改变，迈步稳健，红光满面，难言之隐疾亦愈。之后余遇此症，即投麻附细加味方，皆获奇效。

六、胃、子宫下垂症治以升陷汤

升陷汤加减治胃、子宫、直肠脱垂等脏器弛缓下垂症，较补中益气汤为优，治验不可胜记。

案例：司机张某，男，28 岁，因少腹鼓凸如孕，不能开车，特来求治。追询病史，知由夏季过食西瓜，损伤胃阳，脘痛隐隐。入秋又恣食桃梨，多次暴饮致醉。渐渐食少便溏，日仅进食 2～3 两，不食亦不饿。气短难续，腰困如折，入暮则少腹鼓凸坠胀，经透视诊为胃下垂重症（胃下缘在骨盆内）。脉大而虚，舌淡胖。消瘦，一夏减重 5kg。嘱戒酒，忌生冷油腻，予升陷汤去知母，加干姜 10g，生黄芪加至 30g，胃病及肾，下元已虚，重加肾四味 120g，山萸肉 30g，红参（打小块吞服）、灵脂各 10g，服药 1 剂，主症消失，又服 5 剂，诸症均愈。透视则下垂之胃已复位。X 光师大为惊异，认为胃下垂为慢性顽固性疾病，6 日痊愈实属少见云。(《李可经验专辑》)

七、三消症（糖尿病）倡用引火汤

"引火汤加油桂，对糖尿病之三多有殊效。症情愈重，见效愈速。"

"糖尿病之三多重症，白虎加人参汤极效。虚热甚者，用西洋参。久病气血耗伤过甚，虚化者，仍用红参。"(《李可经验专辑》)

案例：

1. 郭某，女，33 岁。病已 3 月，食纳倍增而日见消瘦。面色由白皙变为苍黑，体重下降 5kg 多，甚感意外，求治于余。追询病史，得知近数月来，工作、家务操劳过度，时时觉饿。饭后不及半小时便又饥饿难忍，心慌头晕，且烦渴异常，随饮即尿。近 10 日来，觉饿即心悸、气喘、汗出，眼黑头晕，身软不能举步，舌红无苔，脉细数无神，尺部尤虚。内科查尿糖、血糖（-），眼小突，甲状腺功能无异常。病中劳倦内伤，致肺脾肾三脏气阴俱伤，壮火食气，三消重症。其面色由白变黑，为下元不固，肾气上泛。拟滋阴补肾而制亢阳，固摄下焦，补纳肾气，引火归原为治：熟地黄 90g，枸杞子、山萸肉、盐补骨脂各 30g，红参（另炖）、天麦冬各 15g，油桂 2g（去粗皮研粉，小米蒸烂为丸吞），鲜生姜 5 片，大枣 10 枚，核桃 4 枚（去壳取仁），3 剂。

二诊：精神大振，食纳已如平昔，口渴尿多亦减七八，原方 3 剂。

三诊：气化为病，一拨便转。药进 6 剂，诸症皆愈。苍黑之面色已转红润。嘱早服补中益气丸，晚服六味地黄丸善后。追访 10 年无恙。

2. 李某，男，52 岁。患糖尿病 10 个月，曾用胰岛素不能控制。消瘦，体重下降 7kg，乏力，脘痛而呕酸涎。厌食，日仅进食 3～4 两。饮多，每日 6 热水瓶上下；尿多，每日 35～40 次，几乎不能系裤带。畏寒甚，由平车拉来就诊。目赤气喘，头面烘热，脉右微细，左沉滑细。当日化验：尿糖（++++），血糖 37mg%。

证属肾气肾阴两虚，阴损及阳，命火衰微不主温煦，津液不能蒸腾上达，故饮多。釜底无火，故胃脘冷痛，厌食呕逆。肾气失于统束，故膀胱失约。且肾阴已虚极于下，水浅不养龙雷，故见相火上奔，目赤烘热。肾不纳气，故喘。拟滋阴助阳，引火归原，纳气归肾：熟地黄 90g（砂仁 10g 拌），盐巴戟肉、天麦冬各 15g，茯苓 15g，红参（另炖）、吴茱萸、五味子、炙草各 10g，山药、山萸肉各 30g，油桂 1.5g（研吞），鲜生姜 5 片，大枣 10 枚，核桃 4 枚（去壳取仁），3 剂。

二诊：胃痛呕逆、目赤气喘、头面烘热均愈。食纳已佳，饮水减至日 1 热水瓶，尿减少至日 10 次。脉较前有力，自己走来就诊。守方 3 剂。

三诊：尿量日 7 次，夜间不尿，日可进食 0.5kg 多，行动如常。舌红润，中有裂纹，脉沉滑。原方去吴茱萸，加生山药、生芪、枸杞各 30g，猪胰脏 10g(另煮熟，连汤带肉食之)，10 剂。

验尿糖（++），血糖 65mg%。以上方加减调理月余，用猪胰脏 40 个。尿糖消失，血糖稍高，症情平稳，体重回升。(《李可经验专辑》)

八、肝炎用茵陈五苓合藿朴夏苓方化裁

中医无肝炎病名。中医之"肝病"与"肝炎"亦风马牛不相及。黄疸多因中焦失运，湿热或寒湿停聚，脾主湿，故治在脾胃。脾宜升则健，胃宜降则和。故余治黄疸型肝炎，茵陈蒿汤除人实、证实、脉实外，不用栀子、大黄，常用茵陈五苓合藿朴夏苓合方化裁。从芳香化湿醒脾、健脾利湿、活血化瘀利水、降逆和胃、调燮三焦气化入手。保护脾胃元气为先，不使苦寒败坏中焦气化。"40 余年经治此类疾患（包括无黄疸型、甲乙混合型）数千例，少则 10 天，多则半月必愈，无一例转为慢性。"(《李可经验专辑》)

案例：吴某，男，76 岁。全身突然发黄 3 日，黄色鲜明如橘子色，内科诊为急性黄疸型肝炎。肝功能检查：血清胆红素 256.5μmol/L，麝香草酚浊度试验 5U，麝香草酚絮状试验（+）。右肋下刺痛，肝在肋下 2 横指，质软，压痛，腹胀，吐泻交作，溲若浓茶，泻下物秽臭，舌红苔黄厚腻，脉浮滑。证属高年嗜酒，胆胃湿浊内壅，气机逆乱，发为黄疸，侧重芳化：茵陈 45g，栀子、柴胡、枳壳、桔梗、藿香、佩兰、厚朴各 10g，生半夏、云苓各 15g，六一散 21g（包煎），苍术 12g，白蔻仁 6g（捣后），鲜生姜 10 片，姜汁 1 盅兑入，3 剂。

二诊：首方服 1 剂后吐泻即止，纳食如常，小便转为淡黄，高年行动不便，带药 5 剂：茵陈 45g，栀子、柴胡、桃仁、红花各 10g，藿香、佩兰各 10g，赤芍 15g，茯苓 30g，六一散 21g（包煎），炒麦芽 60g，猪苓、泽泻各 15g，生姜 7 片。

复查，黄疸退净，症状消失，肝功能阴转而愈。3 年后追访已 79 岁，红光满面，耳不聋，眼不花，食纳较病前尤好。

九、急性肾炎擅用麻黄

李可称："余经治急性肾炎数百例……三五日即愈，很少有超过 1 周者，费用在三五元之间。"认为此病"麻黄为必用药"。（《李可经验专辑》）

急性肾炎头面肿者当发汗，头面不肿，初治失表者，麻黄为必用药。水肿治在三焦，麻黄辛温发汗，开宣肺卫，得汗则风寒去，水道通，小便利，浮肿退。余经治急性肾炎数百例，风寒表实者，迳投麻黄汤；体虚者用麻桂各半汤小发其汗，兼见里热者用麻黄连翘赤小豆汤加生石膏，三五日即愈，很少有超过 1 周者，费用在三五元之间。唯麻黄一物需先煎去沫，否则令人烦躁片刻。

据现代药理研究，所含麻黄碱有升高血压及引起心动过速之弊。余曾治一肺实喑哑患者，于麻杏石甘汤内加入轻灵透窍之蝉衣 15g，汗出声亦出，未见烦躁、心悸等副作用。因此，每用麻黄剂，兼见面肿或脉弦滑大之患者必加蝉衣，均无此弊。

十、少腹鼓凸症赏用升陷汤

少腹鼓凸是一个特殊的症状与体征，多从病人主诉得知，一般不易引起注意。中医少用腹诊，一些青年妇女又羞于启齿，更易忽略。但此症临床出现频率很高，又关乎病人生死，不可轻忽。凡见此症状，先从虚处寻根问底。大气下陷，呼吸困难，特点是吸气难，气升不上来。其重者，自觉气陷于脐下，病人有努力吸气状，面色苍白，神情恐惧。类似现代医学之呼吸衰竭，多见于肺心病心衰合并脑危象之前，属危急重症范围。可以升陷汤去知母之苦寒，生黄芪30g，柴胡、升麻、桔梗各10g，加红参捣粗末吞服，合大剂参附龙牡救逆汤加麝香0.2g，山萸肉90g，救脱固下，多可挽危于顷刻。又，本病之气短难续，常与胸闷憋胀兼见，不可贸然开破，错则难救。(《李可经验专辑》)

以下案例摘自《李可经验专辑》。

1. 瘛病　女工宋某，22岁，病经月余，病情奇特。诊见头痛眩晕，全身震颤不停，右半身麻木抽搐。哭笑无常，无故悲伤动怒，时觉恐惧，如人跟踪，惶惶不可终日，且少腹鼓凸憋胀。曾用养血柔肝、养心安神、滋燥润肺诸法及西药冬眠疗法皆无效。现症气短难续，自汗而喘，腰困如折，寐艰多梦。六脉微细如丝，两寸尤沉弱，舌淡红少苔。各种检查均无异常，拟诊为"瘛病"。据上脉证，皆由大气下陷所致。大气者聚于胸中，斡旋运转不息，五脏六腑出入升降各循常道，是为健康无病。此气一陷，肺失包举，肺气虚则躁，故悲伤欲哭而似甘麦大枣汤证；心失所养，神明无主，意志失常而见酸枣仁汤证；心气虚则恐，故时觉有人跟踪。肝失大气之斡旋而见喜怒无常，震颤抽搐；左右者，升降之道路，右主气，气不运血，血不能上下周行，故右半身麻木不已。一切病象皆由"少腹鼓凸"悟出气陷下焦，不能升举所致。肝之受累最甚，肝主内风，故震颤不停，遂拟升陷汤，重用白芍以敛肝缓急：生黄芪、山萸肉、盐补骨脂、生熟枣仁、炙草各 30g，生白芍 100g，红参 10g，生龙骨粉、生牡蛎粉、木瓜各 15g，柴胡、升麻、桔梗各 6g，鲜生姜 5 片，大枣 10 枚，核桃 4 枚（去壳取仁）。药服 3 剂，诸症均愈。

2. 癔病性截瘫 小学教员赵某，26 岁。患痿症，邀余诊治。询知由过服调经药 30 剂，突然大崩，致 7 日内休克 5 次，回太谷老家，经中医治愈。之后体质一落千丈，经常头晕气短，站立不稳。去年冬天流产后，将息失宜，感冒后致下肢痿软，不能下床，双足内翻，不能站立，上半身功能正常。县医院内科拟诊"癔病性截瘫"。气短甚著，叙述病史，多次间断换气。虽已流产，少腹仍鼓凸如孕状。自觉气憋在肚脐之下，不能上达于胸，频频太息；且尿频，脱肛，腰困如折，夜不成寐，食少不饥，时时悲伤欲哭。每至太阳落山，心中无端惊恐。此证由血脱而致气陷，中宫虚馁，五脏失养，日久损及先天肾气，其精神异常，正是五脏五志之变。此痿证之成，与湿热、痰浊、阴虚皆无涉。从脾主四肢，肝主血，肺主气，肾为先天之本论治。升补大气，补肾益精：生黄芪 30g，知母 18g，当归 20g，山萸肉 30g，红参 10g，柴胡、升麻、桔梗各 6g，小麦、百合、肾四味、生龙牡各 30g，大枣 10 枚。上方连服 30 剂后，康复如初，遇于街头，已调回县农业局工作。

十一、肩凝倡用傅山方

本病又名"五十肩症"，属老年性、退行性病变，颇难治。唯《傅山男女科》载一方有捷效："两臂肩膊痛，手经病，肝气郁。平肝散风，去痰通络为治。"处方为：当归、白芍各 90g，陈皮、柴胡各 15g，羌活、秦艽、白芥子（炒研）、半夏各 9g，附子 3g。煎服法：水 6 碗，煎 3 沸，取汁 1 碗，入黄酒服之，一醉而愈。此方妙在用白芍为君以平肝木，不来侮胃，而羌活、柴胡又祛风直走手经之上，秦艽亦是风药而兼附子攻邪，邪自退出，半夏、陈皮、白芥子祛痰圣药，风邪去而痰不留，更得附子无经不达而其痛如失也。

　　曾治马某，男，54 岁，因肩臂痛求治。其症右肩臂剧痛，手不能抬举、后展已有年半，百治不效。境遇不顺，近年发胖。近来受凉加重，抬肩痛如撕裂，自己不能穿衣，苦不堪言。原方加生黄芪 120g 益气运血，加桂枝尖 15g 载药直达病所。加止痉散（全虫 3g，蜈蚣 4 条）研粉冲服，入络搜剔，更加桃仁、红花、地龙活血通经。患者饮酒海量，故令水与黄酒各半煎之，热服取汁，以开表闭，逐寒凝。3 剂。

　　据云，服第一剂后得微汗，当夜安然入睡，次日顿觉大为松动，数月来开始穿衣不需人相助。服第 2 剂后，竟暴泻黏稠便十余次，而臂痛亦减轻十之八九。最后一剂服后，又腹痛作泻 5～6 次，右肩上举、后展已如常人。考致泻之由，一是当归富含油质，大剂量难免滑肠；二是温药消溶痰湿，由大便而去。（《李可经验专辑》）

十二、血栓闭塞性脉管炎分寒热二型

　　本病属中医脱疽范围，由寒湿之邪痹阻血脉，日久趾、指坏死脱落，令人惨不忍睹。约可分为阳虚寒凝与湿热化毒二型，而瘀阻不通又为两型所共有，故活血化瘀之法，必须贯彻始终。而气为血帅，气行则血行，不论寒热，皆以黄芪为君，气旺则可推动血行，而生芪又最擅托毒生肌，为痈疽要药，亦脱疽首选要药。其药性和平，又非破格重用难以奏功。

寒凝型，以当归四逆加吴茱萸汤合乌头汤，随证加减，大辛大热，开冰解冻，效果极好。当归四逆汤养血通脉主治手足厥寒，脉细欲绝，恰合脉管炎之足部动脉消失之特征，并治寒入经络，以致腰、股、腿、足疼痛。古今中外医家用治各类冻疮，疗效卓著。若内有久寒，深入血分，形成沉寒痼冷之格局，又兼见寒主收引，经脉挛缩疼痛者，加吴茱萸、生姜、白酒，合而为当归四逆加吴茱萸生姜汤，更为合拍。本病病程过久，则非但血虚而瘀，其寒凝之程度，犹如冰结。加用《金匮》乌头汤大辛大热，通行十二经表里内外，开冰解冻，更加虫类化瘀破癥之力，则如阳光一照，冰雪消融，栓塞一通，病即向愈。此法治愈寒凝型脉管炎7例，风湿性、类风湿关节炎、坐骨神经痛数百例，对西北地方病"柳拐子"病（四肢关节肿大僵硬致残）、部分硬皮病皆有卓效。

以下案例摘自《李可经验专辑》。

1. 高某，51岁。患者于1941年护送抗大学员赴延安时，大雪封山，雪深没膝，冻死7人，冻掉手指足趾多人。本人虽幸得肢体完好，但已受严重冻伤。1966年发现双下肢冷痛，多次住院治疗无效，1976年病情恶化。在山西省第一、第二人民医院先后住院7个月，确诊为脑动脉硬化、心肌下壁梗死、双下肢血栓闭塞性脉管炎。后又赴晋中二院接受下肢放血疗法无效，建议高位截肢。绝望之下，于1976年9月7日求治于余。诊见双下肢膝以下冰冷，左侧尤重，足趾青紫，电击样剧痛日夜不休，左上下肢麻木。胸部憋胀刺痛，发作时以硝酸甘油片维持。脉沉细迟微，双足背动脉消失。面色苍白晦暗，畏寒神倦。此证由寒邪深伏血分，痹阻血脉，已成真心痛及脱疽重症。且病经30年之久，已成沉寒痼冷顽症，非大辛大热温通十二经表里内外之乌头、附子之猛将不能胜任。遂拟当归四逆加吴茱萸生姜汤合乌头汤，加虫类入络搜剔，麝香辟秽通窍，合而为大辛大热、开冰解冻、益气破瘀、通络定痛之剂：生黄芪240g，附子、当归各60g，川乌、丹参、黑小豆、川牛膝、防风各30g，麻黄、桂枝、细辛、赤芍、桃仁各15g，油桂10g，吴茱萸20g（开水冲洗7次），另用麝香1g，炮甲珠5g，生水蛭3g，全虫3g研粉分冲，蜈蚣2条研粉分冲，蜂蜜150g，鲜生姜40g，大枣20枚。加冷水2500mL，文火煮取500mL，兑入黄酒500mL，日3夜1服，4剂。

余住其家，寸步不离，以使家人放心。服1剂，当夜安然入睡；又连服3剂，诸症均退。原左足大趾内侧之溃疡亦收口愈合，心绞痛及下肢电击样剧痛亦消失。患者后又注射毛冬青针剂15盒，遂痊愈。热毒型，四妙勇安汤最效，加生黄芪则化腐生肌，效尤速。余所用虫类药的穿透攻破之力甚强，可助活血化瘀破栓塞，攻克本病之难关。一切创伤、痈疽皆当禁房事。若犯禁，轻则愈合后留有黑疤，重则肾气败亡而死，绝非危言耸听。

2. 某男，56岁，祖籍河南，流落静升村多年，一生嗜烟酒。3年前因双下肢血栓闭塞性脉管炎而在省二院齐膝截肢。术后已成残废，万念俱灰。自制木板车，以手代足，日日进出于茶馆酒肆之间，整日大醉昏睡。不遵禁忌，日吸烟3～4盒。术后半年多，截肢处开始电击样剧痛，周围紫红溃烂，脓水秽臭，腐烂见骨。托人求余诊治，见证如上。六脉洪数而虚，舌红少苔。近2个月于夜间发作心绞痛3次，经抢救脱险。情绪消沉，多次服安眠药，欲一死以求解脱。证属湿热化毒，血瘀气弱，又兼真心痛，颇难措手。遂予四妙勇安汤合丹参饮，清热解毒，下病上取，重加生黄芪益气托毒生肌，生水蛭、炮甲珠破栓塞，化瘀通络为治：生黄芪240g，金银花、元参各90g，当归、丹参各60g，甘草30g，檀香、降香、桃仁、红花各10g，砂仁5g，另用生水蛭、炮甲珠、醋元胡各6g研粉分冲。以脸盆煎药，取浓汁1500mL，6次分服，日4夜2，3剂。

二诊：患者无人护理，平均两天服药1剂，服药2剂时，患处灼热，剧痛消失。第4日下午脓水消失，第5日溃烂处收口结痂，第6日左侧结痂脱落、肉芽嫩红、心绞痛亦愈。嘱原方再服3剂，遂愈。

十三、小儿半声咳嗽从瘀论治

曾经治疗一例小儿半声咳嗽症，取得成功经验。后以此方治多例小儿半声咳嗽，凡见脉涩者，即投此方（见案例），辄愈。

案例：郭某，男，14岁。因半声咳嗽2年不愈来诊。其症移时即"吭吭"一声，否则胸闷气憋不能忍耐。诊脉细涩，舌左有瘀斑。询其得病始末，不能记忆。体健，食纳好，嬉戏如常，无证可辨。问其在校参加义务劳动否？答曰，抬过炭，搬过桌凳。此子好强，不落人后。想必此乃劳伤咳嗽，年小体弱，不胜重负，又不甘人后，遂致努伤胸络留瘀乎？姑从痰瘀论治：

丹参15g，檀香、降香、砂仁各5g，桃仁、杏仁各10g，赤芍、川芎、桂枝各6g，炙枇杷叶、瓜蒌各15g，薤白、红花各6g。

试服之，日好一日，服6剂竟获痊愈。（《李可经验专辑》）

十四、小儿湿疹治以连翘败毒散合三妙散

小儿湿疹，古谓"胎毒"，由其母孕期过食辛辣发物，遗毒于胎儿所致。出生后，多数在 3 周内透发于外，当因势利导，用连翘败毒散合三妙散，重用土茯苓、白鲜皮（可清湿热，疗死肌）、苦参升散化湿，清解内毒，经治数百例，少则 3 剂，多则 5 剂即愈。重症加虫类药（全虫、蜈蚣、乌蛇）入络搜风解毒，止痒特效。（《李可经验专辑》）

十五、跟骨骨刺以补阳还五合附桂八味、当归四逆汤合方化裁

李可以"上方加减，治足跟痛症 10 余例，均获捷效，且无复发"。

案例： 温某，女，47 岁。患双足跟痛 4 个月不愈，迈步困难，整日足不出户。经 X 光摄片，确诊为跟骨骨刺（双）。肥胖体型，神疲，气短，畏寒，冬必冻脚。脉沉细，舌淡胖。局部皮色如常，不红不肿，有冷感。考足少阴肾经的经脉行走"入跟中"，肾虚精怯，经脉失养，加之湿盛气虚，气血失于周流，寒湿痹阻，不通则痛。拟补阳还五汤合附桂八味丸与当归四逆加吴茱萸汤合方化裁，下病治上，益气温经，活血通络：①生黄芪 120g，当归、附子各 30g，熟地 45g（先），油桂、川牛膝、木瓜、乳没、通草、细辛、防己、泽泻各 10g，吴茱萸（洗）、茯苓各 15g，白芍 30g，炙草 15g，化铁丸（楮实子、威灵仙）20g，鲜生姜 10 片，枣 10 枚。另用炮甲珠 6g，象牙屑 4g 研粉热黄酒送下，5 剂。②防风、苦参、红花、甘草、透骨草各 30g，水 1500mL，煎汁 1000mL，入白酒 0.5kg，微沸，趁热搓

洗，浸泡双足。

上法内外兼治，药后一日痛缓，二日可走路。5日后自觉症状消失，当年冬季亦未冻脚。惜病愈之后未拍片复查，不知本法对骨刺之实质改变有无消散之功。（《李可经验专辑》）

十六、卵巢、输卵管囊肿治以桂枝茯苓丸合五苓散

卵巢或输卵管囊肿，多从瘀阻胞宫、寒湿凝聚论治，以桂枝茯苓丸合五苓散，加油桂温阳化湿。若少腹不时绞痛，多属寒凝，加吴茱萸15g（洗）直入肝经血分，破冰解冻，收效更速。加子宫专药益母草，协以丹参、泽兰叶，加强宫血循环，促进炎性渗出物之排泄及吸收；加炮甲珠透达囊肿，五苓利水，多数可在半月内治愈。慎用清热解毒药，用之不当，反使寒湿凝结不化。（《李可经验专辑》）

十七、白塞综合征按虚实辨治

白塞综合征，《金匮》谓之"狐惑"，由湿热生虫，蚀于喉为"惑"，蚀于阴为"狐"，治以清湿热而杀虫。李可分为虚实两类辨治。实证用三妙散加味，虚证用引火汤。

以下案例摘自《李可经验专辑》。

1. 张某，男，34岁。1981年7月25日初诊，病已8年之久。其症先觉左手掌鱼际部痒肿，随即上唇亦肿，口腔黏膜开始溃烂，紧接龟头亦肿，患处皆奇痒难耐，稍一搔之则其痛钻心。初病时寒热如疟，二三年后仅感目干涩不欲睁，思睡而难入眠，身体沉重困乏，辗转不宁。口苦黏腻，脉沉滑数。见证与经文描述大同小异。《金匮要略》云："狐惑之为病，状如伤寒。默默欲眠，目不得闭，卧起不安。蚀于喉为惑，蚀于阴为狐。不

欲饮食，恶闻食臭。其面目乍赤、乍白、乍黑。蚀于上则声嗄，甘草泻心汤主之；蚀于下则咽干，苦参汤洗之；蚀于肛者，雄黄熏之。"此例与经文描述不同之处为：目不得睁，面部无黑白变化，痛痒极重。本例病机，属内蕴湿热，外受风邪引发。从清湿热解毒，祛风止痒立法，以三妙散加味进治：生苡仁45g，苍术、黄柏各15g，川牛膝、苦参、生地、首乌、白蒺藜各30g，白鲜皮60g，胡黄连、甘草各10g，丹皮、紫草各15g，3剂。

上方服1剂，病退强半，2剂痒止肿消，3剂服完已了无痕迹。患者惜药，以药渣煎汤熏洗龟头，止痒消肿，效果极好。

1982年10月，患者又因暴饮大醉，引发旧疾，即按所留旧方，内服外洗，2剂而愈。追访10年未犯。上方经治6例35岁以下青壮年患者，皆获根治。35岁以上，病程旷日持久者，多转为引火汤证，虽不能根治，却见效迅速，使病人免除许多痛苦。

2. 宝某，女，40岁，1981年12月23日初诊。患口腔溃疡，外阴溃疡6年。发作多在每年冬季，尤以冬至当日，交节之时刻一到，立刻发病。经治多年无效。诊视：见舌红如柿、无苔，口干极而不欲饮。口角内侧、舌边尖部有白色溃疡成片。外阴不便诊查，据诉每发病，先觉外阴辣痛，旋即口舌生疮。头晕如腾云驾雾，面部烘热如潮。按脉沉细，双膝独冷。其症发病甚急，说来就来，一二分钟即令人不能忍耐。此为"孤惑"，现代谓之"白塞综合征"，由湿热生虫所致，治以清湿热而杀虫。此例病经多年，反复发作，未见湿热积毒征象。从脉证推断，恐系肾阴久亏，阴不恋阳。适逢冬至节令，一阳来复，龙雷之火不仅上燔，且肾与前阴相关，又且下焚，姑予引火汤一试。

12月27日，药后诸症皆愈。此法并治45岁以上之男子多人，服药 1 剂，口舌疮即退，服 3 剂下阴部之溃疡亦了无痕迹。

十八、大出血治以破格救心汤

吐血盈碗盈盆，或大咯血，或妇女暴崩出血不止，或鼻衄日夜不止，或大便慢性出血，日久不止，突变四肢厥冷，大汗淋漓，面白如纸，气息奄奄，此为气随血脱，阴损及阳。脾肾阳衰，不能统摄血液。速投破格救心汤平剂，龙牡煅用，山萸肉加至 120g，干姜改姜炭 10g，三仙炭各 10g，血余炭 4g（冲），生芪 30g。归身 15g，阿胶 20g（烊化），熟地 45g，以滋阴救阳，益气止血固脱。

案例：

1. 胃溃疡大出血 武某，41 岁。胃溃疡大出血濒危。晋中康复医院确诊为十二指肠球部溃疡，幽门不全梗阻，血红蛋白 5g，大便潜血（++++）。夏末酒醉后吐血盈碗，沥青样黑糊便 45 日，收入外科紧急输血。会诊认为，患者体质过虚，暂不宜手术，住院 1 周后回家疗养。诊见患者面色、唇、指如白纸，食入即吐，神糊思睡，四肢冷，头晕不能起立，动则气喘自汗，不渴尿多，脉迟细弱，48 次 / 分。证属脾虚不能统血，血证久延，阴损及阳，气随血脱，亡阳之险象毕露。频频呕吐，药难下咽，急则治标：

赭石粉、生半夏、高丽参（另对）、云苓各 30g，吴茱萸（洗）、炙草各 15g，鲜生姜 30g，姜汁 20mL，大枣 12 枚。

煎取浓汁 300mL，不分昼夜，小量多次呷服，呕止再诊。下午 3 时，药后 2 小时呕止，顺利进食牛奶 1 杯，蛋糕 1 块。遂投破格救心汤平剂，龙牡煅用，山萸肉加至 120g，姜炭、三仙炭各 10g；合自拟三畏汤及当归补血汤，龟、鹿、阿胶各 10g

（烊化）。上药服 1 剂，大便潜血（－）。服 6 剂后，血红蛋白上升至 9g。日可进食斤许，出入已如常人，开始上半日班，乃拟加味培元固本散以拔除病根（三七、凤凰衣、煅牡蛎、大贝、鸡内金、鱼鳔、胶珠、琥珀、高丽参、鹿茸、血竭、全胎盘、蛤蚧），月余后赴康复医院复查，溃疡痊愈，追访 30 年，身体康健。

用此方治愈各类溃疡重症 300 例以上。

2. 暴崩 王女，42 岁，1973 年 9 月 10 日中午突然暴崩，出血一大便盆，休克 1 小时许，面如白纸，四肢冰冷，气息奄奄，六脉俱无，下三部太溪脉似有似无，厂医注射止血、强心剂无效。遂从血脱亡阳立法，以大剂破格救心汤合当归补血汤，龙牡煅用，干姜改用姜炭 50g，本人头发制炭 6g（冲），下午 2 时 50 分，开水武火急煎，边煎边灌，边以大艾柱灸神阙，下午 3 时 30 分血止，厥回脉渐出。黄昏时开口说话，凌晨 1 时索食藕粉、蛋糕，脱险。后以大剂当归补血汤加红参、山萸肉、龙眼肉、肾四味、龟鹿二胶连服 7 剂，始能起床，服增减培元固本散 40 日始康复。用本方增减治妇女大出血 21 例，其中，晚期宫颈癌 2 例、子宫内膜异位 3 例、更年期功能性出血 11 例、原因不明暴崩 5 例，均在 8 小时内脱险。除 1 例宫颈癌死亡外，全数救活，所有病例服增减培元固本散 30 日左右，皆获根治。

鼻衄大出血经治不止，有日夜达半脸盆者，面赤如醉，脉如波涛汹涌，重按则无。此属阴虚于下，龙雷之火上奔无制，阴竭阳亡之变，就在顷刻，切不可寒凉清热止血。速投破格救心汤平剂，合引火汤（熟地 90g，盐巴戟肉、天麦冬各 30g，云苓 15g，五味子 6g，油桂 2g，米丸先吞），以滋阴配阳，引火归原，一服立止。本法急救鼻衄大出血垂危 50 余人，均愈。（《李可经验专辑》）

十九、术后脏器粘连当塞因塞用

李可认为，一切痞塞不通之症，重在治气。百病皆生于气，三焦气化升降之枢纽在脾胃。故治气之要，不过升脾降胃而已。

手术后发生肠粘连或不全梗阻，或尿闭，更是气虚为病。气虚失运则窒塞不通，当塞因塞用，重用参芪大补元气。佐小量木香、沉香磨汁兑入，助大气流转。莱菔子即白萝卜成熟种子，与萝卜同性，破气消痰"有推墙倒壁之功"，以大剂参芪为帅而统之，发挥其善通之特长，制其开破之弊，不使为害。再加赭石、厚朴之降胃逆，液枯者合大剂增液汤增水行舟，使三焦气化迅速复常，冲决窒塞，诸症立愈。用治术后各类脏器粘连为患，对症加减，效果极好。气虚者多觉胀闷，气虚下陷症，胀闷更甚。不可疏散，更不可开破，迳峻补其气，气足则运旋升降复常，胀闷自消。

案例：李某，男，37岁，外科住院病人，邀余协治。患者于2年前做肠梗阻手术。今年冬至节后，又发生粘连性不全梗阻，已住院20日，呕吐频作，腹痛不休，大便似通不通，已25日不能进食。身瘦形脱，疲软不能坐立，动则气喘。脉大按之而散，舌红中根燥干。此由中气虚失于运旋，胃液涸不主和降。予益气降逆，增液行气：生黄芪90g，红参20g（另炖），生地30g，元参60g，麦冬90g，厚朴30g，沉香、木香各5g（磨汁兑入），赭石粉50g，莱菔子30g（生炒各半），姜汁10mL兑入，2剂。

当日服药后，腹中响动如雷，呕止。中午开始进食，下午2时便通，腹痛止。次日又服1剂，一切复常，唯觉气短身软。已办出院手续，特来中医科向余告别。于补中益气汤加麦冬30g，五味子10g，3剂善后。(《李可经验专辑》)

二十、渗出性胸膜炎治以瓜蒌剂、丹参饮、苇茎汤合方

结核性渗出性胸膜炎，相当于中医之"悬饮"。治法多用峻攻逐水之十枣汤，但要辨证准确无误，不可滥用。何种症情使用十枣汤为好？《伤寒论》十枣汤证云："太阳中风，下利，呕逆，表解者，乃可攻之。其人漐漐汗出，发作有时，头痛，心下痞、硬、满，引胁下痛，干呕，短气，汗出，不恶寒者，此表解里未和也，十枣汤主之。"可见，十枣汤仅仅适用于表解而里未和的形证俱实者。若有表证，便当"先表后里"。若以西医的观点用中药，则X光下见有胸水便投十枣，而置表证于不顾，则必使邪陷入里，缠绵难愈，甚或变生不测。故李可治愈之胸水证（包括心包积液、肝腹水、肾性水肿）不下万例，竟无一例可用十枣汤者。

治水饮停聚为患，不论表里内外各部，皆从调燮三焦气化入手。视其表里、虚实、寒热之不同，皆当先表后里，或以小青龙汤解表化饮，或以人参败毒散益气解表，先开肺闭，以通水道；中阳不运者，益气健脾化湿；下焦阳虚者，以桂附蒸动之。调整体以治局部，勿因局部而害整体，则不专治水而水病自愈。胸腔积液，病机为胸阳不足，浊阴窃踞阳位，阻塞气机。治以《金匮要略》之瓜蒌薤白白酒汤、瓜蒌薤白半夏汤、枳实薤白桂枝汤三方振胸阳，宽胸膈，而化饮邪；丹参饮行气活血，气行则水行；更合《千金》苇茎汤清肺化痰排饮（原方主治排脓而理肺痈，借用作排水，竟有殊效）取效甚速，一般48小时即可解危。夹表者，加麻黄开肺气，下焦阳微者，加桂附温化之。若无实热的据，勿轻用苦寒解毒之剂，以免三焦气化冰结，

则病反缠绵。(《李可经验专辑》)

初病出现类感冒症状，发热恶寒，咳喘，胸闷，脉浮紧者，即投变通小青龙汤一剂，热退喘定，麻黄改为5g，再服两剂。失治或误治，胸腔积液，剧咳不止，胸闷刺痛，发热口渴，脉细数，舌边尖瘀紫者，速投瓜蒌45g，薤白30g，白酒100mL，桂枝、赤芍各45g，炙草30g，丹参45g，檀香、降香、木香、砂仁各10g（此4味药7分钟后下），生半夏、生苡仁、芦根、茯苓各45g，桃仁泥、杏仁泥各30g，冬瓜仁60g，生姜45g，大枣12枚。上方三剂，3小时1次，日2剂，夜1剂，集中全力，化去胸肺间之痰、水、瘀浊，24小时即可脱困。本方亦可治心包炎之心包积液。

热化伤阴者，加西洋参30g；寒化、虚化，脉微细，但欲寐，元阳被一团阴霾所困者，加炮附子45g，干姜45g，红参30g（另），五灵脂30g，破阴通阳。（李可演讲稿"小青龙汤治重危急症举要"）

案例：司机张某，男，24岁。患结核性渗出性胸膜炎，五短身材，痰湿体型，肥胖而面色灰滞。自幼患气管炎，畏寒有汗，喉间有痰鸣音，咳喘剧而胸闷痛，舌白腻不渴，脉弦迟，58次/分。此属元阳久虚，外寒内饮，阴邪窃居阳位，先予加味小青龙汤宣化下上焦：附子15g，炙麻黄绒10g，杏仁泥12g，厚朴、桂枝各10g，赤芍15g，炙草10g，壳白果打21枚，炙紫菀、款冬花各12g，生半夏20g，干姜、五味子、细辛、红参（打小块吞）各10g，鲜生姜10片，枣10枚。上药服2剂，外证悉除，咳喘愈，痰鸣消失。

继予下方5剂：瓜蒌30g，薤白、桂枝各15g，白酒100mL，桃仁、杏仁各12g，生半夏20g，丹参30g，檀香、降香、木香各

10g，砂仁 5g，生苡仁各 45g，冬瓜仁 60g（打），泽泻 15g，肉桂 10g，茯苓 30g，炙草 10g，鲜生姜 10 片，大枣 10 枚。上方服后，胸透显示积液吸收，病愈。(《李可经验专辑》)

二十一、抑郁症倡用四逆汤

"我治 100 多例抑郁症，基本就是四逆汤，逐日加附子量，加到一定程度时，全身出臭汗，然后就有说有笑了。这很奇怪，而且得病的大部分是大学生，家庭比较困难，环境压力比较大。计划用这个方子加等量制马钱子粉试用于运动神经元疾病，这是一个顽症，不但外国人治不了，我们也治不了，看看会不会有效。"（李可演讲稿"治未病——救胃气，保肾气"）

二十二、流感防治刍议

春行冬令，寒湿肆虐，流感来袭，已见预兆，议拟防治之法，以供参考。

1.所有人群每人每日吃大蒜一二瓣，饭后嚼少许茶叶，以去口气。

2.苍术、明雄黄（透明黄色无杂质者）各等分，研细粉，以凡士林调膏，早起洗漱后涂入鼻腔，睡前洗去。芳香辟秽解毒，可有效防病毒。医务人员尤为重要。

3.贯众 30g，苍术 15g，明雄黄 15g，黑小豆 30g，炙草 30g，党参 30g，制附片 45g，干姜 45g，生姜 45g，大枣 12 枚，核桃（打）六枚，葱白 4 寸，红糖 50g（化入）。

加水 250mL，文火煮 2 小时，去渣取汁 300～400mL，备用。

服法：每人每日早服 50mL，午后服 50mL，连服一周，可达防疫屏障，不受传染。大约一剂药可供三口之家两日服用，连服一周，约三四剂。

方义：现代人本气未病先虚，故以四逆、理中补火生土为君。贯众汤为历代防疫治疫效验方（前五位），自明末迄今已有五百年以上，为流传在晋、冀、鲁、豫、陕、甘等省的民间自救方。大疫流行期，以纱布包之，投入饮用水中，可保一方平安，渡过险期。本方的功效芳香辟秽，化浊解毒。可放胆服用，绝无流弊。

4.本次流感定性为寒湿秽浊之气已无疑义。2002 年，第一次甲型流感流行时，曾拟变通小青龙汤，在广东省芳村及广州中医药大学番禺校区医院、东莞塘厦中医院、山西太原、山东济南等地广泛施用。即使重症病人（多为并发症肺炎），也多在三日内痊愈。今年湿重，加一味苍术即可。全方如下：麻黄 15～45g，制附片 45g，干姜 45g，辽细辛 45g，生半夏 65g，五味子 33g，桂枝 45g，赤芍 45g，蝉蜕 45g，炙草 60g，生晒参 30g，炙紫菀 45g，炙冬花 45g，壳白果（打）20g，杏仁 25g，生石膏 250g（已进入高热 40℃以上，昏厥期加到 500g，另加乌梅 36g），苍术 30g，云苓 45g，生姜 45g，大枣 12 枚，核桃（打）6 枚，黑小豆 30g，葱白 4 寸，冰糖（化入）50g。加水 3000mL，文火煮取 300mL，三次分服，3 小时一次，日夜连服 2 剂。

进入昏迷状态时，令煮破格救心汤加麝香 0.6g，与上方混合使用。（李可写给范金福的信，2012.3.12）

二十三、咳喘痼疾治疗经验

咳喘痼疾，久治不愈，直至发展为肺心病之各个阶段。凡外寒内饮，喉间有痰鸣音，咳喘不止，加味小青龙汤先治其标：麻黄、桂枝、赤芍、炙草各 10g，生半夏 30g，干姜、五味子、细辛、白芥子（炒，研）各 10g，炙紫菀、炙冬花各 12g，带壳白果 20g（打），鲜生姜 10 大片，大枣 10 枚。咳甚，肺气不降，加炙枇杷叶 30g，鹅不食草 10g。

虚化，由肺及肾，肾不纳气，加红参 10g（打小块先吞），肾四味（枸杞子、菟丝子酒泡、盐补骨脂、仙灵脾各 10～30g）；热化，加生石膏 30g；太阳少阴同病，脉沉舌淡白滑，加附子 30g。上方不论男妇小儿，剂量相同；小儿、弱质患者，采取每剂药小量多次频投法，得效止后服。凡胸痛声哑，痰声如拽锯，咳喘不能步，动则更甚，面色萎黄或青紫，四肢厥冷，脉象沉细迟或数大无伦，甚或 1 分钟 120～240 次。用下方：瓜蒌 30g，薤白 15g，丹参 30g，檀香、降香各 10g，沉香 2g（冲），砂仁 10g，生半夏、云苓、附子、炙枇杷叶各 30g，炙草 60g，净萸肉 120g，鹅不食草 10g，高丽参（另炖）、灵脂各 10g，白酒 100mL，鲜生姜 30g，姜汁 10mL（兑入）。(《李可经验专辑》)

二十四、麻杏石甘汤治小儿肺炎注意点

1. 本方为辛凉清解峻剂。原方组成为：麻黄四两（60g），杏仁五十个（20g），炙甘草二两（30g），生石膏半斤（125g）。这是《伤寒论》的基础有效剂量。

2. 如何掌握应用？且看原方煮服法：上四味，以水七升（1400mL）先煮麻黄减二升，去上沫，内诸药，煮取二升（400mL），去渣，温服一升（200mL）。

本方得汤汁共二升，只言温服一升，所剩一升怎么办？未曾交代。与其他方剂煮服法不太一样，不是笔误或遗漏，而是一个悬念，有种种未尽之意，须得深思，方能领悟。医圣治急性肺炎

（麻杏石甘汤证），只需半剂药，即可热退喘定，所剩一升，弃去不用，免得过凉伤阳。（李可演讲稿"小青龙汤治重危急症举要"）

二十五、中风后遗症倡用两首散剂

关于中风，对于初发病症，李可倡用续命汤系列方，曾改订"重定续命煮散"，见"方剂建树"一章。对于中风后遗症，则拟定了两首散剂，分别针对该病的两种局面。

1. 脑梗死后遗症：服下方：三七、血琥珀、红参、灵脂、土元、水蛭、清全虫、大蜈蚣、血竭，共为末，以黄芪60g，煎浓汁送服，每服3g，每日2次。弛缓性瘫痪，加服制马钱子粉，每睡前温开水送下0.6g，服药7日，停3日，以防蓄积中毒。本方乃培元固本散变化而成。

2. 中风后遗症之关节变形：肌肉萎缩，痿废不用，以本方（偏正头风散）1料3g，每日3次，淡茶水加蜂蜜1匙调服。备制马钱子粉，另包单服，以准确掌握剂量。每睡前温开水送下0.6g，10日后渐加至0.8g，极量1g。服后以感觉全身肌肉、筋骨紧张有力为验。如出现强直性痉挛之苗头，即为过量。勿须惊慌，服凉开水1杯即解，然后调整至适量。服药初期，医者应密切观察，以定准有效剂量。服药期间，忌食绿豆及汤。服药10日，停药5日，以防蓄积中毒。对本病之康复，大有助益。此法对癫痫亦有效。（《李可经验专辑》）

第二节　思路与方法

本节主要归纳李可对若干现代难治病症进行的思考和探讨，尤其如癌症、尿毒症、肺间质纤维化、克罗恩病（局限性肠炎）

等，中西医治疗都颇为棘手。他从攻关角度出发，通过临床摸索与思考，总结出相应的诊治方法，称之为"某某病治疗思路"，经常写出来与同道交流。当然其中也有若干较为成熟的方法，如"皮肤病治疗经验""晚期宫颈癌的诊治经验"等章节。可以肯定的是，这些思路与方法是李可认真思考的成果，可予我们诸多启迪与教益。

与上节"临床经验"中总结的较为成型、成熟的经验相比，本节更多的是对难治病症诊治提供一种思路、方法，当然谈不上大宗病例的成功实践（诚然许多疑难病症本来就不是常见病），或者说，还不足以作为一种成熟经验标示，仅供学者借鉴参考。对此李可有着清醒的认识，例如关于尿毒症，他说："上法救治尿毒症，仅此2例，一成一败，不过是一个思路，一种苗头，不足为法，尚望广大青年中医再实践。"显然，他认为提供的"是一个思路，一种苗头，不足为法"，既很谦虚，也很客观。

一、2型糖尿病的治疗思路

本病不少中医拘泥于阴虚火旺之论，不详阴阳、寒热真假，妄投清热泻火、滋阴润燥之剂。仲景曾在厥阴篇中警示，"下之利不止"，是断其生化之源。白虎、六味辈虽不是下法，然其寒凉之气与下法无异。寒凉之品首伤中宫，太阴告急则五脏

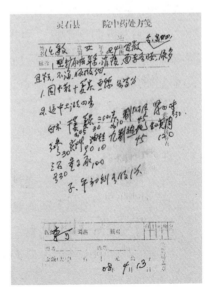

六腑失其养，少阴之气亦将不保。消渴者燥热为标，阳虚为本。阴津精血当易再生，阳气耗损则难恢复，故临床每见消渴病轻者重、重者死的悲惨结局。

治疗大法：

1.龙雷之火上炎时，急则敛固，用引火汤、大剂桂附地黄汤先引火归原，看胃气之盛衰，择加人参、干姜、白术等理中之品。

2.若有消渴，觉脐下有气上冲、心悸、汗出（气上撞心）、食纳不香（饥而不欲食）等厥阴主症悉见，则用乌梅丸。若出现尺脉见浮、腰困等阳火不藏的症状，可合用封髓丹。另乌梅丸中原无炙甘草，但我们在用乌梅丸时必用。

乌梅丸炮制法中，将全药研末后，还有一道工序，即"蒸之米下"，这一句至关重要，不能认为可有可无。何为"蒸之米下"？即药末置于笼中，上覆一层粳米，待米熟去米留药，这显然是为了"资其谷气"（谷气，脾土之气）。

3.少阴、厥阴证不显，中焦脾胃症见，或患者无明显症状而有血糖高者，附子理中汤加味：附子30～90g，肉桂10g，人参30～60g，炒白术30～60g，干姜30～60g，炙甘草30～90g，砂仁30g，生半夏30g，白芍45g，山萸肉90～120g。

化裁该方以运太阴，固少阴，敛厥阴。

注意事项：

（1）凡误服寒凉滋阴苦寒泻火者，先以大剂理中汤救药误，也即救胃气。一切虚损大证首要是保胃气（中气）。

（2）肾气既伤，元气欲脱，救阳为先，破格救心汤。

（3）服药期间，杜绝房事（切记）。

（4）服药期间，大多数患者出现排气、排便多，且味大，虽未用"兰",但可除"陈气",符合《内经》的思路。

总结一下,对于消渴病的治疗,以喻嘉言之"律五条"与同道共勉:

(1)凡治初得消渴病,不急生津补水,降火撤热,用药无当,迁延误人,医之罪也(注:此节所言"生津补水,降火撤热"当做调畅气机讲,使得辛金降而癸水当生,戊土降而郁热自消,而不是用知柏地黄类滋阴泻火)。

(2)凡治中消病成,不急救金、水二脏,泉之竭矣。不云自中,医之罪也。

(3)凡治肺消病,而以六味地黄治其血分;肾消病,而以白虎治其气分,执一不适,病不能除,医之罪也。

(4)凡消渴病少愈,不亟回枯泽槁,听其土燥金不生,致酿疮疽无救,医之罪也。

(5)凡治消渴病,用寒凉太过,乃至水胜火湮,犹不知返,渐成肿满不救,医之罪也。(李可演讲稿"中医大症的临床思路")

二、免疫系统疾病的治疗思路

总的思路是扶正以托邪外出。

诸如类风湿性关节炎、系统性红斑狼疮、皮肌炎、强直性脊柱炎等免疫系统疾病是世界医学难题,但我们在医疗实践中发现,这些所谓的疑难病大多数是可以治愈的。将我的治疗思路传授给弟子,他们也治愈了许多。我们始终坚信古训:"或言久疾之不可取者,非其说也。""言不可治者,未得其术也。"

1. 治疗原理

（1）本气先虚：《灵枢·百病始生》云："风雨寒暑不得虚，邪不能独伤人。"《灵枢·营卫生会》云："人受气于谷，谷入于胃，以传与肺，五脏六腑皆以受气，其清者为营，浊者为卫。营在脉中，卫在脉外，营周不休，五十而复大会，阴阳相贯，如环无端。"此讲营卫出于中焦。《素问·太阴阳明论》云："足太阴者里也，其脉贯胃属脾络嗌，故太阴为之行气于三阴。阳明者表也，五脏六腑之海也，亦为之行气于三阳。脏腑各因其经而受气于阳明，故为胃行其津液。四肢不得禀水谷气，日以益衰，阴道不利，筋骨肌肉无气以生，故不用焉。"此讲脾胃行气于三阴三阳，又言筋骨肌肉之水谷之气依赖于脾胃。

人体营卫气血的生成及正常的运行依赖于中焦。六淫之邪伤人的基础是脾胃虚弱。脾胃不虚则邪不能侵，邪侵亦不能潜伏。在临证过程中，我们发现中焦失运是免疫病患者在发病前和发病中的必备条件。

（2）伏邪存焉：关于伏邪的理论肇始于《内经》，其言："冬伤于寒，春必病温。"我们在临证中也发现，"伏邪"的确是许多疑难大症的发病机制，在免疫系统疾病中占主要位置。风、寒、湿邪侵袭人体，本气不虚者，机体祛邪之力尚足，多表现为外感表证。邪气从皮毛而入，当从皮毛而解，故麻黄汤、桂枝汤、葛根汤、麻黄附子细辛汤等可用。表证的发热、咳嗽、喷嚏等症状，除给患者带来痛苦以外，同时也具有外散之势。此类症状不能轻易见热用凉，当因其势而利导之，否则会邪陷于里，损伤正气。病从三阳而入三阴，小儿常见太阴证，老年人常见少阴证（诱发心脏病、呼吸功能衰竭）。中西医不恰当的治疗是伏邪形成的主要原因。

本气虚者，则邪初在表，正虚无力祛邪外出而入于经络，内舍五脏，伏于血气，形成"伤风不醒变成痨"的格局。此时的治疗应"扶正达邪""助阳透邪"，甚至"但扶其正，听邪自去"，用人参败毒散、小青龙汤、四逆汤、麻黄附子细辛汤、乌头汤等加味。此类证非但不能用白虎汤、银翘散等剂，就是麻黄汤、桂枝汤等汗法也不能单独运用，必加补气、补阳之剂。否则，容易导致大汗亡阳而寒邪不去的残局。

（3）伏邪既存，正气必攻：人有一息尚存，正气必然去破邪，毕竟正与邪不两立。正气足时，有类表证的祛邪表现；若因正气不足，不能一鼓作气而祛邪外出时，则将偃旗息鼓，伏邪隐匿。免疫系统疾病在春季往往加重，恰是人体借天地生发之大势祛邪外散。春曰发陈，亦发陈病也。正邪之间的拉锯战是因正始终不能完全胜邪而导致反复发作、缠绵不愈的临床表现。

理解了这个特点，我们在治疗上的思路也就有了：以扶正为主，固本培元，或附子理中汤，或补中益气汤、当归补血汤、建中汤、桂附地黄汤等。正气充足时，临床定有祛邪反应，譬如出现皮疹、关节疼痛加重、关节肿等。此时可在扶正的同时加川乌、细辛、附子、吴茱萸、麻黄、桂枝、葛根等温开温通之品；有络病表现时，亦可用蜈蚣、全蝎、地龙、僵蚕等虫类通络；有瘀血表现者，加乳香、没药活血化瘀之属，代表方为加减乌头汤；外散之机欲停或已现虚象，如纳呆、便溏、汗多、乏力，脉有空浮象时，停上述温运之药，再回扶正之途。如此反复几次，伏邪有望透发彻底，即告病愈。

这阶段的治疗当拳拳以元气为念，正气足则攻，正气弱则补，或寓攻于补。

（4）正气攻邪，必伤正气

正邪相争阶段，如果仅见邪实，便专事破邪，或恣用寒凉以减症状，加上伏邪一刻不停地消耗正气，很易使元气空乏，造成元阳浮越的危候。若出现下肢冰冷或浮肿、上实下虚、上假热下真寒、面如红妆、气升而不降等症，不能祛邪，不能扶正，急敛元气，用四逆汤、破格救心汤、四逆加人参汤、引火汤、潜阳封髓丹等。待下焦有根，元气归宅，再行扶正托透交叠的方案。

2. 治疗体会

（1）难症痼疾，师法仲景：免疫系统疾病的治疗虽然强调阳气，强调寒邪，强调三阴证，但六经病证均可能在不同时期出现，出现哪经病证就按照哪经用方。体不虚，邪气盛，表现出太阳证风湿热痹者，可用人参白虎汤加味；病从三阴到三阳，出现了阳明腑证和少阳证的，用承气汤加味、小柴胡汤加味等。不能仅执一方一法，而应明了疾病的来龙去脉。按六经辨证施治，这样才能把历代医家的宝贵经验统一起来。

（2）辨热证的真假虚实：免疫系统疾病有时会出现热象，当分析热证的真假虚实。若是外感风寒湿邪，外束肌表，内阻经络之发热，当以汗解；若是正邪交争，郁阻气机升降出入之热，则应温通，通则郁解，郁去热清；若是元气浮越之真寒假热，当亟破阴寒，敛固元气，寒去阳回则热去。如果见热用寒，必伤元气而致病由轻而重。（李可演讲稿"中医大症的临床思路"）

三、肿瘤的治疗思路

对肿瘤的认识，我们目前尚没有完全成熟的思路，在治疗过程中有一些体会，在此求证于同道。

1. 病因总括

（1）人身各处，但凡一处阳气不到便是病:《素问·生气通天论》言:"阳气者，若天与日，失其所，则折寿而不彰。"阴阳的关系不是对等的，阳气是主要的，阳主阴从。《内经》强调:"凡阴阳之要，阳密乃固。"阳气失于敷布，阴寒得以凝聚，是肿瘤的基本病因病机。人之阳气的多少主要取决于脾胃，元阳虽藏于肾，但需后天脾胃的滋养；元气升降出入的运行，也依赖脾升胃降的斡旋之能。如果进行中西医比较，西医免疫系统的功能可以与中医的脾勉强对应，大家都承认免疫系统是人体对肿瘤的最后一道防线。换言之，脾胃虚寒是易于发生肿瘤的体质类型。

（2）寒湿为患，十占八九:损伤人体阳气者，寒湿之邪最重，阳气受损则易形成阴证。因此，除肿瘤本身表现出的诸多症状以外，多数患者表现为口不渴，或渴不欲饮，或喜热饮，手足厥冷，小便清长，大便溏，舌色淡或暗紫，舌体胖大，苔白腻而润，脉沉细或紧硬等一派阳虚阴盛之象。

有的肿瘤患者有口渴烦热、恶热、喜凉饮食、持续高热或低热不退等热象，此为假热或为标热，不能把它作为辨证用药的唯一证据而恣用寒凉。这种假热源于真寒，寒主收引，阻遏气机，气机升降出入受阻，郁而化热。此时再用寒药清热，无异于雪上加霜，则犯虚虚实实之戒。

245

（3）情志内伤：根据我们对肿瘤患者的了解，他们中大多数有情志事件的刺激，有的病人治疗后效果不错，但由于精神的刺激又使病情加重。忧恚则气结，气结则阳气不通，阳气不通在何脏腑及其经络，则肿瘤就有可能发生在此处。

2. 治疗方法

（1）有胃气则生，无胃气则死，顾护胃气为第一要领：《伤寒论·厥阴病篇》言："凡厥利者，当不能食，今反能食者，恐为除中。食以索饼，不发热者，知胃气尚在，必愈。"厥阴病主方要用乌梅丸而不是乌梅汤，大概也是恐其"以汤灭火"反而成害，故以丸药缓图，以复其阳。

肿瘤患者大多数已病入三阴，顾护胃气尤为重要。在药物的剂量上应把握准确，特别在实施汗、吐、下法及应用寒凉之品时尤当注意。放、化疗及手术后的晚期患者每见纳呆、腹胀、体倦乏力、便溏或便秘等胃气衰败之症。很多患者不是死于肿瘤，而是死于胃气衰竭。

本脏自衰，用理中汤；火不生土，用附桂理中汤；湿浊盛者芳化，理中汤加苍术、白蔻仁、藿香、佩兰、砂仁之属；土壅木郁、木不疏土者，用生黄芪、桂枝尖……健中焦必补火；对于脾胃阳虚的人，当以理中或附子理中剂补脾阳，扶助胃阳，及早消除寒凝是最主要的。

中焦为上下之枢，升降之本。中焦阻隔则上下不通，当运中土以溉四旁，理中合半夏、秫米、砂仁。腹胀虚者，塞因塞用，补大气，理中加黄芪、砂仁，忌一切行气破气之品（厚朴、青陈皮、枳实壳）；实者，通法，大黄附子细辛汤加减，即温下。

无论肿瘤发生在何脏何腑，只要有脾胃虚寒的症状，只能先顾护中气而舍其他。无论中医、西医，无论用寒、用热，都应在不伤胃气的基础上治疗。

（2）温阳散寒是基本治疗思路：四逆汤、附桂理中汤、真武汤、麻黄细辛附子汤是温阳散寒的基础方。

①肺部肿瘤，可用四逆合小青龙、四逆合阳和汤、四逆合千金苇茎汤等加减治疗。咯血，加仙鹤草、三七粉；胸腔积液，可加葶苈大枣泻肺汤；胸痛，加蜈蚣、全蝎；间用理中汤、补中益气汤，培土以生金。

②消化系统肿瘤，以附桂理中汤加砂仁、半夏为主方；肝胆肿瘤，可加吴茱萸、当归、赤芍、白芍、三棱、莪术、茵陈、鸡矢藤等；腹水，可用真武汤、桂枝去芍药加麻黄细辛附子汤；腑气不通，多因阴寒凝阻，当用破冰解凝之剂，用大黄附子细辛汤加吴茱萸；若出现肠梗阻时，当用张锡纯硝菔通结汤，便下即止。

③肾、膀胱、脑部肿瘤，用四逆汤、桂枝茯苓丸、大黄䗪虫丸、麻黄附子细辛汤、真武汤、八味地黄汤为主，间用理中汤。

④子宫卵巢肿瘤，四逆汤、当归四逆汤、温经汤，及紫石英、吴茱萸等常用。

⑤高烧不退或长期低烧，多为本寒标热，治以四逆、理中辈、当归四逆、麻黄附子细辛汤。高烧的出现多为正气渐复，阴证化阳之佳兆，伏邪有从阳明透发之机；若出现大热、大渴、大汗、脉大四症，可在附子剂中加石膏250g，冰炭同炉，热退即止，不可过剂；腑气不通，暂加承气釜底抽薪，应着眼于气机是否通畅，但不能着眼于寒热。

⑥有形癥积，消之，磨之，鼓之，荡之，持之以恒，主方加海藻甘草汤。化热、肿物增大，加木鳖子；病势缓慢，合阳和汤法。

⑦少阴阳衰，危在旦夕，救阳为急，大破格汤；重症痼疾，多为元阳衰微。

⑧寒伏极深，麻黄附子细辛汤托里透解于外，使邪有出路。

（3）攻下之法不可偏废：《儒门事亲·凡在下皆可下》言："《内经》一书，惟以气血流通为贵。世俗庸工，惟以闭塞为贵，又只知下之为泻，又岂知《内经》之所谓下者，乃所谓补也。陈莝去而肠胃洁，癥瘕尽而荣卫昌，不补之中有真补者存焉。"也就是说，下法之意义远不止通便，邪去正自安。

①阳明之降是人体最大的降机：攻下通过降阳明而降肺、降胆，进而调畅气机的升降。有形之物的背后必有无形的气机存在，不调畅气机，只去攻破有形癥瘕一定无功而返，故气机调畅于肿瘤就是釜底抽薪。

②阳明是排出毒物的最主要通道：下法对消化系统肿瘤的作用不必多说，对其他部位肿瘤的作用也至关重要。瘀血、痰湿、瘀毒等废物必须通过肠道尽快排出，才能发挥温散、化积等治法的作用。

③当以温下为宜：阳虚寒凝是肿瘤形成的主要病机，应在温补的基础上运用下法。况且，下焦确有寒凝者，单用四逆汤就有攻下的效果，因为四逆汤犹如一团火，有雷霆万钧之力，破阴通阳之能。不少放、化疗及手术后的晚期肿瘤患者，体质状况极差，但下焦冰结，阻碍气机，反见奄奄一息之假象，所谓"大实有羸状"，大剂攻下之后确能转危为安。但要准确判断

虚实之真假，不可滥用，顾护胃气永远是重中之重。（李可演讲稿"中医大症的临床思路"）

四、晚期宫颈癌的治疗思路

（一）探索病机，选方遣药

1. 病因病机

宫颈癌多由生育或流产过多，房室不节，八脉损伤，累及肝脾肾，元气先虚为基本原因；患病妇女多属性格内向类型，或久处逆境，忧思郁怒，五志过激化火，湿热积久成毒，气滞血瘀，结于胞宫而病成。

2. 情志因素与精神疗法

气郁既是本病形成的重要因素，又可左右本病的进程，则解郁便成为治疗本病的重要手段。解郁之法，单靠药物是不行的，药逍遥人不逍遥，于事无补。心病还须心药医，常见此类患者，闻癌色变，悲观绝望，十天半月便可身瘦形夺。故以"五志相胜"的精神疗法，打破病人的精神枷锁。或激发引导鼓舞患者立志斗癌；或善言劝慰，以幽默风趣的语言，使病人化悲为喜，破涕为笑。一旦精神面貌改观，便可激发病人自身的抗癌潜力，使治疗事半功倍。

3. 方药选择

（1）基础方选逍遥散去薄荷、煨姜，加生黄芪、苡仁，与桂枝茯苓丸合方化裁。本方最善疏肝解郁，健脾利湿，化瘀消癥，药性和平可以常服无弊，符合晚期恶性肿瘤以"养正消积"为目的的总治则。苡仁是一味药性驯良的抗癌药，功能健脾养胃渗湿排脓，《本草纲目》谓具有"破肿毒"之功；生黄芪重用，除补气升阳以举陷，专补肺脾运大气，补气摄血止崩漏，又能鼓舞正气以托毒生肌，温运阳气以利水消肿。本方对晚期病人气血两虚、肝郁脾虚、崩漏带下等主症，有可靠的疗效。

（2）攻坚化瘤方药

①木鳖子，苦微甘，性温有小毒，入肝、脾、胃经，为消积块、化肿毒要药，兼能止癌肿晚期之疼痛。笔者亲验，对恶性淋巴瘤、甲状腺癌、宫颈癌、胃癌、食管癌等癌瘤之淋巴转移灶有奇效。一经用药，癌肿即日见缩小，一般两个月内即可消失。每日用量30g，连服10日，停药3～5日。10余例宫颈癌，总用量达100kg以上，未见1例中毒。

②莪术，苦辛温，入肝、脾经，为破癥瘕积聚要药。功能行气，破瘀，消积，止痛。现代药理实验表明，对子宫癌有特效。每日用量30～60g，与补气养血、健脾固肾药配用，未见伤正之弊。

③全虫12只，蜈蚣4条，守宫1只，研粉吞服，有解毒散结、消瘤止痉定痛之效，可使各种肿痛及其转移灶逐日缩小以至消灭。

（3）清热解毒散结药

①蛇舌草，苦、甘、寒，入心、肝、脾三经。功能清热解毒利湿。为治毒蛇咬伤要药，可治多种癌症导致之全身中毒。每日用量60～120g。

②蚤休，苦，微寒，有小毒。入肝经。功能清热解毒，消肿解痉，为治毒蛇咬伤、疔毒恶疮之要药。对急性淋巴管炎、

脓毒败血症、晚期癌肿导致之全身中毒症状，有迅速解除之效。每日用量30g。

③大黄，为攻坚破积，扫荡血毒之猛将，每日用量30g，酒浸入药。可迅速解除癌肿导致之全身中毒症状。中病则止，勿使伤正。对晚期宫颈癌向邻近器官浸润转移，造成之里急后重、尿频急痛，配等量之白头翁，可迅速解除，配土元有祛瘀生新止血之效。

（4）化瘀止血药

①贯众炭，苦，微寒，入肝、脾经。多用于清瘟、解毒、防疫，为治崩漏下血之要药。制炭后已改变苦寒之性，久用不致损伤脾胃。

②棉子炭，辛，热，温肾补虚止崩漏，兼有抗癌作用。

③墓头回，苦、微酸、涩，微寒，入肝经。为止崩漏带下之要药，对宫颈癌之杂色奇臭带、慢性出血有理想疗效。临床报道，对艾氏腹水癌瘤细胞有破坏作用。本品止血属于收涩性，单用日久，有暴崩之虞。若加入上述主方中，则无此弊。

④儿茶，是一味外用药，殊少内服。味苦、涩，性平。功能化腐生肌，收湿，敛疮，止血。由于本病治疗全程贯穿着活血化瘀、破癥消瘤治法，常用桂枝、桃仁、莪术、土元、酒军等破瘀之品，增入一味儿茶，破中有守，可免意外出血之弊。

（二）补法贯彻始终

晚期病人，由于迁延失治，或久病攻多，或放疗、化疗摧残，气血耗伤过甚，邪盛正虚格局已成。此时，宜着眼整体，抱定"扶正邪自退，养正积自消"的宗旨，急急用补。

1.凡见面黄肌瘦，气怯神疲，纳呆食少，便稀肢凉，出血淋漓不断，尿多，带多如注，舌淡无苔，脉细如丝，上不满寸，下不及尺者，此为脾胃大伤，中气下陷，脾不统血，气不摄血重症。切忌见病治病，妄用攻癌之剂。当下病治上，从重建脾胃元气入手，以补中益气汤、四君子汤合方化裁，加姜炭、三仙炭温脾统血。棉子炭辛热暖胃，壮腰固肾，补火生土止崩漏；炒二芽醒脾，红参、五灵脂等量同用，相畏相激，益气醒脾化瘀；柴胡升清举陷，重用生芪45g，益气升阳举陷，内托化腐生肌，兼理八脉损伤；仅以生苡仁、猪苓性驯良之品抗癌而化湿浊。如此守方常服，即可收到胃气来复、食纳大增、体重回升、血红蛋白及白细胞上升、崩漏带下大减之效，从而促进虚实转化，使邪盛正虚局面逆转，进入邪正相持阶段，为下一阶段持久攻坚奠定坚实基础。脾胃一败，生机顿灭！保得一分胃气，便有一线生机。治晚期癌症，以保护脾胃为第一要义。此种治法，看似平淡无奇，实则深含奥理。"不治之治，方臻化境"，是最上乘治法。与西方医学比较，这正是中医学的最大特色与优势。

2. 凡兼见各脏腑气血虚衰之证，用本药进治无效，而见腰困如折，转侧不利，不能久立、久坐，或虽无显著病象，而时欲呻吟以为快者，此"肾主呻"也。由久病损伤肾气，生命根基动摇，较脾胃之伤又深一层。见机增入肾四味，万病不治，求之于肾，便会立见转机，取得突破，进入人体，正气对癌毒取得压倒优势阶段。

3. 调补脾肾1～3个月，人体正气得固，外观已无病象，癌毒由嚣张转向伏匿，此时即可相机攻癌。或以攻为主，或攻补兼施，或补七攻三，立方守服，密切观察，随时调整攻补比例。一见伤正苗头，如气怯食少、嗳腐嘈杂、或喘或汗、腰困膝软……速速转手进补。待元气一复，则敌退我打，攻之，荡之，削之，磨之，除恶务尽，直到临床妇检，癌瘤萎缩脱落，转移灶消失，仍需丸方久服，养正消积，勿使灰中之火再呈燎原之势。凡临床治愈 1 年以上死亡病例，皆属此类。

4. 凡化疗、放疗损伤气阴，而见潮热、烦渴、舌红无苔等症，慎勿轻投滋阴降火、清热解毒苦寒之品，重伤胃阳，病必不除。补中益气汤加山萸肉、乌梅、知母、花粉、生龙牡，甘温除大热，酸甘化阴生津，敛得正气，即退得邪热，取效甚速。且"舌红非常并非火"，寒证亦有见黄苔时，当全面辨析，方不致误。

5. 凡化、放疗后，或久病耗伤肾阴，浮阳上奔，而见头面升火、胸中轰轰发热、面红目赤、口舌生疮，多属火不归原。大剂引火汤两服必退。双膝冷甚者，加油桂1.5g，米丸先吞，取效更速。脾寒便溏者，加砂仁、姜炭，慎勿误作实火论治！

（三）意外情况的处理

1. 由于癌肿发展或犯房事，致瘤体破裂暴崩，出血不止者，速投张锡纯氏固冲汤变方（为笔者经效方），生黄芪、红参、贯众炭、棉子炭、煅龙骨、煅牡蛎、阿胶各30g，山萸肉120g，生白芍30g，姜炭、三仙炭、棕边炭各10g，三七6g（研粉吞服），五倍子1.5g（研粉吞服）。急煎频灌，可救危亡。血脱亡阳者，合破格救心汤。

2. 本病晚期，由于放疗损伤，久病耗伤，中医接手治疗时多属晚期之晚期，常易出现厥脱险证。因此，凡见喘逆自汗、心悸神摇、面赤如醉、脉如波涛汹涌之状者，此为肝肾气阴虚极欲脱危证。速投张锡纯来复汤、当归补血汤、生脉散复方大

剂，重用山萸肉日夜连投，以救危急。能否渡过厥脱关，是病人生死的分界，也是治疗成败的关键。（《李可经验专辑》）

按：此处虽然是就晚期宫颈癌而论，但其原则适用于所有晚期癌症，所谓举一反三是也。昭示李可对于各种病症尤其是疑难病证的思路方法，理法方药详细而具体，予人启迪良多，切勿以单一宫颈癌视之。

五、肺间质纤维化治疗思路

本病到中医诊治时，已属误治坏病，晚期之晚期。多数并发肺心病、冠心病、顽固性心衰、渐进性呼吸衰竭。由于人体本气已虚到极点，救治大法只能是"但扶其正，保命第一"。治疗过程中，由于西医长期用大量激素及抗菌消炎法，中医又以滋阴清肺、清热解毒为主，使寒凉败中，肺阴未复，脾阳先伤，食少便溏，土不生金，化源先竭，反促败亡。急以桂附理中汤小剂先救胃气，保得一分胃气，便有一线生机。方如下：炙草24g，干姜12g，炮附片12g，高丽参15g（另），白术12g，砂仁米10g，紫油桂10g，炒麦芽60g，藿香10g，佩兰10g。加水1000mL，文火煮取150mL，兑入参汁，日分4次服。

由于此属病人胃气伤残过甚，非但不能运化饮食，亦不能运载药力，故以小剂缓图，补火以生土，芳化温中以醒脾。切记：用理中法不可用青皮、陈皮、厚朴、枳实等破气之品。因太阴病之胀满，乃寒湿阻滞，中气旋转升降无力所致。桂、附壮釜底之火，参、芪补中气之虚，砂仁、藿香、佩兰芳香化湿醒脾，方克有济。妄用开破，反使中气下陷，拔动阳根，是促其死矣！

用药一周，胃气来复，食纳渐增。此时可制大其剂：炙草

90g，干姜 90g，炮附片 45g，高丽参 30g（另），白术 90g，砂仁米 30g，紫油桂 10g，炒麦芽 60g，藿香 10g，佩兰 10g。

上法调治月余，食纳大增，胃气来复，渡过生死一关。

本病属大虚大实之候。久病气血耗伤殆尽，阴竭阳亡，气息奄奄，是为大虚。肺叶枯萎，湿痰死血盘踞深痼，是为大实。肺为娇脏，非如腑实、痈毒之可以用霹雳手段，直捣病巢。只能以攻补兼施，抽丝剥茧的方法，缓化湿痰死血。

本病属沉寒痼冷，寒邪由表入里，由浅及深，深陷入脏，冰伏难出。虽治疗数十年之久，但仍当引邪由里出表。这正是《内经》"善治者，治皮毛……上工治其萌芽"之一大法宝。由于本病主证与变通小青龙汤完全吻合，故以本方扶正托透法贯彻始终。

培元固本散以血肉有情之品为主，有峻补先天肾气、重建人体免疫力之功，故当常服。针对本病大实而又难以攻伐扫荡的特点，加入化瘀、化痰及虫类药，由浅入深，抽丝剥茧，入络搜剔，化瘀散结的缓攻之法，攻邪而不伤正。方中尤以炮甲珠、麝香对药穿透攻破，无微不至，辟秽化浊引诸药直入肺窍，清除湿痰死血。诸药相合，有修复、激活受损肺实质病变之效。方如下：大三七（占全方总量 1/3）、黄毛茸尖、高丽参、灵脂、血琥珀、血河车、炮甲珠、麝香、川尖贝、上沉香、土元、生水蛭、藏红花、全虫、蜈蚣、蛤蚧、冬虫夏草。

本病在"三衰"暴发，生死顷刻之际，救阳为急，大破格加麝香 1g，24 小时连服 3 剂。脱险之后，坚持运太阴，保少阴，相机托透伏邪，缓图康复。（李可演讲稿"小青龙汤治重危急症举要"）

六、尿毒症的治疗思路

尿毒症之症结在毒入血分，邪实正虚。以加味大黄附子汤温阳泻浊，邪去则正安，乃唯一救治良法。药贵对症，邪毒嚣张，大黄即是仙丹，人参反为鸩毒。上法救治尿毒症仅此2例，一成一败，不过是一个思路，一种苗头，不足为法，尚望广大青年中医再实践。(《李可经验专辑》)

案例：杨某，61岁，1995年去大同看望儿子，旅途感寒，到大同次晨，突然浮肿尿少，寒热如疟而入某医院，诊为慢性肾炎急性感染，住院50日，病情恶化，由儿子送回家乡，准备后事，其女邀余诊视。9月17日初诊：某医院出院诊断：慢性肾炎尿毒症、尿蛋白（++），二氧化氮结合力35容积%，尿素氮50mg%。建议做透析疗法。诊见患者葫芦脸型，头痛呕吐厌食，大便色黑，小便如浓茶，量少。全身肿胀，腰痛如折，口臭，有烂苹果味。舌苔黑腻，脉沉细涩。证属肾炎久延，邪实正虚，水湿浊秽入血化毒，三焦逆乱，胃气败坏，肾阳衰微。拟温阳益肾，荡涤湿浊为治：附子30g，大黄15g，细辛10g，红参（另炖）、五灵脂各15g，生半夏、茯苓各30g，猪苓、泽泻、焦三仙各15g，炙草10g，肾四味60g，芒硝15g（分冲），鲜生姜30g，姜汁10mL（兑入），大枣10枚，3剂。

二诊：上方服后呕止，食纳增，小便渐多，色转淡。原方去生半夏，鲜生姜减为10片，加生黄芪45g，续服3剂。

二诊：其女来告，黑便变为黄软便，尿多色清，下肢肿胀已退其半，食纳大增。农村条件无法化验，药既中病，邪去正安有望。原方大黄、芒硝减为10g，生黄芪加至60g，10剂。

三诊：患者坐车进城，肿全消，食纳逾常。到城关院化验血、尿均无异常发现。邪退正虚，气短懒言，腰仍微困。予培元固本散一料善后（全河车1具，黄毛茸50g，三七100g，高丽参、琥珀各50g，制粉，每次3g，每日2次，热黄酒送下），追访5年一切如常。

七、克罗恩病（慢性溃疡性肠炎）治疗思路

（一）归属中医"久痢"范畴

1. 未病本气先虚，表邪内陷，因此不论新久，首用扶正透邪，阳虚不甚者，直接用喻嘉言"逆流挽舟法"——人参败毒散救治；太少同病者，麻（10g）附（45g）细（45g）法加党参、当归、白芍（各45g），炙草60g，山药60g，油桂10g，赤石脂45g，吴茱萸30g，黄连10g，鱼鳔12g（研粉冲服），木香、枳壳各10g，姜45g，枣12枚，核桃6枚，黑小豆30g，葱白4寸，红糖30g（化入），鸦胆子仁15g（桂圆肉色，红糖水送下），生山楂30g。

本病病机属本气先虚，表邪内陷三阴，因此托法要贯彻始终。

2. 治本服固本散＋蜂胶200g，制附片150g，

南方医科大学南方医院

姜炭、川尖贝、鱼鳔、蒲公英、油桂、甘草各100g，每日4次，每次3g，直接用热黄酒送服，勿装胶囊。

（二）本病进展期主证备用方

肠梗阻分3型

（1）极重型：迁延失治，继发感染，腹腔内脓肿，剧痛拒按，呕吐，便闭结，无矢气。高热神昏，脓毒败血症，无尿，属热毒壅闭三焦，阳明腑实，厥阴热厥危证（不论寒热，但见神昏者，已属厥阴）。

方药：攻毒承气汤合硝菔通结汤。

①金银花250g，红藤120g，连翘、生薏苡仁、赤芍、桃仁泥、厚朴、生槟榔、芙蓉叶、芦根各30g，冬瓜仁60g，生大黄45g（白酒浸一刻取汁兑入），枳实、丹皮各30g，皂角刺、白芷、炮甲珠各10g，甘草30g，广木香、沉香各3g（磨汁兑入）。

②生白萝卜2.5kg，芒硝120g。加水5000mL，置饭锅内同煎，分多次入萝卜，煮熟一批，捞出再换一批，得汁浓缩出500mL备用。

上二方混匀，每隔两小时服300mL，连续服用，以通为度。

③针刺急救：十宣、十二井及舌下金津、玉液，可泻黑血；双尺泽、双委中。共抽取黑血10mL，可促苏醒，退高热，止呕。

（2）气虚津枯型：不全梗阻，舌干红无苔，腹痛不止，渴，低热缠绵，属大气失运，胃液枯涸，益气降逆，增液引气，佐以清热解毒排脓：

生芪90～120g，红参、生地各30g，元参60g，麦冬90g，厚朴45g，芙蓉叶、地榆各30g，白芷、皂角刺、炮甲珠各10g，赭石粉 50g，莱菔子（生炒各半）、焦槟榔各 30g，乌药、沉香、广木香各 3g（磨汁兑入），炙草 30g，姜汁 10mL（兑入），大黄 15～45g（后下），炒枳壳 10g。

梗阻解除，局部炎症不除，可参《辨证奇闻》清肠饮加减方：金银花 90g，当归 45g，地榆、麦冬、元参、生薏苡仁、芙蓉叶各 30g，白芷、酒黄芩、甲珠、皂角刺、甘草各 10g，生黄芪 90g。

（3）阳虚寒凝型：不全梗阻，面晦，神疲，气怯，肢厥，舌淡紫，脉微细，呕不止，大便难，酸冷痛不止。属三阴寒凝，壮元阳，破阴凝，降气通腑，通利粘连。

炙草 60g，干姜 45g，炮附子 45g，人参 30g，五灵脂 30g，生半夏 65g，赭石粉 45g，旋覆花（包）15g，厚朴 30g，槟榔 30g，炒枳壳 10g，吴茱萸 15～30g，辽细辛 45g，大黄 15～45g，广木香、沉香各 3g（磨汁兑入），莱菔子 30g（生炒各半），黄连、紫油桂各 10g，芙蓉叶、地榆各 30g，生黄芪 90～120g，白芷、皂角刺、炮甲珠各 10g，生姜 70g，大枣 12～25 枚，煮汤时服硝菔通结汤 50～100mL，便通即去。

（三）几点看法

1. 局部实，整体虚，局部既有寒凝，又有热结，正是厥阴病的特点，故在大队壮元阳破阴凝之药中，加入一二味疮毒圣药（金银花、芙蓉叶、地榆）当属必需，不会改变主攻方向。病既寒热错杂，药也温清同用，特殊矛盾，特殊对待。

2. 生黄芪，定中轴，运大气，化腐生肌，必不可少。蜂胶与人胎盘有同样效用。

3. 吴茱萸号称破冰解冻之将，绝非虚誉，但其性燥烈，少佐黄连、油桂、红糖水可减其燥烈之性，此药可缓解痉挛性剧痛，极有针对性。

4. 芙蓉叶、白芷、皂角刺、炮甲珠可排脓，与生黄芪同用化腐生肌，保护肠黏膜极佳。

5. 鱼鳔最能愈合各种溃疡，必不可少；白鲜皮清湿热，疗死肌；白蔹生肌愈疮，皆可酌用。

6. 当归、芍药合用，养血则便脓愈；木香、枳壳合用，则后重除，久痢必用。

7. 便血为主者，可考虑为虚证，黄土汤、桃花汤、三畏汤加姜炭、三仙炭；实证，白头翁汤。

8. 三阴病恢复阶段，桂附理中法治本。（李可写给范金福的信，2012.12.10）

八、血证治疗思路

血证治疗的关键在脾胃。脾主中气，气为血帅，统血而主升；胃为水谷之海，统冲任而主降。脾升胃降，为人身气机升降的枢纽，血循常道。"见血止血"为血证大忌，也是医者易犯的通病。治血如治水，一味堵涩，愈补愈瘀，必致冲决堤坝。见效于一时，贻害于无穷。补中兼疏导，引血归经则愈。

若胃失和降，则诸经皆不得降，气逆而为火，火性炎上，血热妄行，血从上溢则病吐衄。症见面赤气粗，口苦苔黄，脉象数实。此时急以旋覆代赭汤加炙枇杷叶30g，降肺胃之气。气有余便是火，气降则火降，血自归经。不可一味苦寒清火，应以顾护胃气为要。

脾气不升，则血失所统而下出而病崩漏便血。症见少气懒言，面色萎黄，甚则苍白欠华，脉多细弱，寸部尤弱。急以补中益气汤重用参芪，陷者举之，峻补其气，加四炭温经止血，红参、五灵脂等量研粉吞服，益气止血化瘀；用补气升提，下虚者须防"提脱"，加肾四味、生龙牡固肾气。脾气渐旺，自能统血。四炭为治脾不统血要药，平淡中寓神奇之效，百试不爽，颇堪倚重。若兼见出血量多不止，汗多而喘，则是肝气已伤，疏泄太过，不能藏血，急加山萸肉60g以上，敛肝救脱。

血证初期，多见肝不藏血，血热妄行。症见血上溢或下出，势急量多，面赤气粗，暴躁易怒，头晕胁痛，口苦，脉弦数。以丹栀逍遥散疏肝之郁，炙杷叶30g清金制木；生地、阿胶滋水涵木，凉血养血，止血柔肝；代赭石降气抑火平木。见肝之病，当先实脾，栀子炒炭减其苦寒之性，又能入血泻火而止血。煨姜易姜炭3g以护胃气，加三七粉6g吞服，止血化瘀而不留瘀，最是血证妙药。若见喘汗，则已虚化，速加山萸肉敛之，以复肝藏血之能。血止，养血柔肝，滋水涵木以治本。用七味都气丸，以山萸肉为君，加枸杞子，并三七粉蜜丸服。肝脏体阴而用阳，又为"生命之萌芽"，木能克土，若过用苦寒攻伐，损此萌芽，则虚化为脾不统血，病变又深一层矣！善于理肝，则可截断血证传变，实是重要一环。

血证在肝、脾二经处置失当，进一步恶化则损及于肾，变为肾不封藏，生命之本动摇。约可分为三型：

一为火不归原，上热熏蒸，势急如焚，面赤如醉，白睛溢血，鼻衄，舌衄，吐血，口舌生疮，目赤如鸠，比之实火尤为暴急。以腰困如折，双膝独冷，尿多不渴为辨。乃肾阴亏极，逼龙雷之火上奔无制，以大剂引火汤：熟地90g，盐巴戟肉、天麦冬各30g，云苓15g，五味子6g，加油桂3g去粗皮研粉，小米蒸烂为小丸，药前囫囵吞下，以引无根之火归肾则愈。万不可误作实火而投苦寒、甘寒，否则亡阳厥脱，变生顷刻，误诊误治极多，临证宜慎！

二为肾不封藏轻症，仅见腰困微喘、自汗尿多不渴、出血如注，急以大剂补血汤加红参助元气，重用山萸肉90g以上，敛肝固肾救脱，加肾四味鼓舞肾气，生龙骨粉、生牡蛎粉固摄肾气，姜炭温脾止血，阿胶30g，三七粉3g，挽血脱之危，可愈。

三为重症，上型兼见，四末不温或四肢厥冷，神疲欲寐，大汗暴喘，气息微弱，脉沉迟微细，或反见数极无伦，七急八败，一分钟超过120次以上，为气随血脱，阴损及阳，阳微欲绝，生命垂危。急投破格救心汤，以保十全。妇科血证，兼顾八脉，以河车、鹿茸、龟鹿二胶等血肉有情之品填补肾督，滋养冲任。

各型均给予善后方连服1～2个月，多数可以巩固疗效，终身不犯。(《李可经验专辑》)

九、皮肤病治疗思路

唐容川有一句名言："一切不治之症，皆由不善祛瘀所效。""治风先治血，血行风自灭"。中医学中的"风"字包罗万象，可以统括一切顽麻不仁、痒痛难忍、风瘙隐疹、白驳风（即今之白癜风）、顽癣湿疹、皮肤角化以及口眼㖞斜、半身不遂等内风为患。养血活血祛瘀法，可通调营卫，旺盛血行，使病变局部气血充盈，肌肤四末得养则病愈，实为治疗皮肤科的基本大法。但仅凭活血化瘀一法，远不能尽愈诸疾。

1.肺主皮毛而卫外，皮病治肺。虚则补之以生芪，重用60g以上，益肺气而运血，兼有化腐生肌敛疮之妙，实是疮疡要药；

实则以麻黄、桔梗、白芷辈宣肺气，开表闭，以通毛窍之气，开门逐盗，阻断病邪深入。

2. 脾主四肢、肌肉，肢节病久不愈者，以四君健脾化湿；由皮毛而入肌肉，邪入又深一层，加葛根透发于外。

3. 心主营，肝主血。久病或老人、虚人血虚内燥化风，养血活血柔润之；毒入血分，以黑芥穗、皂角刺透发于外。

4. 积年痼疾，必蕴非常之毒，用狼毒3g加入对证方内攻毒，立见转机。

5. 情志为病，五行生克制化乖乱，疏肝解郁，抑强扶弱。气有余便是火，五志过极化火，勿治热，但降气（代赭石30g），气降火即降。火盛灼阴，养阴配阳。

6. 整体失调，补肾固本，加肾四味。

7. 食少便溏，胃气已伤，停治局部，重建中气。

8. 阳虚显露，以阳和汤组方。

9. 五色与五脏相应，凡病色苍白、萎黄欠华者，温养脾肺；面部见灰暗、或隐隐透黑者，为肾色外露，下元必虚，改投阳和。色赤为火，湿热化毒者，重用白鲜皮，清湿热、疗死肌；或暂用泻火解毒，中病则止，以护胃气。色淡红，嫩红，或鲜红夺目者，类同浮阳飞越或火不归原，必兼见自汗而喘，为虚极欲脱之危象，彻底抛开局部，亟亟敛肝救肾——张锡纯"来复汤"、傅山"引火汤"加油桂2g（水丸先吞）、参附龙牡救逆汤。

10. 疮毒内攻，危及生命，攻毒承气汤扫荡血毒。

11. 若皮肤病慢性感染，脓肿，溃疡，正虚邪恋，借半阴半阳证十味神效汤加减进治（生黄芪、当归、川断、炮甲珠、金银花、香附、甘草、生姜，上肢加桂枝，下肢加牛膝）。

病变万千，难以预见。见病治病，专科大忌！以人为本，照顾整体，顾护脾肾元气，为第一要务。万病皆然，不独皮科。（《李可经验专辑》）

按： 这种对皮肤病各种变症的治疗，应知常达变，正是李氏经验的典型体现。读者可举一反三，"万病皆然，不独皮科"。

十、痔漏肿痛治疗思路

曾治赵某，38 岁。因过食辛辣，复加暴怒，五志过极化火，上则口苦咽干、舌上生疮，下则痔疾肿痛如刀割、肛脱不收、脓血淋漓、不能迈步，兼见寒热如疟、脉弦滑数。拟清肠解毒，清泻少阳胆火。

（1）生地榆、芙蓉叶、金银花、蒲公英、连翘、柴胡各 30g，生栀子、黄芩、漏芦各 12g，桃仁、红花、甘草、甲珠、皂角刺、白芷各 10g，赤芍 15g，白酒 100mL，冷水浸泡 1 小时，急火煮沸 7 分钟，分 2 次服，3 剂。

（2）木鳖子（打）、蒲公英、连翘、芙蓉叶、苦参、甘草各 30g，芒硝、生白矾、硼砂各 20g(化入)，煎汤一盆，熏洗坐浴。另以木鳖子磨浓汁涂脱肛。

上药内服外洗各用 1 次，诸症已去七八，药完痊愈。此法治本病约百例，虽不能根治痔疾，但可立解痛苦。重症，金银花可用 120g，一服立效；出血者，加槐花炭、侧柏炭。（《李可经验专辑》）

第三节　外治法撷萃

李可博采众方，"纵有一技可师，师之。不贪高、大、全，

惟求新、特、实"。这一观念使其对各种外治方法亦颇留意，"中医宝库，蕴藏极富，勿以民间小技而轻忽。"(《李可经验专辑》)

一、白芷糊消肿止痛

"用白酒点燃，煮白芷为糊，热敷局部，能活血化瘀、通窍祛湿，急性期收效甚速。此为近贤经验，不敢掠美。"曾治温某之妻，车祸致右下肢骨折年余，右膝半月板损伤，近3月肿如斗、剧痛。取白芷240g（研粉），酒煮为糊，分作2包，趁热交替贴敷膝部。(《李可经验专辑》)

二、熏洗止痒方

木鳖子、蛇床子、苦参、黄柏、百部各30g，雄黄、白矾各15g，煎汤熏洗坐浴。曾治张某阴痒顽症，即配合本方外用。

另方：苦参60g，黄柏30g，雄黄、白矾（化入）、甘草各15g，煎汤熏洗坐浴。用治湿热下注，黄带秽臭，阴痒之症。(《李可经验专辑》)

三、蜡纸筒灸黄法

"50年代末中医采风运动中，河北卫生厅搜集之民间秘方，《串雅外编》《验方新编》均有类似记载。用于各种黄疸皆有奇效，不妨一试。"(《李可经验专辑》)

其法以6寸见方麻纸数张，蜂蜡1块，制钱1枚，湿面团1块。将蜂蜡置铁鏊加热溶化，将麻纸浸润均匀，卷成直径与制钱相等之蜡纸筒，接头处用蜡汁封固。灸时，令病人仰卧，拭净肚脐，将制钱置于脐上，钱孔对准脐心。再将蜡纸筒扣于制钱上，蜡纸筒下端与脐相接处，用湿面围圈，固定密封，勿令泄气，脐周用毛巾围好，保护皮肤。然后将上端点燃，待燃至离脐半寸时，迅速将火吹灭，以免灼伤皮肤。取下蜡纸残端，另换 1 支，如法再灸。每灸毕 1 次，将脐中、制钱上、蜡纸残端内之黄色粉末（黄疸毒素）投入灶内烧化，以免传染。

四、梅花针叩刺止痛

以梅花针叩刺胸背疼痛部位，以及相应之华佗夹脊穴。重叩出血后，以走马火罐拔吸瘀血，以使血流畅通。经络表里相通，外部充血，则内部病灶周围之瘀血、水肿自然减轻。

李可治老母食道癌胸背刺痛不休，即在用药的同时，每日午时以梅花针叩刺胸背疼痛部位，以及相应之华佗夹脊穴。3 日后，疼痛大为缓解，停用度冷丁可入睡，首先攻克了晚期癌肿疼痛关。（《李可经验专辑》）

五、臁疮膏方

"此方为转业军人马来友祖传秘方，余用此法治 40 余人皆愈。若配以对症方药内服更佳。"

主治：臁疮——下肢溃疡，滋水淋漓，浸淫成片，刺痒钻心，缠绵难愈。

组成：铜绿、轻粉、松香、乳没、蜂蜡、本人指甲、阿魏、人头发各等分，量疮面大小定量，起始量 3g。另备桑树枝 1 条，香油适量。

制法：先将香油倾入锅内炼沸，倒入药末，煎熬 1 刻钟，以桑枝频频搅动。煎妥后，以白麻纸 7 张（以疮面大小为准），放入药液中蘸饱均匀，挑出晾冷，叠成一叠，以缝衣针密刺小孔。

用法：先将患处用盐、花椒水趁热熏洗干净，然后将制妥的油纸7张包裹患处。每晚睡前，将油纸打开，先以盐椒汤熏洗患处，后将靠近皮肤的1张油纸剥下弃去。所剩6张仍用原法包好，每日如此，7日即愈。（《李可经验专辑》）

六、足跟痛泡脚方

防风、苦参、红花、甘草、透骨草各30g，水1500mL，煎汁1000mL，入白酒0.5kg，微沸，趁热搓洗，浸泡双足。如治温某，女，患双足跟痛（跟骨骨刺）4个月不愈，迈步困难，即用此法配合服药，"一日痛缓，二日后可走路"。（《李可经验专辑》）

七、指甲烟止呃

令患者将自己指甲剪为细丝，装入烟卷中，点燃，狠吸几口咽下，呃逆遂止。此法来自民间，治重症呃逆，立时见效。人指甲点燃后极臭，其气下降甚速，吸入喉间，立即呛咳，是肺气先通之兆，符合"欲降先升，升已而降"之理。（《李可经验专辑》）

第七章　问题与思考

　　以上我们从理法方药几方面对李可的学术思想和临床经验做了较为系统的归纳。可以看出，其学术特色十分突出，临床经验非常丰富，影响所及确实称得上是一个独具特色的临床大家，这一点应予充分肯定。

　　但是，金无足赤，人无完人。李可的东西亦非十全十美，互联网上有赞誉，也有贬责，不乏讥诮甚至抹黑的声音。应该说有些问题是正常的，下面本着实事求是的精神，以商榷态度对若干问题进行探讨，提出初步看法，不一定正确，谨就教于广大读者。

第一节　问题与商榷

一、经方都要变通吗

　　这个问题的答案应该是明确的，经典毕竟是经典，经典的变通应该是一件慎重的事。经方是严谨的，每加减一味药，都有加减的道理，仲景是连一片姜、一个枣都不乱用的，明·韩飞霞说过:"处方正不必多品,但看仲景方何等简净。"

李可自己也主张,原汁原味地传承仲景,"凡经典必恪遵之,原原本本继承之!"他还说过,"我们知道经方是不可以随便加减的。"

但实际上,李可对经方的"变通"和"改良"却不少见,试看"改良乌头汤""变通大乌头汤""变通小青龙汤""大柴胡汤变方""攻毒承气汤""变通真武汤""加味芪桂五物汤""排石汤(大柴胡汤变方之二)"……都是他亲自命名的变通经方,每个方都加了很多味药,甚至超过原方的味数,与经方的正常加减并非一回事。即使破格救心汤也是四逆汤的加味方。其他经方投用时几乎也无不加味变通,如"正理中"之外还有个"大理中",等等。

此外,如"偏正头风散""重定续命煮散""加味生化汤"等,也都在原方基础上,加入很多药物。如此大量的变通经方是否都有必要?值不值得提倡?有待商榷。

真正的经方家,遣方用药都恪守仲景法度,不妄加减一味。试看经方大家曹颖甫、范文甫、陈伯坛、易巨荪、刘渡舟等人的医案就知道，基本上是用原方，加减不过二三味。仔细考究，他们大多数医案用药不超过八味，虽非定例，究少例外，体现了一种"简净"风格。如此简练的用药风格，应该说是一种纯正境界，一个真正的大家才能达到的境界。

反之，"今人遇病立方，动辄二十余品，少亦不下十数品，岂知仲景诸名医之心法哉！吾观古人率用成方，加减不过一二味，非有违戾，未尝辄易。"（《上池杂说》）

历史似乎也证明，变通、改造的经方经不住后世检验。如仲景本来已有三承气汤，吴鞠通《温病条辨》中另外整出了宣白承气汤、导赤承气汤、牛黄承气汤、护胃承气汤等，试看今天谁还用这些杂七杂八的承气汤？而仲景三承气汤至今仍在为人所赏用。

近贤张锡纯先生也曾对多首经方进行改造，如变通白头翁汤、加味小柴胡汤、通变大柴胡汤、镇逆白虎汤……试看今天究竟有多少被后人认可应用？而那些原方则以其确切疗效屹立于医林。

这些说明什么？经典是永恒的，不可替代的，试图改造经典是不明智的。

蒲辅周先生说："白虎汤中加上三黄解毒泻火……就成了死白虎……用药要纯，最忌复杂。一方乱投一二味不相干之药，即难见功。如麻杏石甘汤为辛凉宣闭方，加三黄往往冰伏其邪，开不了肺气郁闭。"（《蒲辅周医疗经验》）

一个地道的伤寒医家是不会对经方大动手脚的。

二、用药有时欠精炼

"用药如用兵，将在谋而不在勇，兵贵精而不在多。乌合之众，虽多何用？治病亦然，贵在辨证明，用药精耳。"（范文甫语）用药讲究精炼是体现医家水平的一个重要标志。李可用药有时候也讲究精炼："大道至简，伤寒113方，一方只解决一个主要矛盾，故能药简、力专、效宏……用药简洁，是医学的最高境界。"在本书"虚阳上浮，迳投四逆汤"一节，治疗牛某咽痛寒证兼齿衄等几案时，李可直接处以四逆汤原方，方简量重。但这种简净的用药案例毕竟太少，在李可通常药味较多较杂的处方风格中，难得一见。

在许多情况下，李可用药不能不说失之精炼，乃至自己亦称"大杂烩"，事实上，他对经方的"变通"和"加味"也有同样问题。

如治皮肤划痕症王某案，用乌蛇荣皮汤合麻附细、玉屏风、肾四味、脱敏灵，足有25味之多，自己亦称："如此中西医理大杂烩组成一方，此病竟获治愈，实属侥幸。"（《李可经验专辑》）

又如普济消毒饮，"余用此方加味，凡在上之风热疫毒，如流脑、流行性腮腺炎、急性扁桃体炎、化脓性中耳炎，头、耳部疮毒等，投治立效。唯需制大其剂，重加清热解毒群药，虽被讥为'广络原野'，但既能愈疾，职责已尽，不计毁誉。"

如治结膜炎重症张女案，普济消毒饮原方：板蓝根、连翘、元参、酒芩、黄连、柴胡、升麻、桔梗、薄荷、马勃、僵蚕、牛蒡子、陈皮、甘草；再加：金银花、蒲公英、丹皮、紫草、生石膏、大黄。（《李可经验专辑》）

按：虽说"能愈疾，职责已尽"，是否就是最精当的方法呢？普济消毒饮原方已有大队清热解毒药，还要"重加清热解毒群药"，真有必要吗？原方就不能治上述诸疾吗？乃至"被讥为广络原野"，应该不是空穴来风。须知，仲景方同类药一般不会重复使用。

治习惯性流产某矿长之妻案,"当在益气运血、温阳固肾之中,佐以活血化瘀之法。重用参芪益气运血,以寿胎丸、青娥丸、胶艾四物养血滋冲任而固肾壮胎,附子、肉桂养命火,少腹逐瘀汤、坤草、泽兰叶、桃红温化积瘀,使胞宫得养,则胎孕或可保全。"(《李可经验专辑》)

按:补肾用寿胎丸、青娥丸、附子、肉桂;活血用少腹逐瘀汤再加坤草、泽兰叶、桃红,用药似有架床迭屋之嫌。

特发性肺间质纤维化张某案,"遵仲景法改方如下:①附子90g,炙甘草60g,生半夏、云苓、鲜生姜各45g,瓜蒌30g,薤白15g,丹参45g,檀香、降香各10g,砂仁5g,桃仁、杏仁、五灵脂各15g,山萸肉30g,细辛20g,干姜、五味子、白芥子(炒研)各10g,百合、生山药各30g,白酒100mL。②大三七100g,高丽参100g,琥珀、五灵脂、紫芝孢干粉、川贝、沉香、土元、水蛭、冬虫夏草、全虫各30g,蜈蚣100条,蛤蚧10对,全胎盘1具,坎气50g,黄毛茸尖50g,制粉,日服2次,每次3g,热黄酒送下。③炮甲珠60g,麝香2g。制粉,分作20包,早晚各1包,热黄酒送下。"(《李可经验专辑》)

按:总计用药40味,显得多而杂,实在看不出是在"遵仲景法"。

古人云:"用方简者,其术日精;用方繁者,其术日粗。世医动辄以简为粗,以繁为精,衰多哉!"——是说医生用药少者,其医术越精;用药多者,医术越粗陋。俗医动辄以用药少为粗疏,用药繁多为精当,差得太远了。俗语说:"药过十二三,大夫必不沾。"意思是开方若超过十二三味药,这个大夫肯定不靠谱。

三、有些话不够谨慎

李可说:"我更对写书的事非常谨慎,医书事大,人命关天。"他也确实是谨慎的。但是,以他的名气说话自然引人注意,挑出一些毛病,也在情理之中。下面举例,作为探讨。

1.关于急危重症的中医疗效

李可确实擅长治疗急危重症,以其实践证明了中医的优势和疗效,这是其过人之处,应予肯定。但如"三衰暴发"、晚期癌症之类的病症,毕竟是九死一生,"生死顷刻之际",即便李可竭力救治,恐怕也未必都能抢救过来,这样说应该是客观的,任何过分评估中医治疗急危重症疗效的言辞恐怕都令人生疑。

李可称破格救心汤"本方可挽垂绝之阳,救暴脱之阴。凡内外妇儿各科危重急症,或大吐大泻,或吐衄便血,妇女血崩,或外感寒温,大汗不止,或久病气血耗伤殆尽……导致阴竭阳亡,元气暴脱,心衰休克,生命垂危,一切心源性、中毒性、失血性休克及急症导致循环衰竭,症见冷汗淋漓,四肢冰冷,面色㿠白或萎黄、灰败,唇、舌、指甲青紫,口鼻气冷,喘息抬肩,口开目闭,二便失禁,神识昏迷,气息奄奄,脉象沉微迟弱,一分钟50次以下,或散乱如丝、雀啄屋漏,或脉如潮涌壶沸,数急无伦,120~240次/分以上,以及古代医籍所载心、肝、脾、肺、肾五脏绝症和七怪绝脉等必死之症、现代医学放弃抢救的垂死病人……凡心跳未停,一息尚存者,急投本方,1小时起死回生,3小时脱离险境,一昼夜转危为安……对晚期癌症病人并发三衰,垂死之际,只要即时给药,绝大部分皆可救活。"(李可演讲稿"小青龙汤治重危急症举要")

"余一生治愈此等急险重症（外科急腹症）却不计其数，且全部成功，无一例失败。"（《李可经验专辑》）

"这些病（器质性心脏病）在我一生当中大约治过有6000例，其中1000例以上，是现代医院发出病危通知书、放弃治疗的，经过治疗后这些病人基本救活，基本恢复健康！所以在器质性心脏病的领域，中医基本取得完全的成功！"（李可演讲稿"治未病——救胃气，保肾气"）

按： 像"凡心跳未停，一息尚存者，急投本方，1小时起死回生，3小时脱离险境，一昼夜转危为安""对晚期癌症病人并发三衰，垂死之际。只要即时给药，绝大部分皆可救活""在器质性心脏病的领域，中医基本取得完全的成功"之类的话，总觉得说得过满。即使是艺高人胆大，这些话也有失谨慎。尤其是容易给后学和病人造成错觉，以为这些急危重症很容易治疗，有点儿"中医无死症"的感觉。事实上，即使仲景在世也不能保证这样的病人都能救活，更没有哪一个医家会这样承诺。

李可说："我的态度是，明知不可为而为之，只要一息尚存，心跳未停者，即当一心赴救，不计毁誉，尽到一个医生救死扶伤的职责。"此话精神可嘉，但在预后评估上则应谨慎，留有余地。

昔京师四大名医施今墨对弟子总是说："不要包治。""在应诊过程中，面对病人不可许诺，诸如二帖、三帖药保好等言词是绝对忌讳的。"编者认为，在医疗风险日益增多的今天，有一个因素最值得注意，那就是有时候个别医家的话说得太满，乃至患者对预期疗效失望，进而产生争议，引发医疗纠纷。

2. 关于"突发性病变之风，皆属内风"

凡"突发性病变之'风'，皆属内风"，亦未免绝对。李可认为："中医学关于'风'的概念，可说包罗万象，但不出外风、内风两大类。凡描述'风者善行而数变''肝风暴动''风引喎僻（而瘫）''风引偏枯'之类突发性病变之'风'，皆属内风，多与现代之脑神经系统病变相关。治宜滋水涵木，潜镇息风。"（《李可经验专辑》）

按：关于中医学"风"的概念，确实"不出外风、内风两大类"。但是，说"风者善行而数变……风引喎僻（面瘫）……风引偏枯之类突发性病变……皆属内风……治宜滋水涵木，潜镇息风"，似乎说得过于绝对。如"风引喎僻（面瘫）""风引偏枯"之类病症，恐怕外风的可能性更大，如面瘫、中风（风引偏枯）即是，学术界用祛邪开表法治疗这两种病的报道十分常见。李可也认为，"大小续命汤实是中风金方，由于受西化诸多似是而非观点的影响，今人久已罕用"，故而力主中风初发选用本方。而大小续命汤是按"真中风""暴病中风"，亦即外风设计的。他自己中风，就是用"孙思邈续命煮散"治疗的，并称该方乃"孙真人暴病中风，自拟效验方"。

3. 关于解表不能用麻黄汤

"用麻黄汤治外感，恰恰犯了见病治病的毛病，因为你不顾人的本气，现代人的本气无一不虚，没有一个人是完全健康，就是大家经常说的亚健康状态。所有的外感病全都夹有内伤，所以单纯解表，麻黄汤之类的方法不能用。外感内伤同时发病，就是《伤寒论》太阳少阴同病。大家都清楚，应该采取固本气，开表闭，就是麻黄附子细辛汤，如果很虚的话可以加点人参。"（李可演讲稿"治未病——救胃气，保肾气"）

按：说"所有的外感病全都夹有内伤"，未免武断。考仲景《伤寒论》太阳病篇恐怕不是这个意思，所用麻黄汤、桂枝汤、大小青龙汤等大多数常用方剂，均系直接祛外邪之方，所谓"治外感如将，兵贵神速，机圆法活，去邪务尽"，没有因为"全都夹有内伤"而参以补药。说"单纯解表，麻黄汤之类的方法不能用"，显然不符合仲景之意。事实上，外感乃在太阳阶段，外邪初犯，大多数病人正气并不虚弱，由此上述方剂至今仍是医家治太阳病的常用有效方，这应该是事实，"有汗用桂枝（汤），无汗用麻黄（汤）"已成惯例。况且前人有"纯虚证不多见，纯实证则常有"之论。说"现代人的本气无一不虚"，一律处以麻黄附子细辛汤，未免绝对化，也有违辨证论治原则。事实上，他本人也说过："风、寒、湿邪侵袭人体，本气不虚者，机体祛邪之力尚足，多表现为外感表证。邪气从皮毛而入，当从皮毛而解，故麻黄汤、桂枝汤、葛根汤、麻黄附子细辛汤等可用。"

海外华裔中医倪海厦先生曾谈到这个问题，因为李可不善用麻黄汤，说他"是半个经方家，没有了解到麻黄的功能"。话说得有点刻薄。

4. 关于三叉神经痛"悉属肾阴下亏"

说三叉神经痛"悉属肾阴下亏"，无一例外，亦嫌绝对。李可认为三叉神经痛，"各家多从风、寒、痰、火、瘀论治，或可见效于一时，后必复发。盖本病正虚为本，病机在肾，当从肾论治。《素问·五脏生成》：'头痛颠疾，下虚上实，过在足少阴、巨阳，甚则入肾。'纵观历年病例，约在百人之数，悉属肾阴下亏，龙雷之火上燔，无一例外。病程愈久，病机愈显"。（《李可经验专辑》）

按：受上节"突发性病变之'风'，皆属内风"论的影响，李可认为三叉神经痛"悉属肾阴下亏"就很自然了，但这同样显得有些绝对化。

事实上，确实"各家多从风、寒、痰、火、瘀论治"，都可以"见效于一时"，却未必"后必复发"，这方面的报道不少，查看一下就知道。中医博大精深，同一病人，从不同角度去认识，"横看成岭侧成峰"，医家可以得出各自看法，进而使用不同治法，同样都可以把病看好。三叉神经痛之辨治，就存在这种情形。俗云"十个和尚九本经"，中医确实有这个倾向，明乎此，对本病的认识就应当开阔些，认为"悉属肾阴下亏"，无一例外，是否过于绝对？

5. 关于"从未见过一例纯阴虚的患者"

李可曾说："从未见过一例纯阴虚的患者。"许多人对此都提出异议，在有关火神派的争论中，这句话也常常为人所诟病。编者以为，这句话确实有些过头。

火神派有一个重要观点，即祝味菊所称"阳常不足，阴常有余"论，是说群体发病的趋势——虚寒者多，阴虚者少，进一步归纳为"阴盛阳衰"的观点。这个观点没错，但是说话不能太绝对，真理向前多迈一步，就有可能走向反面。李可自己也说"任何正确的东西若强调过头，势必走向谬误，当引为鉴戒。"（《李可经验专辑》）

"从未见过一例纯阴虚的患者"，说得未免绝对。就郑钦安而言，虽然重视阳气，主张阳主阴从，但他从来不废阴虚之说。虽然阳证、阴虚比较少见，但他从未否认过阳证或阴虚的存在，在《医理真传》中他从来是阴虚、阳虚并列论述的，"两两对言""判若眉列"，阳虚讲了 31 条，阴虚讲了 29 条；在《医法圆通》中，同样是阴虚讲了 25 条，阳虚讲了 58 条，都是对等的，从未无视阴虚证的存在。

试看火神派名家就"阴盛阳衰"观点也说过类似的话。如河南周连三先生："阳虚之证十之七八，阴虚之证十无二三。"卢崇汉教授说："临证上的大多数病人，九成以上的病人基本都是阳虚证。"（《扶阳论坛》）。仔细推敲，"阴虚之证十无二三""九成以上的病人基本都是阳虚证"，说得就比较留有余地，较之"从未见过一例纯阴虚的患者"说法，不容易让人抓住把柄。

其实在《李可经验专辑》中，也不乏阴虚病例。别的不说，书中应用引火汤的案例约 20 例，可以说都是阴虚之证。此外，他认为三叉神经痛"悉属肾阴下亏"，无一例外，也是阴虚证存在的事实。

四、关于《圆运动的古中医学》

李可以多年工夫收集、校点了民国医家彭子益的《圆运动的古中医学》，并写了序言，对该书和彭氏极尽夸赞。如称该书为中医"第五经典""当代继承发展中医学的入门向导、成功阶梯""彭子益遗书的问世，将唤醒国魂医魂！将引起中医界高层的沉痛反思，将引导老、中、青三代中医走出误区和迷阵，开创中医复兴的新世纪"（《圆运动的古中医学·李序》）。称彭子益"是中医复兴之父""是继医圣张仲景之后第二位医中圣人"，溢美之词，无以复加。

该书真是这么好，这么重要吗？

从理论上讲，该书是以所谓《易经》河图之理，来破解中医典籍和"中医所有的道理……以《易经》河图中气升降圆运动之理，破解《内经》《难经》《神农本草经》《伤寒杂病论》及温病学说的千古奥秘，批判性地继承、发展了古中医学，理出了'生命宇宙整体观'的科学实用的系统科学"（《圆运动的古中医学·李序》）。李可在演讲稿"治未病——救胃气，保肾气"中说道："中医的医易结合，《伤寒论》的全部奥秘，一个河图尽之矣，一个河图的道理包括了中医所有的道理。它是一个整体。它的主要贡献，是把中医学成为一个有系统的医学科学理论。"（李可演讲稿"治未病——救胃气，保肾气"）

按：试图以《易经》河图之理，来破解中医四大经典，未免玄虚。就以《伤寒论》来说，仲景创立和完善了以六经为纲的辨治体系，柯韵伯所谓"只在六经上求根本"，李可也说"六经包治百病"。其思路方法十分明确，没什么疑义，"仲景之道，至平至易，仲景之门，人人可入"（柯韵伯语），怎么能扯到《伤寒论》的全部奥秘，一个河图尽之矣"？李可说，"彭子益的书对仲景学说的解读是最正确的"，怎么都看不出这是仲景本意；同样温病学说以卫气营血为纲，亦为成熟的辨治体系，至今为后人所认可，何须再用玄虚晦滞的《易经》河图来破解？耗神费力而不得要领，于临床亦无大益。当然，有兴趣者尽可钻研。

徐灵胎曾指出："《内经》以后，支分派别，人自为师，不无偏驳。更有怪僻之论，鄙俚之说，纷陈错立，淆惑百端，一或误信，终身不返，非精鉴确识之人不可学也。"以《易经》河图之理破解"《伤寒论》的全部奥秘"，可以说就是一种"人自为师"之"怪僻之论"，如果以其作为"中医学的入门向导"，也许如徐灵胎所说"淆惑百端，一或误信，终身不返"。当然，编者不反对有兴趣者钻研，只是注意，"非精鉴确识之人不可学也"。

清·张璐说："一切晦滞难明者，虽出名贤，概置不录。"（《张氏医通·凡例》）当代医家黄煌教授说："中医要提倡一种直白的、规范的、实证的表述方法及现代中医语言，要让青年人一听就懂，一用就会，对错一试就明。"这种意见可取。

该书另一主要观点，就是以所谓"圆运动"来阐释中气（脾胃之气）作用及与其他四脏的关系。考《中华医典》收录从《内经》到民国初期的几乎所有重要医籍，未见"圆运动"的概念，彭氏扯出个《圆运动的古中医学》，实属节外生枝。当然，如果确有创新，也还值得研究。问题是该书倡导"中气如轴，四维如轮，轴运轮行，轮运轴灵"之说，无非强调脾胃作用及与其他四脏的关系。前者，东垣脾胃学说讲得够明白了；后者，五行学说已经够用，没有必要另外扯出个"圆运动"之说，横生枝节。

李可本人也曾说过："盖气机升降之理，以脾胃为枢纽，如轮之轴，是为中气。脾升胃降，则中气左旋，肝从左升，肺从右降，当升者升，当降者降，是为无病……此为五行生克制化之常。"（《李可经验专辑》）

按："此为五行生克制化之常"，当然指的是五行学说可以解释气机升降之理。没必要离开五行，再绕个圈子去讲什么"圆运动"，多此一举。

从"中气如轴""土为中心"论出发，李可称彭子益为"中气派"，然而单凭一个"中气"，当然不能尽愈诸病，李可认识这一点："先天阳气是属火，命门之火叫阳根，阳根一拔，生命之无延，这两位前辈（指郑钦安和彭子益）一个重视先天，一个重视后天，如果把两者融合结合起来，将使古中医学更能够为完备。"（李可演讲稿"治未病——救胃气，保肾气"）

按： 只重后天，不谈先天，对于完整的中医学而言，缺了一半，可能是更重要的一半，单凭这一点，《圆运动的古中医学》还能说得上是"一个有系统的医学科学理论"吗？

此外，该书中西医汇通的色彩明显。有学者指出，该书"采用近现代科学理论阐释《易经》中的河图，力图揭示出人体内部各种生理活动的机理，进而探讨宇宙万物同人类的深层关系。《原理论》主要取法传统医典《内经》，但却用现代唯物思想阐发阴阳五行理论，进而探讨外在环境和自然天气变化对人体生理病理的影响。从这两种著作中透露出彭子益探讨现代科学理论与传统中医理论之契合点的思维理路。"（互联网）

例如《生命宇宙篇》中对阴阳五行学说，"证以现代十二种科学"，包括法医学、植物学、化学、生物学、生理解剖学、细胞学、营养学、气象学、土壤学、无线电学、力学、物理学，真可谓洋洋大观，其实全书通篇不无这种解释的痕迹，差不多可以说是中西医汇通的集成之作。众所周知，中西医汇通派的毛病在于牵强附会，所谓"汇而不通者有之，通而复不通者亦有之"。

例如该书对鼠疫的解释："鼠穴地而居，向来在大气中和的中心点生活。今土中的阳气拔根，中和变成毒疠，鼠感受最切，失其生活之常，所以鼠死……福建鼠疫盛行时，飞机飞过疫地境内，常常自己坠落。有疫的地方，大气的圆运动含有鼠疫的逆性故也。"

按： 如此解释鼠疫，解释飞机飞过疫地，"自己坠落"，是因为"大气的圆运动含有鼠疫的逆性故也"，已经不仅是牵强附会，而是有些荒诞不经了。难怪有人说，"如果我们不明辨是非，听信彭子益胡言乱语，妄加效法，势必草菅人命，成为愚昧的帮凶"（互联网）。

从形式上讲，该书毛病恐怕更多，李可弟子孙其新曾罗列其诸多问题，如逻辑不清、重迭太多、结构混乱、先后不分等，限于篇幅不多举例。单单就此而言，《圆运动的古中医学》怎么都算不上"第五经典"。中医四大经典从语言、结构上讲，可以说不可移易一字，岂有此等结构混乱之作。有鉴于此，孙氏甚至操刀打乱原书次序，合并同类项，删节重复之文，重新整出一本《古中医学圆运动》。因原书名逻辑不清，干脆连书名都给改了。试问，哪一本经典能这样改动？

第二节　由李可引发的思考

一、关于高手在民间的问题

很多人说好中医难找，高手在民间，或者说好中医在民间，在某种程度上讲，这是事实。虽然民间中医不一定都是高手，但确实有高手在民间，李可就是一个典型代表。

历史证明，中医药来自民间，"藕皮止血起自庖人，牵牛逐水近出野老"（《本草经集注》），神农尝百草，日遇七十毒，著成《神农本草经》，都说明民间是中医药产生、发展的土壤。著名的云南白药、六神丸、季德胜蛇药、马应龙眼药等也都是民间中医发明的成果。甚至屠呦呦获得诺贝尔医学奖，其成果也是受民间医书《肘后备急方》中有关记载的启发而产生的。历史上许多中医大家，包括扁鹊、华佗、孙思邈、叶天士等无不来自民间，成才于民间，当然也包括李可。遗憾的是，随着岁月的流逝，这样的局面离我们渐行渐远，群众感慨道："现在要找个好中医太难了。"

对此，郭博信写得很有意思，发人深思，"记得小时候，在我的前辈中，远近乡里总是有名震遐迩的老中医，他们立起沉疴的妙闻趣事，在百姓中津津乐道，可以说是不绝于耳。那时候，各县有各县的几大名医，各省有各省的几大名医，他们如雷贯耳的名气，不是靠电视、报纸宣传出来的，也不是哪一级政府命名的，而是靠治病的神奇疗效，由百姓们口口相传的。他们头上固然没有教授、主任、专家这些炫目的头衔，也没有政府给的特殊补助，多数还名不见经传，但他们确实是得到真传的纯中医，他们哪个人有什么绝活儿，有什么特长，百姓们清楚得很，'引车卖浆者流'也不例外。那时候，百姓们找个好中医看病还是不难的，正所谓天涯何处无芳草。然而，随着岁月的流失，老一代名医相继逝去，这样的局面也渐行渐远。现在打开电视，翻开报纸，走进医院，中医教授、主任、专家扑面而来，现代新闻媒体的宣传力度不仅强大，而且手段不断翻新，真是'千门万户瞳瞳日，总把新桃换旧符'。但令人失望的是，牌子换了，疗效也换了，中医治病神奇疗效的传闻，在我耳边也越来越少，代之而起的是百姓们'现在找个好中医太难了'的'一声叹息'。现在不用说找个过往那样的名中医了，就是找个不开化验单、检验单，认认真真号脉，按照中医思维看病的所谓纯中医，也尽非易事。"（《中医是无形科学》）"我们的中医院校是越改越大，中医医院是越修越高，中医医院的床位是越来越多，但是真正能用中医的思维在这个医院里面唱主角的，我基本上没看到。"（卢崇汉语）

郭博信本人曾因治愈澳大利亚大使馆某官员女儿的湿疹，

对方欲邀其往澳大利亚看病，他说："不行啊，我不懂英语。"听了这话，对方一本正经地说道："你错了，我们澳大利亚人专找不懂英语的中医看病，我们以为这样的人才是正宗中医！"第二年，他终于踏上了澳大利亚的土地。

按："纯中医"也好，"正宗中医"也罢，说白了，无非是保留了"认认真真号脉，按照中医思维看病的"传统本色，李可正是这样一个典型代表。反之，有多少教授、专家受西医的影响，邯郸学步，中医西化，失去了中医的传统特色，致使"中医治病神奇疗效的传闻，在我耳边也越来越少"。

由此启示我们，发展中医药事业，无论是继承还是创新，都不能忽视民间中医这一源头，充分认识到民间中医的重要性，重视民间中医工作。

二、民间高手是怎样练成的

常宇说："记者甚至很强烈地感受到，在自认为繁华而充满现代文明的大都市，中医可以很时尚，很高档，很文化，甚至很变形，很泛滥，但似乎不像民间中医那样真挚，而像李可这样如此尊重生命、赤诚赴救、甘担风险的民间医生，从某种意义上，比某些具有一定资历和身份的'中医名师'更见分量。"

进一步探讨一下，以李可为代表的民间高手高在哪儿？或者说，民间高手是怎样练成的？这对我们来说是有意义的。从李可身上，可以归纳出这样一些特点：

1. 勤求古训，刻苦读书

仲景倡"勤求古训，博采众方"，孙思邈倡"博极医源，精勤不倦"。近贤朱沛文指出："虽然有善读医书而不善临证者，然断无昧于医书而精于临证者。故必先读书以培其根柢，后临证以增其阅历，始为医学之全功焉。"民间高手都认同这个道理，读书"以培其根柢"，且都十分刻苦认真。

李可"晚上攻读医书，几十年来从未在夜晚2时前睡过觉，至今已70高龄，依然如是，每次外出他都是背着厚厚的书包，利用诊余攻读不辍。"(《李可经验专辑·郭序》)这是何等的刻苦读书精神，为大家树立了一个榜样。

名医程门雪拟有一联："徐灵胎目尽五千卷，叶天士学经十七师。"概括了名医成才的两大因素——读书与求师。几乎所有的民间高手为了学习，都在到处访贤拜师，游学各地，如李可所说："纵有一技可师，师之；纵有一剂可承，承之。"磨刀不误砍柴工，读书与求师使得民间高手的临床诊疗水平得以不断提高。

2. 注重临床，讲求实效

"熟读王叔和，不如临证多"，这是强调临床的重要性。民间高手是实干家，与院校专家偏重于理论相比较，他们更重视临床，讲求实效。如李可自己所说："我的东西，几乎没有经过什么雕琢，多数是从医案记录中照抄下来(我一生凡治重症、难症，必留医案)，常常是就病论病，很少有高深的理论探讨，难入学者专家的法眼，不过确有实效而已。"(给弟子徐汝奇的信)

他们的医术是在临床一线上一枪一刀拼出来的，而不是靠试管实验、小白鼠实验得到的。前贤所谓"博涉知病，多诊识脉，屡用达药"是也。

孔乐凯回顾，"读博士时，我一度很郁闷。我放弃了13年的西医探索，转到中医领域，却发现中医临床拿不出效果来，博士有什么用？！在最苦闷的时候，遇见了李老。我正在十字路口徘徊，师父指给我一个方向，这才是正路。怎么证明？疗效就是最好的证明！"

3. 立足基层，更接地气

常宇写道："我们无需比较李可与受过现代正统中医教育的中医学生的见识和智力，但李可治病显然不带有学院派的风格，其生活状态也迥然不同：已经习惯了简陋的条件和恶劣的环境，没有任何的课题经费，也从不考虑自己的职称和身份，更没有任何的包装和经营，只是在市井乡间快乐而充实地自生自灭。"他们没有教授、主任、专家这些炫目的头衔，也没有政府给的津贴，李可到死也才是个主治医师。

"作为基层中医，求治者五花八门，不允许自封专家，而把众多患者推出门去。"（《李可经验专辑》）李可"是从实际出发，群众有什么病，他钻研什么病，一切为了解除患者的痛苦"（郭博信语），是一位不折不扣的"全科医生"，举凡各科可以说无所不治，针药并用，疗效俱佳。正是基层环境的锤炼，才使其对内、外、妇、儿等科都积累了丰富的经验，正所谓"纵有内外妇幼之别，各尽神圣工巧之能"。相对于现代院校各科"专家"只看单科病而言，他们的技术可能更全面，更接地气，更贴近基层民众。

4. 练就绝技，治有专长

"一招鲜，吃遍天"。民间高手通常都有一手或几手绝招，治起某些病症效若桴鼓，在民间颇有口碑。像李可善用霹雳手段，治疗急危重症，被患者称为"救命先生"；沪上名医曹颖甫"长于攻治"，以善用承气汤、大陷胸汤主称，人称"曹承气"；河北名医刘沛然以善用大剂细辛著称，一生用细辛，最大量一次用至220g，治好过不少疑难杂症和危重病症，著有《细辛与临床》一书，李可亦很赞许。他"为探讨细辛用量，有一次竟喝下120g生药药汁，体验服后与饮前无何不适之感，各种检验亦无何变化"。又如李可在演讲《学用经方两大关》时说："浙江东阳金希聪先生于1995年87岁时发现半夏、南星一对药有八大相反功能：①主筋弛与筋张；②主疼痛与麻痹；③主失眠与多眠；④主腹泻与便秘；⑤主多尿与癃闭；⑥主肠紧与肠宽；⑦主贪食与厌食；⑧主多汗与无汗。一物而有寒、温、升、降、燥、润、散、敛之功能。实造化之奇药，能治一百多种奇难怪症。但必须生用。"

5. 敢闯敢破，勇于创新

院校专家长期在体制内运作，条条框框多，难免保守呆板，缺乏创新精神。李可在演讲《小青龙汤治重危急症举要》时说："直到现在，全国各省级中医院的中医临床大夫仍受到种种限制，甚至要追究法律责任，束缚中医手脚的'紧箍咒'太多。中医复兴要走经典之路，已无疑义。刻不容缓的是要按古中医自身发展的历史事实与理论实践，重编《药典》。刻下要先行松绑，赋予临床中医按照四大经典用药的权力。"

相对而言，民间高手则少了些束缚，多了一些自由，所以他们敢闯敢破，勇于创新，常可蹚出新路来。像李可对"细辛不过钱"，中药"十八反""十九畏"等都敢于突破，疗效大增而未见毒副反应，确实了不起。像三畏汤、破格重用附子等，今天已为许多人所习用，疗效确实提高，李可功不可没。"李老身上最宝贵的一点在于他敢于治病，遭遇急危重症敢用雷霆手段，这源于他的能力和自信。"（孔乐凯语）其实中医要破的条条框框还有不少，需要像李可这样的人深入探索，虽然不无风险，但是敢于担当确实难能可贵。

三、爱护李可，不能捧杀，更不要棒杀

李可是民间中医的一面旗帜。"从李可身上能见到真正的中医脊梁。"（邓铁涛语）为救人命敢用霹雳手段，乃至被许多人称为"救命先生"，可以说他创造了奇迹。"现在学生好找，李老这样的临床大家做老师，难求。"（孔乐凯语）这一点，应该充分肯定。

但因此称李可为"当代张仲景""伤寒第一人""无冕之王"，则未免夸张。抛开上节涉及的问题不论，李可本人也未必同意这种说法。他曾对记者说："救过一些人是事实，但'当代张仲景'的称号绝不是我们这种凡夫可当的。"（李可演讲稿"回到古中医的路上"）这话不是客套，他有自知之明。尊重李可，但不要迷信李可，把他"当成圣人"，言必称李可，方必用李方，有些过度拔高，夸大其词。动则称"突破""创新"，未免轻浮，这是在研究李可学术思想过程中存在的问题，有的说法连李可自己都不同意。

如李可治王某颈椎增生，拟益气养血，滋阴和阳，逐寒通络复方，用药如下：生黄芪120g，葛根90g，当归、川乌、黑小豆、二冬、盐巴戟肉、云苓各30g，熟地90g，五味子6g，桂枝、细辛各15g，桃仁、红花、地龙各10g，白芍90g，炙草60g，防风20g，全蝎12只研末冲服，大蜈蚣4条研末冲服，油

桂 1.5g（米丸先吞），鲜生姜 10 片，大枣 10 枚，蜂蜜 150g。（《李可经验专辑》）

试看，全方混用了乌头汤、当归四逆汤、桂枝加葛根汤、黄芪桂枝五物汤、引火汤、止痉散等多个方剂，用药多达 25 味，怎么说都有广络原野的问题，亦即包打围攻的毛病，明眼人不难看出。李可一位门人却把此等"广络兼备"法称之为"突破经方的容量"（据说一个处方包含的方剂数，叫"经方的容量"），如此混用多个方剂，乃是李可"方剂在容量方面的较高境界"而大加赞赏。这就不止是曲意逢迎，而是"拿着不是当理说"了——"广络原野"从来就是对处方包打围攻的贬低之辞。唐·许胤宗谓："今人不能别脉，莫识病原，以情臆度，多安药味，譬之于猎，多发人马，空地遮围，或冀一人偶然逢也，如此疗疾，不亦疏乎？"

李可本人对"突破经方的容量"这种不伦不类的说法显然也不满意，认为"用药简洁，是医学的最高境界，广络兼备不宜提倡"，亲自批写道："立方用药，当遵医圣法度，大道至简，《伤寒》113 方，一方只解决一个主要矛盾，故能药简、力专、效宏……用药简洁，是医学的最高境界，广络兼备不宜提倡。"

按：像这样随意拔高，夸大其词，对传承李可学术经验恐怕反而不利，倒可能捧杀了他。仲景是医圣，李可不是，把李可当作神来供奉，以为无人可及，只能捧杀了他。李可说过，"我历来不主张神化个人"，学习李可，要保持分析眼光，这也是学习名家的应有立场。

另一方面，网上时见贬低李可的声音，如针对其用药剂量过重，认为"像李可老先生这样用药的，可谓是绝无仅有的""其目的只有一个，那就是哗众取宠，是他的虚荣心在作怪""不知道李可老先生在自己生病的时候会不会这样开方子，在自家人生病的时候会不会这样开方子""估计在当今中医界没有一个人敢这样开方子，不管有没有效，都可以起到吸引大众眼球的目的"。

称李可用药"哗众取宠""虚荣心在作怪""吸引大众眼球"，未免冤枉。李可说过："除了一点为救人命甘担风险的赤子之心外，别无所求……面对病人生死存亡之际，从不考虑个人安危得失与风险，像孙思邈所称道的苍生大医那样一心赴救。"（李可演讲稿"回到古中医的路上"）

至于李可在自己和自家人生病时"会不会这样开方子"，看一看李可中风时给自己开的方子就知道了，"我开给自己的附子用量（100～200g），恐怕会让许多人大跌眼镜了。"

称"当今中医界没有一个人敢这样开方子"，未免少见多怪，看一看吴佩衡与范中林用附子，陆仲安黄芪用到240g、石膏用到500g，刘沛然用细辛最大量用至220g就知道了。

李可弟子吕英强调，虽然李老破格使用附子似乎剑走偏锋，但不能把李可与"大剂量附子"画等号，"他并不偏，他只是对症下药"。

其他还有关于疗效方面的质疑，如说，"他的补阳大法并没有屡获奇效。我知道他亲自治疗过的几个病人，效果很一般"等。对此，有人说得很客观："人无完人，即使张仲景在世也不能保证100个病人个个都能药到病除。李可的书中有大量的成功临床经验，但也有一些失败误治然后及时补救挽回以而没有酿成大错的经验，某些癌证和疾病方面有'初探'的字眼等等，都表示他本人也在探索之中。他一辈子的治病经历中有治疗效果一般的情况也是很正常的。"（摘自互联网）编者在此就不多赘言了。

客观地说，尽管李可可能存在这样那样的问题，但都不足以掩盖其成就和特色，他所达到的高度是诸多名医都难以企及的。常宇写道："李可是中医界比较有特色、比较有品格，又敢于担当的人，也许人们不能全部认同他大剂量用附子救急的学术特点，但他在当时给相对沉闷的中医学术气氛所带来的震撼，以及此后所产生的深远影响却毋庸置疑。这就是为什么李可作为一个县级民间名医，却会受到如此关注和爱戴的原因。"

总而言之，围绕李可虽然有褒有贬，但总体上褒多于贬。对待李可要实事求是，避免两个极端，既要防止有人棒杀，也要防止捧杀，归根结底是要爱护。刘力红说过："像李老这样的例子虽然很少，但却非常可贵。"言之有理。他是民间中医里一面独放异彩的旗帜，我们应该珍惜这面旗帜。他留下的宝贵临床经验和独到的学术特色值得我们学习和发扬。当然，这种学习和发扬要保持分析的眼光，这是每个学者都应具备的起码立场。

第八章　李可医论选

一、论阴阳

一般都认为，阴阳要平衡。这个观念不完全对。为什么呢？从《内经》开始，从《易经》开始，就特别强调：人的阳气乃是生命的根基，阴这个东西，阴是包括你的人体所有人体各个器官，你所吃进去的食物，各种营养成分，这些东西是属于阴的。那个阳气是居于统帅地位的，是一个主导，所以是阴的东西，都是在阳的统率下，绝对不是半斤八两，平起平坐，阴阳平和。这个阴阳平和是指这个阳气主导下的阴阳平和。（李可演讲稿"谈中医养生"）

中医有一句俗语叫：气为血帅。气和血的关系是什么？他们绝对不是半斤八两，气血平衡，这个血能不能够在血管里面运行畅通、流动、运转，把阴阳输出到五脏的各个部位，就是有一个气在推动它，领导它。假如没有气的领导，气要是弱就会出血，比如说牙龈出血。治这个病怎么办？就是给他补气，如当归补血汤只有两样药：黄芪与当归。补血为什么要重用黄芪呢？黄芪是当归的五倍，就是这个道理。当然这是一个比较典型的例子，如果出现大出血，人马上就要死，古人有一个对付的方法，就是说"已亡之血难以骤生，未亡之气所当急固"，要赶快恢复阳气的统帅作用，病人救活了。所以阴和阳的关系就是气和血的关系。（李可演讲稿"谈中医养生"）

阴阳的判别，总以病人的正气强弱为转归。正气强者，受邪即病，邪正交争，从阳化热，表现为"阴虚血瘀"；正气虚者，卫外不固，无力抗争，病邪长驱直入，由表入里，深伏难出，从阴化寒，表现为"阳虚血凝"。阴阳的转化，也以病人正气的修复为转机。阴证，用药得当，正气来复，伏邪由里出表，阴证化阳为向愈；阳证，过用苦寒，损伤脾肾，阳证转阴，则缠绵难愈。（《李可经验专辑》）

阴阳气化之理，确是奥妙无穷，何以纯阳之剂，竟能生苔、润便？盖苔由胃气蒸化，命门又为釜底之火。此火一旺，则阳生阴长，而生化无穷。精、血、津液皆阴精，阴生于阳而统于阳，必得先天元阳振奋，阴液始能蒸化、敷布。中医医理，不经临床反复验证，不能领悟。（《李可经验专辑》）

阳生阴长之理，阳为统帅之理，要时刻牢记。万万不可损伤阳气，用药损伤阳气，会轻病转重，重病转危。我的这些体会是从沉痛的教训中总结出来的。在我的书中，对此有不厌其烦的叙述，而且贯穿到每一篇，也算是我的学术观点吧！（给弟子徐汝奇的信）

阳虚十占八九，阴虚百难见一；寒实为病十占八九，火热为害十中一二。世多真寒证，又多假热证，辨之稍有差异，生死攸关。总的一句话，病因虽有多端，总根源只有一个，人身皮毛肌肉、经脉官窍、五脏六腑但有一处阳气不到，就是病，这个可以统摄所有病的主要病因。（李可演讲稿"治未病——救胃气，保肾气"）

阳气——正邪交争的焦点，全看阳气的消长进退，阳虚则病，阳衰则危，阳复则生，阳去则死；阳气易伤难复，故阳常不足。暴病多亡阳，久病多伤阳，伤寒三阴多死证，死于亡阳。老人涕泪自流，小便失禁，乃真阳衰，不能统束诸阴。老人无疾而终，形在神去，便是一具死的躯壳。一部《伤寒论》113方，使用附子、桂枝、干姜者即达90方，可见医圣对阳的重视，曰温阳，曰养阳，曰助阳，曰救阳，对生命之本的阳气，是何等的曲意呵护，关怀备至！

阴阳之道，阳为阴根。阳生，阴始能长。阳气——命门真火，乃生命之主宰。命门位居下焦，乃人身真火，气化之本原。此火一衰，火不生土，胃中水谷便无由蒸化，故见纳少化艰；人身津液赖此火之温煦，始能蒸腾于上，敷布上下，此火一衰，气化便弱，津液不能升腾，故口干。（《李可经验专辑》）

二、谈《伤寒论》

仲景学说是中医学说的灵魂，也是破解世界性医学难题的一把金钥匙。"难症痼疾，师法仲景"是我一生的座右铭，愿与青年中医共勉！

《伤寒论》在人类防疫治病史上，有两个第一：第一部理论与临床完善结合的东方医学体系；第一部可以救生死于顷刻的临床急症学宝典。伤寒疫病的特点，发病急，传变速，故仲景立方剂量大、药简、力专、效宏，方能阻断病势传变，救生死于顷刻。现代用法剂量过轻，悬殊过大，不堪大任。由于达不到仲景学说的基础有效剂量，所以不能治大病。惯用轻剂，固然可以四平八稳，不担风险，但却阉割了仲景学术的一大特色，夺去了将军手中的刀剑，在近代两大医学体系的竞争中，使中医丢掉了急症阵地，退居附庸地位。这是老中青三代中医的奇耻大辱！（李可演讲稿"学用经方两大关"）

我们对医圣张仲景崇信无比，立志学医圣，按医圣的教导，做人做事。我们每一个人都有许多惊心动魄的经历，一切重大风险我们都一一闯过，青年一代完全可以放心大胆地实践我们的经验，为中医复兴接过我们手中的接力棒。通过三代人的艰苦奋斗，迎接中医复兴盛世的到来。（李可演讲稿"思路与方法"）

《伤寒杂病论》是中医学宝库中之宝库，有强大的生命力！仲景上承《内》《难》，博采百家，开创了中医辨证论治的理论体系。仲景学说是中医学说的灵魂，是中医取之不尽的源头之水，是攻克世界性医学难题的一把金钥匙。仲景六经辨证之法，使我们洞悉病机，见病知源，以病机统百病，则百病无所遁形。立足于临床刻苦研读仲景著作，学以致用，反复实践领悟，是中医成才的必由之路！也是提高中医整体素质的唯一途径。

仲景方能治大病，救急痛，愈痼疾，是攻克疑难大症的仙丹妙药。后世由于配伍不当，煎煮不遵法度，偶有中毒事故发生，遂使当今中医界畏乌附如蛇蝎，因噎废食，弃置不用，使仲景起死回生妙方有绝传之虞。

凡用经方治大症，一要辨证得当，见机即投，不可犹豫；二要掌握好经方的基础有效剂量，一次用足，大剂频投，日夜连服，方能阻断病势，解救危亡。

《伤寒》方治病，只要辨证准确，多有覆杯而愈之效。《伤寒》方的不传之秘，在于剂量，按 20 世纪 80 年代初考古发现之汉代度量衡制的换算：汉代 1 两，为今之 15.625g。则用《伤寒》方当以原方折半计量为准，这是仲景经方的基础有效剂量。
（《李可经验专辑》）

三、凡病皆本气自病

1.凡病皆本气自病

本气，即人体与生俱来的先天肾气（元气、元阳）与后天胃气（中气）构成的浑元一气，为人生命之两本。两本飘摇，危若垒卵。

2.有胃气则生，无胃气则死。久病，难症痼疾，重危急症，先救胃气，保得一分胃气，便有一分生机。见病治病，不顾两本，妄用苦寒攻伐，医之罪也！胃气一伤，非但不能运化饮食，亦且不能运载药力。凡治病，以顾护胃气为第一要义！

3.胃气是五脏的后勤部，运中土，溉四旁，保肾气，是治病救危一大法门，五脏皆禀气于胃也，故理中汤可治百病。

4.先天肾气，号称命门之火。火神始祖郑钦安谓之"唯此一丝真阳为人生立命之本"，彭子益叫作"阳根"。五行圆运动之理，火可生土。脾胃如釜，元阳为釜底之火。凡治脾胃病本药不效，速温养命火，火旺自能生土，故桂附理中汤又是救胃气、治百病之要方。

5.五脏之伤，穷必及肾。生死关头，救阳为急！存得一丝阳气，便有一线生机，破格救心汤。（李可演讲稿"思路与方法"）

古人有"正旺邪自退""满座皆君子，小人自无容身之地"等说，对正与邪、攻与补的关系，做了富有哲理的论述。比如对待一个气息奄奄的痢疾病人，黄连、大黄沾唇必死，是谓之"十分虚邪，无实可攻"。于是"但扶其正，听邪自去"，保住了病人的生命，调动人体的正气（自然疗能）去战胜疾病，这就是中医的整体论、人本论，是中医学高层次辨证论治的经验总结。"不治之治"是治法中的最高境界，补法奥妙无过于此。（《李可经验专辑》）

中医治病就是以本气为主，以人为本。不管任何病，本气强的，受邪从阳化热化实；本气虚的，从阴化寒化虚。中医治未病的思想，虽然是养生的大道，但治病时，是我们始终遵循的一个道理。

现代人的本气无一不虚，没有一个人是完全健康，就是大家经常说的亚健康状态。所有的外感病全都夹有内伤，所以单纯解表，麻黄汤之类的方法不能用。外感、内伤同时发病，就是《伤寒论》太阳少阴同病。大家都很清楚，应该固本气、开表闭，就是麻黄附子细辛汤，如果很虚的话可以加点人参。（李可演讲稿"治未病——救胃气，保肾气"）

盖邪之所凑，其气必虚，且病与人之关系，人为本，病为标。邪之所中，视人体禀赋强弱为转移。正虚则邪从寒化、虚化，且由皮毛、肌肉、经络深伏脏腑而不能透达于外，故久治不愈。今正气已旺，"满座皆君子，小人无藏身之地"，故从热化、实化。病热虽重，乃由阴转阳、由里出表之佳兆。

"膏粱之变营卫过，藜藿之体气血穷"，古代中医已认识到疾病的个体特异性。豪门权贵、富商大贾与穷苦人民患同样的病，而病机转归便截然不同。前者恣食膏粱厚味、肥羊美酒，无病进补，必然营卫壅塞，病多化热化毒，凡患痈疽，宜攻宜泻；后者食难求饱，衣难蔽体，吞糠咽菜，劳倦内伤，正气先虚，易于内陷，凡患痈疽，便当补托，起码要慎用攻伐，以保护脾胃为第一要义。即使当攻，也要中病则止，勿

伤正气。(《李可经验专辑》)

四、保护脾胃为第一要义

保护脾胃为第一要义。有胃气则生，胃气一伤，百药难施。久病伤肾，加"肾四味"鼓舞肾气，立见转机。肾为先天之本，生命之根，万病不治，求之于肾。

见病治病，专科大忌！以人为本，照顾整体，顾护脾肾元气，为第一要义。万病皆然，不独皮科。

危重病人，有胃气则生，无胃气则死；保得一分胃气，便有一线生机，何奇之有？

脾胃为后天之本，脾胃健则气血得以生化，五脏赖之得养，病虽危殆，便有一线生机。且肾为先天之本，五脏之伤，穷必及肾，肾伤则生命根本动摇。今患者元气衰微欲脱，且肾中元阳又是釜底（脾胃）之火，若非此火，脾胃何以蒸化？万病不治，求之于肾。

中医学又有"万病不治，求之脾肾"的论断，在危重疑难病的治疗上，确有起死回生之效。盖脾胃为后天之本，有胃气则生，无胃气则死；脾胃一伤，百药难施。(《李可经验专辑》)

五、肾为生命之主宰

脾肾为人身两本，治病要以顾护两本为第一要义。

肾气又称元阳，命门真火，生命的根基和原动力。所以《易经》讲："大哉乾元，万物资始！"通俗讲，有了太阳才有了生命，阳气就是人身的太阳，从养生治病的经历来看：阳痿病，阳衰则危，阳亡则死。所以救阳、护阳、温阳、养阳、通阳，一刻不可忘；治病用药切切不可伤阳。古人云，万病不治求之于肾，求之于肾就是救阳气。

先天肾气和后天中气的关系：后天无先天不生，先天无后天不立。《内经》云："五脏皆禀气于胃。"所以引申出重要的原则：有胃气则生，无胃气则死。古人比喻：脾胃如釜，肾气为釜底之火，肾气就是肾阳。所以《易经》对后天脾胃称"大哉坤元，万物资生"。一个先天，太阳是万物的开始，脾胃是保证人体生生不息的重要脏器，所以结论是厚德载物，这是赞扬脾土，后世治法补中土以溉四旁，中气运转，五脏得到保证，元阳就保住了。凡是脾胃病，假使理中不效，速用四逆，就是补火生土。中气伤犹可救，肾气伤，彭子益叫做拔阳根，从根拔起，生命终结！（李可演讲稿"治未病——救胃气，保肾气"）

肾为先天之本，为人生命之主宰。内寄命门真火（肾气、元气、元阳），为生命的原动力，五脏精气的源泉。故五脏之伤，穷必及肾，肾气败亡则生命终结。故凡治病，皆当首先顾护脾肾元气，勿使损伤。若已损伤，则亟亟固脱救肾，醒脾救胃，使胃气来复，病人才有生机。

肾为先天之本，生长发育、强壮衰老之所系。所谓种种"过敏性"疾病，皆责其先天不足，亦即自身免疫力低下。从肾论治，可谓治本之道。益气固表，脱敏止痒，隔靴搔痒而已。

肾为先天之本，内寄命门真火，为水火之脏。肾中水火，共处一宅；水火相抱，阴平阳秘。水足则火藏于下，温煦脏腑，统领一身之气化，是为健康无病。若因外感内伤，致水亏于下，则火失其制，古人喻为水浅不养龙，于是离位上奔；或肾水寒极，逼真火浮游于上，致成火不归原之证。且肝肾同源，肾水既亏，肝失滋荣，肝中所寄雷火，势必随肾中龙火上燔，而呈燎原之势，故见种种上热之症。如头痛、头晕，牙痛、齿浮，

鼻衄、齿衄，目赤如鸠，面赤如醉，心悸暴喘，耳鸣如潮，口舌生疮、咽痛如火灼等。（《李可经验专辑》）

中气虽然这么重要，但是如果没有釜底之火的维持，它是难以生存的。所以到最关键的时候，要照顾釜底之火。（李可演讲稿"谈中医养生"）

六、倡用霹雳手段

学中医先要有菩萨心肠，还须有英雄肝胆，为救人命敢用霹雳手段！（给弟子的题字）

驾驭毒药以救人性命，是医圣的重要贡献之一。（李可演讲稿"小青龙汤治重危急症举要"）

余从事中医临床与探索46年，每遇急险重危症，使用剧毒中药救治，皆获起死回生之效。疑难痼疾用之则立见转机，累起沉疴。其中，使用最多的是附子，一生累计超过5吨。川乌次之，亦在3吨以上，经治人次万名以上，无一例中毒。如何驾驭药中猛将，使之听从调遣，治病救亡而不伤害人体？奥秘在《伤寒杂病论》中已有揭示。仲景在历史上运用乌、附剂最早，使用频率最高。仲景方中，乌、附大多生用，用量之大，古今少有。何以保证无害？全在经方的配伍、炮制与煎服方法上见真谛。（《李可经验专辑》）

由于方中重用附子超过《药典》10～60倍，因名"破格"。针对一切心衰垂死病人，全身功能衰竭，表里、三焦、五脏六腑被重阴所困，生死系于一发，阳回则生，阳去则死。非破格重用附子纯阳之品，大辛大热大毒之性，雷霆万钧之力，不能斩关夺门，破阴回阳而挽垂绝之生命。（李可演讲稿"思路与方法"）

七、重视伏邪为患

疾病最初进入人体轻浅表层，就是《伤寒论》太阳经，所以太阳经条文最多，误治最多，救误方法最多。所以我们知道了来路，也就知道了疾病的去路，治疗就是让它从哪来，到哪去……怎么样达到这个目的？就是汗法，解表法，在八法为首。汗法不仅仅是出汗，而且是开玄府，通利九窍，托邪外出！

病的来路就是病的去路，病从太阳来，通过各种方法，再把它透发出去就好了。不要见病治病，不要见到现阶段的症状，花费了很大力气，不知道来龙去脉，抬手动脚就错了。（李可演讲稿"治未病——救胃气，保肾气"）

"伏邪"之因，必是患者正气先虚，外淫六邪袭人，无力鼓邪外透，留而不去。时日既久，由皮毛、经络渐渐深入于脏，湿痰死血筑成巢穴，深伏不出，遂成痼疾。治之之法，当理清"邪之来路，即邪之出路"，因势利导，扶正气，开表闭，引伏邪外透则病愈。

凡病，但有表证便当解表为先。外邪侵入，先从皮毛肌表而入，此时，邪在轻浅表层，妥施汗法，开门逐盗，一服可解。果有正虚依据，则佐以益气、养血、滋阴、助阳等法。

"诸症当先解表"，似乎是老生常谈，平淡之极。然而正因它平淡，往往被医者忽略，而造成严峻局面。《内经》明示"上工救其萌芽""善治者，治皮毛"。表居八法之首，凡兼夹外邪诸症，急则治标，皆当以解表为先，开门逐盗，拒敌于国门之外，最是上策。用之得当，阻断传变，大病化小，小病化了。表未解而误补，则闭门留寇，后患无穷；误攻，则邪陷入里，变生不测。小小一个发汗解表之法，要掌握得恰到好处，确也不易！

余临证经验，凡久治不效、反复发作的重病、顽症、痼疾，或节气交替疾病，必有六淫外邪深伏。"伤风不醒变成痨"，这则民间谚语道破了深刻的病理、病机。邪之中人，初必在表，失治则由表入里，正气愈虚，邪陷愈深。待病邪深入血分，侵入五脏，在治疗上便成了半死半生之局。但既有伏邪，必有征兆。邪正相争，宿疾发作，便显示病邪盘踞的经络脏腑。此时，因势利导，扶正托透，常可一举破其窠穴。故《内经》说"善治者治皮毛"，不单是为表证立法，也是治疗重、难、痼疾的法宝。"诸症当先解表"这样一条极平淡的治法，却寓有神奇的妙用。(《李可经验专辑》)

八、关于中西医问题

当辨病与辨证发生矛盾时，要毫不犹豫地舍病从证。若对号入座，套用专病专方之类，则是速其死也。中西医结合，中医没有现成饭可吃。丢弃了"以人为本，辨证论治"的法宝，何来中医的特色与优势?

中医懂一点西医知识，西医懂一点中医方药，两者各以自己的一知半解套用中药，于是见"炎"消炎，治黄疸而加金银花、连翘、板蓝根，甚至茵陈蒿汤一方用到百余剂，结果导致苦寒致坏中焦气化，升降乖乱，湿浊不化，阳证转阴，渐渐毒入血分而转为肝硬化。

当中医之证与现代医学之症发生冲突时，要毫不犹豫地舍症从证。一切局部的病变，皆由整体失调所派生。中医学的证，正是人体阴阳气血，五脏生克，气机升降——整体失调在患病阶段的集中体现。其中，更包含了个体特异性，即同样的病，在不同病人身上有特异的表现，这更是辨证的关键。故治"证"即是调节整体，整体康复则局部的病变常可奇迹般地不治自愈。（《李可经验专辑》）

西医的确能解决不少问题，有它的优势所在。但中西医只能是互补的关系，而不能结合。西医发展至今不过150年，历史上发生过几百次大瘟疫，中华民族之所以没有发生过欧洲等地那种大规模的人口死亡现象，这无疑是中医的功劳。在外国，西医已充分意识到自身的局限，因此主动到中医这里"拿来主义"，国内连最基本的对抗生素的滥用和副作用的反省做得都很不够，更无法就西医的不足进行理性的讨论。（李可演讲稿"回到古中医的路上"）

西医为什么失败？不是方法，而是思想，是认识论。他们的手段十分先进，是由现代尖端科学武装起来的，对局部疾病的认识，精确到分子水平，可以做器官移植。但他们却忘记了活生生的人，忘记了一切疾病只是整体失调的局部表现。"只见局部，不见整体"，正是这八个字，把西方医学引入了死胡同。（李可演讲稿"思路与方法"）

九、中医复兴之路

中医复兴的路在什么地方？我说不是现代，而是2000年前的古代；不是西方，而是东方。中医的生命灵魂是中华文化智慧的结晶，走《易经》与《内经》结合（而绝对不是中西医结合）。是医圣张仲景创立六经辨证这一整套理法方药，统病于六经之内而囊括百法，是攻克世界医学难题的一把金钥匙！

由于历史的原因，中医的传承发生了断层。宝贵的医学遗产没有能够继承下来，特别是近百年来，中医处在四面围剿的困境中，为了寻找出路，最早选择了中西汇通，拿我们民族的东西、拿东方的东西向西方靠拢！然后进一步搞科学化、现代化，最后结果只能是自我毁灭。这些情况大家可以说是有目共睹。（李可演讲稿"治未病——救胃气，保肾气"）

中医复兴之路在古代而不是现代，中西结合，中医现代化、科学化，已化掉了中医的灵魂，只剩一具躯壳。只有彻底洗脑，告别错误，拨乱反正，回归经典，原原本本继承传统，才是中医再生之路。一味迁就西方，附庸所谓科学，那是自我毁灭！（李可演讲稿"小青龙汤治重危急症举要"）

国家应该尽早成立中医药部，中医要立法，不受卫生部的干扰，既得利益者是最大的阻力。中央要想清楚，是要医院救人还是要它赚钱？要赚钱引进设备，进口西药最快了。政策上要松绑，不然在西医的紧箍咒下，中医复兴只能是一句空话。（李可演讲稿"谈中医养生"）

十、论古中医学

古中医学指的是汉代以及汉以前的中医，那是中医的正统，彭子益对仲景学说的解读是最正确的。中医历史上在魏晋时代出现断层，到金元四大家，违背了《内经》的主要观点，其办法用于治表，偶尔尚可，但见效后长期用又会对身体造成难以恢复的损害。其中，朱丹溪在《格致余论》中说的"阳长有余，阴长不足"的观点最有问题。在张仲景那个时代，中医是无病不治的。后世许多中医按照错误的路子治了一辈子肺结核、糖尿病，治好过几例？（李可演讲稿"回到古中医的路上"）

直到现在，全国各省级中医院的中医临床大夫受到种种限制，甚至要追究法律责任，束缚中医手脚的"紧箍咒"太多。

中医复兴要走经典之路，已无疑义。刻不容缓的，是要按古中医自身发展的历史事实与理论实践，重编《药典》！刻下要先行松绑，赋予临床中医按照四大经典用药的权力。（李可演讲稿"小青龙汤治重危急症举要"）

中医学为什么叫古中医学。因为中医学在历史上曾经发生了多次断层，最早在晋唐以后，一直到明清温病学派的诞生，这些东西，基本上背离了古代中医学最重要的原则。到1840年鸦片战争以后，西方医学进入中国，中国开始搞中西汇通，最后就发展成为中西医结合。这些方法都是背离中医学传统的。

中医当然需要创新，但现在的问题是我们连继承都没做到，谈什么创新？简单地认为近世的东西就是先进的，这十分浅薄。（李可演讲稿"谈中医养生"）

附录一 李可推荐书目

李可曾应弟子请求，两次手写书目，向弟子推荐当读古籍，从中可以寻求其治学理路与学术渊源，对后学当有启迪，这里予以披露。

第一次书目：

《郑氏三书》 伤寒之学诸家莫与伦比！

《陈修园医书十三种》 可师可法！

《黄元御医学全书》 重在《四圣悬枢》！

赵献可《医贯》 重先天命火！

左季云《伤寒论类方汇参》《杂病治疗大法》

朱丹溪《格致余论》

反观之，知己知彼，百战不殆。

第二次书目：

郑氏三书

《黄帝内经》

《易经》
《难经》 } 彭子益 实验系统学 中气派

张景岳《传忠录》

赵献可《医贯》

《黄元御医书十三种》
（四圣悬解）

《陈修园医书十三种》

左季云《伤寒论类方汇参》《杂病治疗大法》

朱丹溪《格致余论》

《医学答问》

按： 可以看出，两次书目略有不同，但重视经典著作殆无疑义。有意思的是，两个书目，均将"郑氏三书"放在第一的位置上，显示出他对火神派的重视，这一点应无疑义。

307

附录二　李可著述及其相关题录

一、著述

李可.李可老中医急危重症疑难病经验专辑［M］.太原：山西科技出版社，2004.

彭子益著，李可主校.圆运动的古中医学［M］.北京：中国中医药出版社，2007.

彭子益著，李可主校.圆运动的古中医学（续）［M］.中国中医药出版社，2009.

张涵记录.跟师李可抄方记（肿瘤篇）［M］.北京：中国医药科技出版社，2010.

张涵记录.跟师李可抄方记（危重症篇）［M］.北京：中国医药科技出版社，2014.

二、演讲

学习《伤寒论》体会——广西中医学院座谈会，2004.9.20.

中医的养生——深圳大礼堂，2007.6.2.

从麻黄汤治愈蛛网膜下腔出血并发暴盲引发的思考——南

通会议，2007.6.26.

治未病——救胃气，保肾气——首届扶阳论坛，2007.12.23.

中医大症的临床思路——第二届扶阳论坛，2008.10.28.

思路与方法——第一届李可学术思想研讨会，2008.3.23.

扶阳是大道，八法不可废——第二届李可学术思想研讨会，2008.5.22.

小青龙汤治重危急症举要——广州名医经典及扶阳论坛培训班，2009.8.24.

经方防治甲流方案——第八期经方临床运用研讨班，2009.11.20.

学用经方两大关——第三届李可学术思想研讨会，2010.10.23.

三、访谈

人体阳气与疾病［M］.北京：中国中医药出版社，2008.

人体阳气与疾病——传奇中医绝学［M］.北京：中国医药科技出版社，2013.

捍卫阳气不生病——纪念一代大医李可［M］.北京：中国医药科技出版社，2013.

回到古中医路上——《南风窗》2007 年 7 期.

后记一

我对李可老先生是钦佩的，对其学术经验下了许多工夫，从其著述中学到很多好东西，像三畏汤、温氏奔豚汤、痰饮三合方、引火汤等，用于临床屡获效验。中药十八反、十九畏，生半夏、狼毒等也是学习李可后才会用的。由此一直想写一本关于老先生的书而未落笔。但先前我的著作中，曾多次选录李可医案，并加以点评，如《中医火神派探讨》《火神派示范案例点评》《火神派温阳九法》等，对老先生著述一直在揣摩研究。

2013年赴加拿大讲学，道友卓同年盛情接待，交谈甚洽，他也提到对李可很佩服，曾专程赴灵石向老先生讨教，也想写一本关于李可的书，这样我们一拍即合，议定合写本书。巧的是，我们二人于去年一同被北京中医药大学聘为特聘临床专家，同场从徐安龙校长手中接受聘书，也算缘分吧。

玉本天成，琢须灵气。作为民间中医，李可学术犹如一块璞玉，要将其精华浓缩、整理在一本书内，既要系统归纳，又要突出特色，确实要下工夫琢磨。作为一线中医师，我们更看重的是其临床经验，因此注重实用是本书的一大追求。从一定意义上说，本书就是我们的学习笔记，当然是经过切磋的成果。

就我而言，本书的难点在于"问题与思考"一章。关于李可的某些学术观点，审慎地写下一些看法，只是出于对学术的考究而已，绝无对老先生的不敬之意。我对先生一直充满感佩之情，这是心里话。我的想法，好东西要充分肯定，有问题也要摆出来，唯真理是求，这才是做学问的原则，也为总结名家学术经验进行一次有益的尝试。如有不当之处，诚望高明赐教。

参与本书编著的还有弟子史瑞锋、聂晨旭、李昊、傅勇、张泽梁、黄健华、吴红丽、车群、李新等，收集诸多资料，共同切磋，谨此一并致谢。

张存悌

2016 年 3 月 1 日

后记二

　　20 世纪 80 年代，我曾沿着周凤梧先生《名老中医之路》的
"足迹"游学全国，拜访了各地名医名家上百位，得到了很多宝
贵的口传经验和心授秘术，自认为就可"走遍世界，医行天下"
了。然而，当 2003 年秋读完《李可老中医急危重症疑难病经验
专辑》之后，更有醍醐灌顶、茅塞顿开之感，在我的医理禅悟
和临床中架起了一座桥。我确信这是一本当代最具特色和影响
力的医案巨著。它不但大大提高了我的临证疗效，而且还一度
成为我在海外运用中医原理诊疗现代疑难病的"实用手册"。

　　之后我与先生有过几次缘交。

　　——2008 年 3 月，经中华中医药学会孙永章主任的引荐，
我参加了在东莞召开的"第一届李可学术思想研讨会"，首次拜
访了先生，讨得自己试病恢复期效方一首，给我留下的是一代
"苍生大医"的形象。

　　——同年 8 月，著名中医战略家贾谦先生约我一起专程到
灵石拜见先生。记得那是个春光明媚的日子，上午我们一同参
观了先生的诊所，下午进行了广泛的交流和对话。当贾先生介
绍说，这是同年第二次专程从加拿大前来请教时，先生露出了

愉悦的笑容。记得当时他谈兴颇浓，不加思索地回答了我早已准备好的几十个问题。这次谈话深刻地影响了我的临床思维，让人终生难忘。每当回想这段往事，画面如林，恍然如昨，就是这次简短的会面确定了我们之间的忘年之交。

——2008年10月，"第二届扶阳论坛"在北京召开。永章主任告诉我说，"先生因疾不能参会，很多代表是奔着先生来的，不免有点担心"。遂安排先生弟子孔乐凯宣读先生的讲稿"中医大症的临床思路"，并邀请我担任主持和点评。由是宣讲与点评交相辉映，较好地体现了先生的学术思想。事后，我们得到很多同道的赞许，尤其是先生看了会议录像后，对我俩的表现更是十分满意。

——2010年10月，在东莞召开"第三届李可学术思想研讨会"，先生点名邀请我给大会做个特别报告，我欣然接受。10月22日上午，先生首先讲了"学用经方两大关"，接着我做了"回归与复兴——李可古中医学派探索"的报告。先生听后十分激动，连声说讲得太好了，并上台与我拥抱；中午还给部分弟子说："同年理解了我的很多东西。今日的演讲要迅速整理成文，我要研究研究，今后你们应该互相学习，国内、国外多多交流，共同提高。"

如果你错过了1800年前的医圣张仲景，如果你错过了1300年前的大医孙思邈，那么，作为当代中医，请你不可再错过中医脊梁——李可！请你珍惜他，因为他会倾力帮助你想要得到的……毫无疑问，当代中医临床因为李可而更加精彩！

感恩能与火神派名家张存悌先生一起研究、总结与探讨这位"霹雳大医"的学术思想和观点。我们的一些拙见若能为中医同道提供帮助的话，那将是一件十分快乐和幸福的事。先生曾说:"中医命运和国家命运是一体的,眼下中华文化复兴是好兆头,我觉得时机已经到了。""法于阴阳和术数,得其环中超象外。"我相信先生的学术如同沙漠中的一股清泉,浇洒着一片绿州,年复一年,春夏秋冬,这股清泉一定能使这片绿洲变成一片大森林。

卓同年
2016 年 2 月 8 日于温哥华